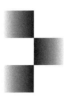

社会福祉士シリーズ

社会福祉
福祉政策

4

現代社会と福祉

［第5版］

福祉臨床シリーズ編集委員会編
責任編集＝福田幸夫・長岩嘉文

弘文堂

はじめに

　社会福祉士及び介護福祉士法が1987（昭和62）年に制定され、翌年から社会福祉士の養成教育が実質的にスタートした。「現代社会と福祉」は、その当時、「社会福祉原論」という科目であった。文字通り、社会福祉に関する原理論の歴史的発展やソーシャルワークと社会との関連性を学ぶ内容であった。

　社会の構成は、言うまでもなく一人ひとりの個人の総体である。それは時代により変化し、そのあり方が、人びとの人生にも大きな影響を与えてきた。

　私の大学院生時代の恩師である故仲村優一先生は、かつて若き将校として、原子爆弾投下間もない広島を視察に訪れている。学徒動員のため大学卒業を早められ、仲間が次々に戦地の最前線に送られる状況下、焦土と化した広島の光景は、当時の仲村先生の眼にはどのように映ったのであろうか。

　先生は、間違いなく、第2次世界大戦後のわが国が目指した福祉国家の建設に多大な功績を示された。平和な社会であるからこそ、社会保障や社会福祉制度が社会に根付き、時代の趨勢に影響を受けながらも、社会にとってなくてはならない制度として成熟していく過程について、ソーシャルワークの理論研究と、専門職の養成の面でご尽力され、自分の人生にも大きな指標を示していただいた。

　昭和の末期に学生だった自分が、社会に出て間もなく平成と時代が変わり、それから早や30年、それもまもなく次の時代に移り変わろうとしている。現代の社会は、例外なくそれまでのさまざまな出来事の積み重ねの上に成り立っている。

　現代のわが国の社会は、少子高齢化、景気変動下の経済安定成長、グローバル化、さまざまな分野における格差の拡大、人権の確立と権利擁護その他さまざまな面で、岐路に立たされていると思われる。

　有効求人倍率が高水準にあり、好景気が続いていると言われる一方で、生活保護受給世帯は毎年増加している。「働き方改革」が議論される一方で、過労死の問題が根絶されたわけではない。福祉サービス提供現場の人材不足は、慢性的な課題である。保護者（親）の所得の格差が、子どもの教育格差に直結していることが指摘され、一方で各地に子ども食堂が設立、運営されている。自然災害が起こると、多くのボランティアが駆けつけ、その活動が注目されている。

市場原理を導入し、福祉サービス受給者によるサービスの選択と自己決定を基本とした介護保険制度や障がい者福祉サービスでも、自己負担の増加や、サービスの質の問題が絶えず指摘されている。障がい者入所施設や介護保険施設、医療機関で起こったさまざまな事件も、まだ全容が解明されたわけではない。各種虐待防止の法整備が行われてきても、件数の増加には歯止めがかかってはいない。まだまだ社会は矛盾に満ちている。

　社会福祉士を志す人にとって、「現代社会と福祉」は、ソーシャルワーク専門教育の入り口の1つである。さまざまな課題を抱える現代社会において、現実の生活課題に眼を背けることなく、真正面から社会の事実を捉え、課題解決に向かうソーシャルワークの学習の第一歩として、本書がその一助となれば、筆者のひとりとしてこの上ない喜びである。

2019年1月

責任編者を代表して

福田幸夫

社会福祉士シリーズ 第4巻 現代社会と福祉［第5版］

目次

はじめに ……………………………………………………………………………………… iii

序　章　現代社会における福祉領域の意義と考え方 …………………… 1

1. 現代社会の諸相 ………………………………………………………………… 2
　　　A. 人口減少と少子高齢化 ………………………………………………… 2
　　　B. 労働市場の変化 ………………………………………………………… 4
　　　C. 家族の変化 ……………………………………………………………… 6
　　　D. 格差の拡大 ……………………………………………………………… 9

2. 現代社会における福祉領域の意義と役割 ………………………………… 11
　　　A. 社会政策としての位置づけと意義 …………………………………… 11
　　　B. 日本国憲法における位置づけと意義 ………………………………… 12
　　　C. 実践概念としての位置づけと意義 …………………………………… 14

3. ソーシャルワークの視点と課題 …………………………………………… 15
　　　A. ジェネラリストとしての視点 ………………………………………… 16
　　　B. ホリステックな視点 …………………………………………………… 16
　　　C. エンパワメントという視点 …………………………………………… 17
　　　D. アドボカシーという視点 ……………………………………………… 17
　　　コラム　「介護予防」再考 …………………………………………………… 20

第1章　現代社会における福祉制度と福祉政策 …… 21

1. 「福祉」と「社会福祉」―社会福祉とは何か？ …… 22
- A. 福祉と社会福祉 …… 22
- B. 福祉政策と社会福祉政策 …… 24
- C. 福祉政策と社会政策 …… 25

2. 福祉国家と福祉社会 …… 28

3. 「日本型福祉社会論」から「地域福祉」へ …… 30

4. 福祉政策と福祉制度―戦後日本のあゆみ …… 35
- A. 福祉三法の整備 …… 35
- B. 福祉六法への拡充 …… 36
- C. 社会福祉制度の「見直し」 …… 37
- D. 社会福祉の「計画化」 …… 38
- E. 契約制度となった社会福祉サービス …… 39

5. 政治に左右される福祉政策・福祉制度 …… 40
- A. 二大政党制の国 …… 40
- B. 日本の場合 …… 41
- C. 国際的な動向からの影響 …… 42

6. 福祉政策を決める国民、国民の信託を受けて政策を実行する政府 …… 43

（コラム）福祉政策・福祉制度と社会福祉専門職としての社会福祉士 …… 48

第2章　福祉の原理をめぐる理論と哲学 …… 49

1. 貧困問題への対応 …… 50
- A. 自由主義の時代 …… 50
- B. 道徳主義的貧困観から社会的貧困観への転換 …… 51

2 第2次世界大戦後の福祉国家形成 …… 51
- A. 福祉国家の本格的形成と社会権 …… 51
- B. 日本の動向 …… 52

3. 転換期としての70年代 …… 53
- A. 新自由主義からの福祉国家批判 …… 53
- B. 新自由主義政権の政策 …… 54
- C. 自由と福祉の両立 …… 54
- D. 新しい福祉の理念の定着 …… 55

4. 現代社会の変容 …… 58
- A. 職業と家族における革命 …… 58

　　　　B. 改革の構想 ……………………………………………………… 58
　　　　C. 福祉国家に求められる機能―人的資本への投資 ……………… 59
　　　　D. エスピン-アンデルセンの「社会レジーム」 …………………… 60
5. 21世紀の福祉をめぐる哲学 ……………………………………………… 61
　　　　A. 人と人との関係の再構築 ………………………………………… 61
　　　　B. わが国の動き ……………………………………………………… 61
　（コラム）外国人労働者と福祉国家 ………………………………………… 64

第3章　福祉制度の発達過程 …………………………………………… 65
1. イギリスにおける福祉制度の発達過程 ……………………………… 66
　　　　A. 歴史から学ぶ意味 ………………………………………………… 66
　　　　B. ローマ帝国における紀元前の福祉制度 ………………………… 67
　　　　C. イギリスにおける前近代社会と福祉制度 ……………………… 67
　　　　D. イギリスにおける現代社会と福祉制度 ………………………… 71
2. 日本における福祉制度の発達過程 …………………………………… 73
　　　　A. 前近代社会と福祉制度―明治以前 ……………………………… 73
　　　　B. 近代社会と福祉制度―明治・大正・昭和前期 ………………… 73
　　　　C. 現代社会と福祉制度―戦後 ……………………………………… 75
　（コラム）近年の貧困対策に関する研究動向 ……………………………… 86

第4章　福祉政策におけるニーズと資源 ………………………… 87
1. 需要とニーズの概念 …………………………………………………… 88
　　　　A. 需要とは …………………………………………………………… 88
　　　　B. ニーズとは ………………………………………………………… 88
　　　　C. 需要とニーズの関係性 …………………………………………… 95
2. 地域福祉と資源 ………………………………………………………… 96
　　　　A. 資源とは …………………………………………………………… 96
　　　　B. 地域福祉における資源の必要性 ………………………………… 97
3. 現代社会と資源―地域ケアシステムの視点から …………………… 97
　　　　A. 現代社会の抱える課題 …………………………………………… 97
　　　　B. 現代社会に必要な資源とその開発 ……………………………… 99
　　　　C. 資源の開発とボランタリズム …………………………………… 102
　（コラム）障害を受容するということ ……………………………………… 106

第5章　福祉政策の課題 ……………………………………………………………107
1. 貧困者の政策課題 ……………………………………………………………108
A. 生活保護制度の動向と課題 ……………………………………………108
B. 生活保護制度運用の見直し ……………………………………………111
C. 子どもの貧困対策 ………………………………………………………112
2. 高齢者の政策課題 ……………………………………………………………113
A. 介護保険制度見直し ……………………………………………………113
B. 高齢者虐待問題への対応 ………………………………………………116
C. 高齢者医療制度 …………………………………………………………117
D. 認知症対策 ………………………………………………………………118
3. 障害者の政策課題 ……………………………………………………………119
A. 障害者自立支援法の影響 ………………………………………………119
B. 発達障害者支援の課題 …………………………………………………122
C. 難病患者等の課題 ………………………………………………………122
4. 児童関連の政策課題 …………………………………………………………123
A. 少子化対策の課題 ………………………………………………………123
B. 要援護児童対策の課題 …………………………………………………127
5. 福祉政策の課題と国際比較 …………………………………………………131
A. 欧米諸国の動向 …………………………………………………………131
B. アジア諸国の動向 ………………………………………………………133
コラム　セーフティネットと社会福祉実践について ……………………………136

第6章　福祉政策の構成要素 ·········· 137

1. 福祉政策の論点 ·········· 138
- A. 福祉政策推進の背景 ·········· 138
- B. 普遍主義と選別主義 ·········· 139
- C. 必要と資源 ·········· 139
- D. 効率性と公平性 ·········· 140
- E. 自立と依存 ·········· 141
- F. 自己選択とパターナリズム ·········· 142
- G. 参加とエンパワメント ·········· 142
- H. ジェンダー ·········· 143
- I. 社会的排除と社会的包摂 ·········· 143

2. 福祉政策における政府・国民の役割 ·········· 145
- A. 中央政府としての国の役割 ·········· 145
- B. 地方政府としての地方自治体の役割 ·········· 146
- C. 市場の役割 ·········· 146
- D. 国民の役割 ·········· 146

3. 福祉政策の手法と政策決定過程および政策評価 ·········· 147
- A. 福祉政策の方法・手段 ·········· 148
- B. 政策決定過程 ·········· 148
- C. ニーズの把握と計画立案手法 ·········· 149
- D. 政策評価 ·········· 150

4. 福祉供給過程 ·········· 151
- A. セクター論と福祉供給部門 ·········· 151
- B. 公私(民)関係 ·········· 152
- C. 再分配と割当 ·········· 153

5. 福祉利用過程 ·········· 154
- A. スティグマ ·········· 154
- B. 情報の非対称性 ·········· 154
- C. 受給資格とシティズンシップ ·········· 155
- D. 福祉サービスの利用者の利益の保護 ·········· 155

（コラム）生活の豊かさを測る ·········· 158

第7章　福祉政策と関連政策 ……………………………………………………159
1. 福祉政策と教育政策 ……………………………………………………………160
　　　　A. 社会政策としての教育 …………………………………………………160
　　　　B. 特別支援教育制度 ………………………………………………………161
　　　　C. 就学援助制度 ……………………………………………………………163
　　　　D. スクールソーシャルワーカーの配置 …………………………………164
　　　　E. 生涯学習の振興とリカレント教育の推奨 ……………………………165
2. 福祉政策と住宅政策 ……………………………………………………………166
　　　　A. 公営住宅法 ………………………………………………………………166
　　　　B. 住生活基本法 ……………………………………………………………167
　　　　C. 住宅確保要配慮者に対する賃貸住宅の供給の促進に関する法律
　　　　　　（住宅セーフティネット法）…………………………………………168
3. 福祉政策と労働政策 ……………………………………………………………170
　　　　A. ワーク・ライフ・バランス ……………………………………………170
　　　　B. 就労と福祉政策 …………………………………………………………171
　　　　C. 職業安定法 ………………………………………………………………171
　　　　D. 雇用対策法 ………………………………………………………………172
　　　　E. 高年齢者等の雇用の安定等に関する法律 ……………………………173
　　　　F. 男女雇用機会均等法 ……………………………………………………173
　　　　G. 女性の職業生活における活躍の推進に関する法律（女性活躍推進法）……174
　　コラム　LGBTの子どもたちの生きづらさと支援 ………………………………177

第8章　相談援助活動と福祉政策の関係 ………………………………………179
1. 相談援助の理念 …………………………………………………………………180
2. 福祉政策と相談援助の関係性 …………………………………………………182
　　　　A. 対象別社会福祉援助活動 ………………………………………………182
　　　　B. 分野別相談援助技術活動について ……………………………………188
3. 現代社会と福祉供給のバランスと解決点 ……………………………………189
4. 福祉政策における相談援助活動の実態と課題 ………………………………190
5. 住民主体、協働による福祉の充実に向けて …………………………………192
　　コラム　「ふつう」ということ ……………………………………………………198

終 章　これからの社会福祉
　　　―倫理と正義を基盤にした社会福祉―……………………………199
1.社会福祉援助の立脚点としての社会福祉学……………………………200
2.社会福祉の本質とは何かをめぐる議論……………………………200
　　　　A．制度論と援助論……………………………200
　　　　B．代表的論者の諸論……………………………201
　　　　C．仲村・岸論争……………………………203
3.福祉改革と社会福祉経営論……………………………205
　　　　A．高度経済成長の終焉と福祉見直し・福祉改革……………………………205
　　　　B．社会福祉経営論の展開……………………………205
　　　　C．社会福祉経営論の到達点……………………………206
4.21世紀の開幕―新たな福祉課題と規範理論の模索……………………………207
　　　　A．普遍主義の限界と選別的普遍主義の提案……………………………207
　　　　B．社会福祉学のあり方への批判……………………………207
　　　　C．社会福祉への他の理論領域からの提案……………………………209
5.これからの社会福祉―倫理と正義に基づく社会福祉……………………………210
　　　　A．社会福祉の倫理と社会正義……………………………210
　　　　B．ロールズの正義論……………………………210
　　　　C．センの潜在能力アプローチ……………………………211
　　　　D．社会的コミットメント……………………………212
　　　　E．倫理と正義を基盤にした社会福祉……………………………213

国家試験対策用語集……………………………216

索引……………………………237

現代社会と福祉 (60時間)〈社会福祉士国家試験 出題基準との対応表〉

シラバスの内容 ねらい

- 現代社会における福祉制度の意義や理念、福祉政策との関係について理解する。
- 福祉の原理をめぐる理論と哲学について理解する。
- 福祉制度の発達過程について理解する。
- 福祉政策におけるニーズと資源について理解する。
- 福祉政策の課題について理解する。
- 福祉政策の構成要素(福祉政策における政府、市場、家族、個人の役割を含む。)について理解する。
- 福祉政策と関連政策(教育政策、住宅政策、労働政策を含む。)の関係について理解する。
- 相談援助活動と福祉政策との関係について理解する。

含まれるべき事項 大項目	想定される教育内容の例 中項目	小項目（例示）	本書との対応
1 現代社会における福祉制度と福祉政策	1) 福祉制度の概念と理念		1章1
	2) 福祉政策の概念と理念		1章2
	3) 福祉制度と福祉政策の関係		1章5
	4) 福祉政策と政治の関係		1章3
	5) 福祉政策の主体と対象		1章4
2 福祉の原理をめぐる理論と哲学	1) 福祉の原理をめぐる理論		2章1
	2) 福祉の原理をめぐる哲学と倫理		2章2, 3, 4
3 福祉制度の発達過程	1) 前近代社会と福祉	● 救貧法、慈善事業、博愛事業、相互扶助 ● その他	3章1, 2
	2) 産業社会と福祉	● 社会保険・社会保障の発達、福祉国家の成立 ● 慈善救済事業、社会事業の発達 ● その他	3章1, 2
	3) 現代社会と福祉	● 第二次世界大戦後の生活困窮と福祉、経済成長と福祉 ● 新自由主義、ポスト産業社会、グローバル化、リスク社会、福祉多元主義 ● その他	3章1, 2
4 福祉政策におけるニーズと資源	1) 需要とニーズの概念	● 需要の定義、ニーズの定義 ● その他	4章1, 2
	2) 資源の概念	● 資源の定義 ● その他	4章3, 4
5 福祉政策の課題	1) 福祉政策と社会問題	● 貧困、孤独、失業、要援護(児童、老齢、障害、寡婦)、偏見と差別、ソーシャルエクスクルージョン(社会的排除)、ヴァルネラビリティ、リスク ● その他	5章1, 2, 3, 4
	2) 福祉政策の現代的課題	● ソーシャルインクルージョン(社会的包摂)、社会連帯、セーフティネット ● その他	5章5
	3) 福祉政策の課題と国際比較(国際動向を含む。)		5章5

含まれるべき事項 大項目	想定される教育内容の例 中項目	小項目（例示）	本書との対応
6 福祉政策の構成要素	1) 福祉政策の論点	●効率性と公平性、必要と資源、普遍主義と選別主義、自立と依存、自己選択とパターナリズム、参加とエンパワメント、ジェンダー、福祉政策の視座 ●その他	6章1
	2) 福祉政策における政府の役割		6章2
	3) 福祉政策における市場の役割		6章1
	4) 福祉政策における国民の役割		6章3
	5) 福祉政策の手法と政策決定過程と政策評価	●福祉政策の方法・手段	6章4
	6) 福祉供給部門	●政府部門、民間（営利・非営利）部門、ボランタリー部門、インフォーマル部門 ●その他	6章5
	7) 福祉供給過程	●公私（民）関係、再分配、割当、行財政、計画 ●その他	6章5
	8) 福祉利用過程	●スティグマ、情報の非対称性、受給資格とシティズンシップ ●その他	6章5
7 福祉政策と関連政策	1) 福祉政策と教育政策		7章1, 2
	2) 福祉政策と住宅政策		7章3
	3) 福祉政策と労働政策		7章4
8 相談援助活動と福祉政策の関係	1) 福祉供給の政策過程と実施過程		8章

注）この対応表は、厚生労働省が発表したシラバスに社会福祉振興・試験センターの「社会福祉士国家試験 出題基準」を反映した内容が、本書のどの章・節で扱われているかを示しています。
　　全体にかかわる項目については、「本書との対応」欄には挙げていません。
　　「想定される教育内容の例」で挙げられていない重要項目については、独自の視点で盛り込んであります。目次や索引でご確認ください。

序章 現代社会における福祉領域の意義と考え方

1

現代社会を象徴する事象は、①人口減少と少子高齢化、②労働市場の変化、③家族の変化、④格差の拡大という4つの側面から概観できる。いずれもが、国民生活に少なからぬ影響をもたらしている。

2

現代社会における制度としての社会福祉の意義は、社会政策との関係や日本国憲法における位置づけを踏まえて理解することができる。一方、実践概念としてのソーシャルワークは、クライエント（人間）と社会問題（環境）との間で生じている摩擦や不均衡を調整する機能として重要な役割を持っている。

3

社会福祉の意義を具現化する実践者としてのソーシャルワーカーには、さまざまな役割がある。その役割を果たすためには、現代社会の特質を理解した上でソーシャルワークの視点を見定め、実践においてぶれない姿勢を堅持することが必要である。

1. 現代社会の諸相

　現代社会をどう捉えるかは、極めて大きなテーマである。一般に現代社会を大きな枠組みで捉える際には、国際化、情報化、高齢化というキーワードが用いられることが多い。しかしながら、社会福祉との関係では、対象となる国民生活の実態とその変化を意識しつつ、①人口減少と少子高齢化、②労働市場の変化、③家族の変化、④格差の拡大という側面から捉えることが有用である。そこで、本章では、この4つの側面から現代社会の諸相を概観する。

A. 人口減少と少子高齢化

　戦後、一貫して増加を続けてきたわが国の人口は、2008（平成20）年の1億2,808万人をピークに減少に転じ、2050年には人口が1億人を割り込み、2100年には約5,000万人（参考推計）まで減少すると予測されている（**図 序-1**）。加えて、留意しなければならないのは、急速な高齢化を伴うという点である。いわゆる高齢化率という指標でみると、わが国の人口が1億人を超えた1967（昭和42）年には6.6％であったものが、2018（平成30）年10月1日現在、28.1％となっている。このまま推移すれば2060年には約40％という世界に類をみない高水準に達すると推計されている。

　このような急激な人口減少と高齢化は、わが国の経済、財政、社会保障、地域社会などあらゆる面において問題を引き起こすおそれがある。特に世代間扶養という要素が強い社会保障制度は、高齢化と同時に進行する少子化と相まって、給付の増大や現役世代の負担増など多くの課題を抱えている。とりわけ、社会保険方式で営まれている年金、医療、介護については、財源の確保と需給バランスの維持という点で現行制度が永続的に維持できないおそれが出てきている。

　また、わが国の高齢化の問題は、高齢化率の上昇という総人口に占める比率の問題のみならず、高齢者数（絶対数）の増加という点で深刻である。つまり、いわゆる「団塊の世代」といわれる人たちが、2025年を境にほぼ後期高齢者（75歳以上）というラインに到達することで、高齢期特有の疾患や要介護のリスクに対応する医療・介護の供給体制整備が必要となる。しかし、現実は、医療制度改革による病床数の削減や福祉・介護分野

社会保障制度
国民の生存権を確保することを目的とする制度で、社会保険（労災、失業、医療、年金、介護等）・公的扶助（生活保護）・社会福祉、公衆衛生などから構成されている。広義には雇用や住宅政策を含む。

社会保険方式
社会保障財源を税に求める租税方式に対し、一定部分を保険料によってまかなう方式のこと。個人や事業主など主に受益者が徴収対象となる。

団塊の世代
日本において第1次ベビーブームが起きた1947（昭和22）年から1949（昭和24）年の間に生まれた世代のこと。

図 序-1　長期的なわが国の人口推移

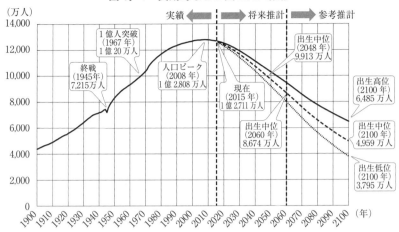

資料：1920～2015年：総務省統計局「国勢調査」、「人口推計」。
　　　2016年以降：国立社会保障・人口問題研究所「日本の将来推計人口（平成24年1月推計）」
　　　出生3仮定・死亡中位仮定
（注）1. 2015年は、「国勢調査人口速報集計」による人口。
　　　2. 2011～2014年は、「国勢調査人口速報集計」による2015年の人口を基準として算出した人口推計の確定値。
　　　3. 1945～1971年は沖縄県を含まない。
　　　4. 1900～1919年は、内閣統計局の推計による各年1月1日現在の内地に現存する人口。
　　　5. 1920年以降は、国勢調査人口又は国勢調査人口を基準とする全国推計人口で、各年10月1日現在人口。
出典）厚生労働省ウェブサイト「平成28年版　厚生労働白書」図表1-1-1.

図 序-2　人口の自然増減数の年次推移

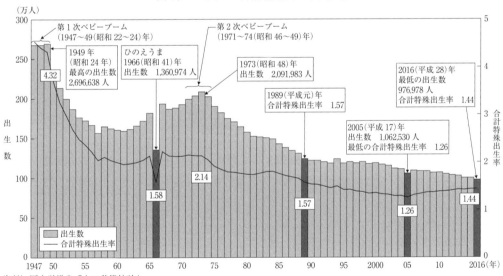

資料）厚生労働省「人口動態統計」
出典）内閣府「平成30年版少子化社会対策白書」第1-1-3図を基に作成.

の人材不足に象徴されるように、「団塊の世代」に対する医療・介護の供給体制の充足は不安視されており、特に人口が集中している都市部では深刻化すると考えられている（「2025年問題」）。そこで、これへの打開策として取り組まれているのが「地域包括ケアシステム」という構想である。

なお、少子化についてわが国では、1974（昭和49）年以降、合計特殊出生率が、いわゆる人口置換水準を下回り、40年以上、少子化の流れが続いている（図 序-2）。少子化の影響は、先述の通り、あらゆる産業にわたる労働力の不足や社会保障財源の不足、そして地方自治体の基盤や地域コミュニティの存続危機という国民生活に直結する問題となっている。

B. 労働市場の変化

人口減少と少子高齢化は、労働市場に大きな負の影響をもたらすが、それとは別に労働環境一般や雇用をめぐる近年の変化も現代社会の諸相の1つとして捉えておく必要がある。たとえば、定年の延長、高齢者の継続雇用の拡大である。老齢厚生年金の支給開始年齢の引き上げに伴い、国はかねてから60歳代の雇用機会を拡充する政策を取っているが、「高齢者等の雇用の安定等に関する法律」等により、事業主に対して、①65歳までの定年の引き上げ、②継続雇用制度の導入、③定年の定めの廃止のいずれかを求め、本人の希望と能力とに応じ70歳まで働ける環境を整備しようとしている。これによる高齢就業者数の増加、就業率の向上は、労働市場の保全に役立つだけでなく、高齢者が一様に社会から支えられる側になるのではなく、就業を介して税や社会保険料を一定程度負担する側になることで、社会保障財源の確保に大きな貢献をもたらす。

そうした肯定的側面とは別に、近年、労働市場をめぐっては非正規労働者の増加、長時間労働による痛ましい過労死、ブラックバイト、ワーキングプア等が負の側面として大きな社会問題となっている。24時間営業の飲食店等でアルバイトが1人で対応するというワンオペやコンビニエンスストアや居酒屋で「名ばかり店長」が親会社やオーナーから長時間労働を強いられるという問題も指摘されている。

総務省の「平成29年 労働力調査」によると、「非正規の職員・従業員」は、2,036万人（前年比13万人増）に達し、役員を除く雇用者全体の37.3％を占めている。その内訳は、「パート（49.0％）」「アルバイト（20.5％）」「契約社員（14.3％）」「派遣社員（6.6％）」の順となっており、雇用形態も多様化している（図 序-3）。もちろん、非正規労働者の増加の背景には、高齢者の継続雇用、女性のパート労働などの要因もあり、多様な就

合計特殊出生率
女性が一生涯にもつであろう平均的な子どもの数を意味する。少子化の指標として用いられることが多い。

人口置換水準
人口が増加も減少もしない均衡した状態となる合計特殊出生率の水準のこと。日本の人口置換水準は、2.07前後とされている。

業形態が選択できるという点では評価すべき面がある。しかし、正規雇用を希望しながらそれが叶わず、非正規で働く者（いわゆる「不本意非正規」）が14.3％存在し、特に25～34歳の若年層で22.4％と相対的に高くなっている。

もとより非正規労働者は、企業側からみれば、退職金や福利厚生費、社会保険料の事業主負担が不要であるなど利点が多いが、非正規労働者の側からみれば、相対的に低賃金であるだけでなく、身分保証が脆弱で、職業能力を訓練・開発する機会も乏しい（図 序-4）。結果的に、企業における雇用の調整弁となっている事実がある。その結果、就業はしているものの日々の生活を維持することで精いっぱい、貯蓄がままならず将来の生活設計ができないという状況は、ワーキングプアといわれている。ワーキングプアの定義は明確ではないが、一般に稼働収入が生活保護基準を下回る労働者に対して用いられることが多い。ワーキングプアをはじめとする非正規労働者に関して最も大きな問題は、社会のセーフティネットから漏れるおそれがあるという点である。

一般にセーフティネットのネットとは、①雇用、②社会保険、③社会福

セーフティネット
人が何らかの事情で困難な状況や危機に陥った時に、致命的な事態になることを防ぐ仕組み（安全網）を意味する。生活保護を最後のセーフティネットということがある。

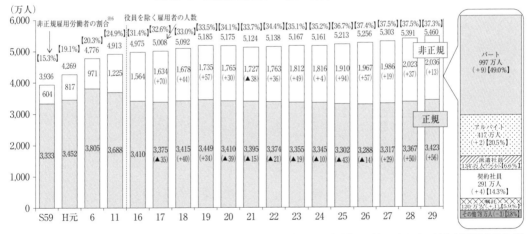

図 序-3　正規雇用と非正規雇用労働者の推移

（資料出所）平成11年までは総務省「労働力調査（特別調査）」（2月調査）長期時系列表9、平成16年以降は総務省「労働力調査（詳細集計）」（年平均）長期時系列表10

（注）1）平成17年から平成21年までの数値は、平成22年国勢調査の確定人口に基づく推計人口の切替による遡及集計した数値（割合は除く）。
2）平成22年から平成28年までの数値は、平成27年国勢調査の確定人口に基づく推計人口（新基準）の切替による遡及集計した数値（割合は除く）。
3）平成23年の数値、割合は、被災3県の補完推計値を用いて計算した値（平成27年国勢調査基準）。
4）雇用形態の区分は、勤め先での「呼称」によるもの。
5）正規雇用労働者：勤め先での呼称が「正規の職員・従業員」である者。
6）非正規雇用労働者：勤め先での呼称が「パート」「アルバイト」「労働者派遣事業所の派遣社員」「契約社員」「嘱託」「その他」である者。
7）割合は、正規雇用労働者と非正規雇用労働者の合計に占める割合。

出典）厚生労働省ウェブサイト「非正規雇用の現状と課題」p.1.

図 序-4　就業形態における各種制度等の適用状況別労働者割合

就業形態	全労働者	雇用保険	健康保険	厚生年金
正社員	100.0	92.5	99.3	99.1
正社員以外の労働者	100.0	67.7	54.7	52.0
出向社員	100.0	88.5	91.6	90.0
契約社員（専門職）	100.0	83.0	87.6	83.5
嘱託社員（再雇用者）	100.0	81.1	87.4	82.9
パートタイム労働者	100.0	60.6	37.6	35.3
臨時労働者	100.0	19.4	14.5	14.8
派遣労働者	100.0	83.8	81.1	76.5

出典）厚生労働省ウェブサイト「平成26年　就業形態の多様化に関する実態調査の概況」表14より作成.

祉、④公的扶助（生活保護）の順と考えられるが、雇用と社会保険は、通常、企業等に就職することで得られる。雇用されることで当面の賃金が保障され、社会保険に加入でき、生活を維持することができるが、高度経済成長期には、この流れに多くの労働者が合流することができた。しかも、わが国の企業は長い間、終身雇用・年功賃金という日本的雇用慣行を特徴としていたため、結果的にそれが一義的なセーフティネットとして機能していた。ところが、2008（平成20）年のリーマンショックに端を発した急激な雇用情勢の悪化に伴い、政治的にも企業の生き残りが最優先課題となり、いわゆる「派遣切り」が頻発した。さらにその後のアベノミクスと称する経済政策でも雇用の弾力化が進んだことと相まって、結果的に企業の内部留保が大きくなり、それが労働者には還元されていないとの批判がある[1]。内部留保を含め企業が生き残ることで末端の労働者にもトリクルダウンという恩恵がもたらされるとする理論もあるが、現状ではそうした効果がもたらされているか否かは明らかではない。

精神疾患や自殺を誘発する長時間労働については、「働き方改革」によって改善しようという政策が取られ始めているが、この改革の目玉の1つである裁量労働制をめぐっては労働者の自由を確保するために有効だとする見方と、企業側にとって都合の良い働かせ方になり、かえって労働強化につながるおそれがあるとする見方が対立している。

終身雇用・年功賃金
企業などが、正規に採用した労働者を特別な場合以外は解雇しないで定年まで雇用することを終身雇用。勤続年数や年齢に応じて賃金が昇給する制度を年功賃金といい日本的雇用制度の典型とされた仕組み。

トリクルダウン
したたり落ちるという意味で、富裕層や大企業を優遇する政策をとって経済活動を活性化させれば、富が低所得者層に向かって流れ落ち、国民全体の利益になるという考え方。

C. 家族の変化

「平成29年　国民生活基礎調査」によると、わが国の平均世帯人員は、1960（昭和35）年には4.14人だったものが、年々小規模化し、2017（平成29）年には2.47人となっている。世帯構造も変化し、2017年の一般世帯の家族類型別世帯数をみると核家族世帯が60.7％、単独世帯が27.0％を

占めている。単独世帯の構成比の伸びは著しく、後に述べる貧困格差や無縁社会と孤立問題に連動する面がある。高齢者のみや高齢者単身世帯、子どもがいる世帯のうちではひとり親世帯が増加している。子どものいる世帯は1989（平成元）年には4割を超えていたものの、2017年には23.3％となり、子どもがいない世帯の比率が増えている。

また、夫婦が共働きである世帯が増加し、専業主婦世帯の割合は低下している。「男女共同参画白書　平成30年版」によると、2017年における「共働き世帯」の比率は約65％、「夫が雇用者で妻が無業者の世帯」の比率は約35％となっている。

しかしながら、性役割についての意識を尋ねた調査によると「夫は外で働き、妻は家庭を守るべきである」との性役割分担意識については「賛成」「どちらかといえば賛成」とする人の割合は女性で37.0％、男性で44.7％である一方で、「反対」「どちらかといえば反対」とする人の割合は女性で58.5、男性で49.4％となっており男性では賛否が拮抗している（**図 序-5**）。従前に比べて女性の就業が大きく進んでいる中においても、仕事と家庭についての性別役割分担意識が依然として、ある程度支持されているといえよう。

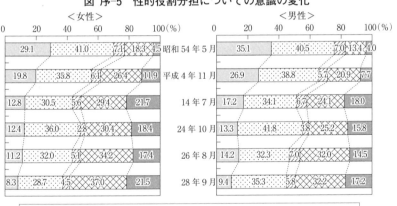

図 序-5　性的役割分担についての意識の変化

（備考）1. 内閣府「婦人に関する世論調査」（昭和54年），「男女平等に関する世論調査」（平成4年），「男女共同参画社会に関する世論調査」（平成14年，24年，28年）及び「女性の活躍推進に関する世論調査」（平成26年）より作成。
　　　　2. 平成26年以前の調査は20歳以上の者が対象。28年の調査は，18歳以上の者が対象。
出典）内閣府男女共同参画局ウェブサイト「男女共同参画白書　平成30年版」2018, p.117, I-3-5図．

これに関連して、女性が仕事と家庭を両立していく上では、就業を継続できる環境にあるか否かが重要であるが、妊娠時に正規の職員として就業していた既婚女性が、第1子1歳時においても正規の職員であった割合は

62.2％であり、うち育児休業を利用した割合は54.7％ポイントであった（図 序-6）。また、妊娠時に正規の職員であった妻の6.9％は、第1子1歳児にパート・派遣等としての就業し（地位変化で就業）、30.9％は無職等（離職）している。妊娠時にパート・派遣として就業していた妻については、74.8％が第1子1歳時に職に就いていない（2010〔平成22〕～2014〔平成26〕年）。育児有給休暇の取得率は向上しているが、先の性別役割分担意識のみならず、妻および夫の職場環境、保育所等の受け入れ状況等が影響しているものと推察される。

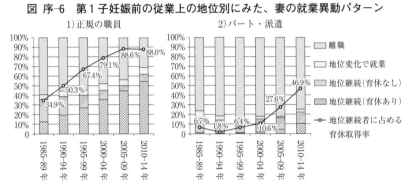

図 序-6　第1子妊娠前の従業上の地位別にみた、妻の就業異動パターン

出典）国立社会保障・人口問題研究所ウェブサイト「第15回　出生動向基本調査（結婚と出産に関する全国調査）」2015，図表Ⅱ-4-9より作成．

一億総活躍社会の実現に向けて緊急に実施すべき対策
2015（平成27）年に政府が打ち出した、①希望を生み出す強い経済、②夢をつむぐ子育て支援、③安心につながる社会保障という新三本の矢を実現するための方策のこと。

生涯未婚率
50歳の時点で一度も結婚したことがない人の割合。将来的に結婚する可能性が低いと考えられることから、生涯独身者の割合を示す指標として用いられている。

こうした状況の中でも、結婚し子どもを産み育てたい、子どもを産んでも働き続けたいという希望は少なくないと考えられる。「一億総活躍社会の実現に向けて緊急に実施すべき対策」においては、希望出生率（国民の希望がかなった場合の出生率）1.8の実現が目標とされているが、希望する人が結婚や出産を実現しやすい環境を整えていく必要がある。

家族の変化に関してもう1つの指標は、生涯未婚率の上昇である。1970（昭和45）年には、わずかに男性1.70％、女性3.34％だったものが、2015（平成27）年には男性23.37％。女性14.06％と急激に上昇しており、2030年には男性で約30％、女性で約23％に至ると予測されている。

こうした未婚化に加え、晩婚化が出生数の減少や合計特殊出生率の低下の背景にあることは想像に難くない。晩婚化については、1970年の平均初婚年齢が夫26.9歳、妻24.2歳だったものが、2015年には夫31.1歳、妻29.4歳といずれも4～5年以上遅くなっている。

D. 格差の拡大

　格差社会という言葉が使われるようになって久しい。一般には貧富の経済格差が深刻になっている状況を指すことが多いが、所得格差に限らず、格差には男女間格差、世代間格差、地域間格差、学力格差、健康格差などという次元もある。かつて芸能人同士の結婚に関して「格差婚」という言葉が飛び交ったこともある。

　格差問題において最も深刻なものは貧困問題であるが、格差とは、全国民の間で所得の高い人と低い人の間にどれくらい相対的な差があるかに注目する概念であるのに対して、貧困とは所得の低い人に注目するものである。緊急度からすれば、格差よりも貧困の方がより深刻な問題である。時に貧困は、餓死や自殺につながるおそれがあるため、人権上も貧困を生まない、貧困状態を放置しない社会にしなければならない。

　しかしながら、わが国ではいまだに年間約2万人を超える自殺者がいる。自殺の多くは多様かつ複合的な原因および背景を有しており、さまざまな要因が連鎖する中で起きていることは言うまでもないが、個々の要因別（原因・動機特定者の原因・動機別）にみると「健康問題」に次いで、「経済・生活問題」が多くなっている。また、年齢階層別にみると、「40歳代」が全体の17.2％を占め、次いで「50歳代」（16.9％）、「60歳代」（15.7％）と働き盛りの人が多い一方で、29歳までの子どもと青年が一定の割合（13.1％）を占めており軽視できない問題となっている。

　さまざまな格差の中で、社会として許容しがたいのは子どもの格差であろう。子ども期に背負った貧困に象徴される格差という不利は、大人になってからも影響し、さらにその次の世代にまで波及する。つまり、子どもの格差は、大人の格差の出発点でもある。しかしながら、わが国では長い間、子どもの間に格差がある事実が社会問題として認識されてこなかった。

　この問題に対して厚生労働省は、2011（平成23）年に初めて日本の子どもの相対的貧困率を公表している（「平成22年　国民生活基礎調査」）。それによると、18歳未満の子どもの貧困率は15.7％であり、約6人に1人の子どもが貧困状態にあるとされた。従来から国際的に見ても、日本の子どもの貧困率は決して低くなく、2000年代中頃において、OECD加盟国30ヵ国（当時）の中で上から9番目の高さにあったが、その後、2010（平成22）年の国際比較においても、OECD加盟国34ヵ国中で10番目と変わっていない（**図 序-7**）。

　児童福祉や教育の現場からは、けがや病気をしても病院に行けない子ども、食事を取っていない子ども、無保険の子どもの存在や不登校、親から

健康格差
人々のおかれた環境や社会経済的地位により健康状態に格差が生じる現象のことで、疾病の発生頻度の格差、医療へのアクセス（近接）の格差、受けられる医療の質の格差などとも連動する。

相対的貧困率
ある国や地域の大多数よりも貧しい相対的貧困者の全人口に占める比率。

OECD
欧米などの先進国を中心とする加盟国間の協力によって、経済成長の促進、開発途上国への援助、世界貿易の拡大などをめざす国際機構。

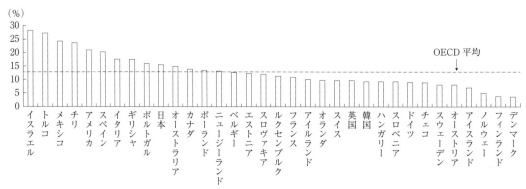

図 序-7 子どもの相対的貧困率の国際比較（2010年）

（出典）OECD（2014）Family database "Child proverty"
（注）ハンガリー、アイルランド、日本、ニュージーランド、スイス、トルコの数値は2009年、チリの数値は2011年。
出典）内閣府ウェブサイト「平成26年版 子ども・若者白書（全体版）」第1-3-39図より作成．

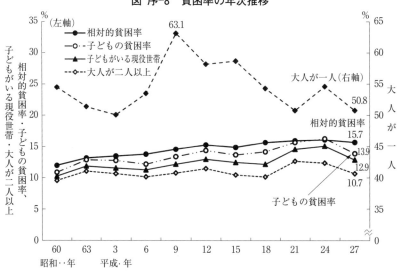

図 序-8 貧困率の年次推移

注：1）平成6年の数値は、兵庫県を除いたものである。
2）平成27年の数値は、熊本県を除いたものである。
3）貧困率は、OECDの作成基準に基づいて算出している。
4）大人とは18歳以上の者、子どもとは17歳以下の者をいい、現役世帯とは世帯主が18歳以上65歳未満の世帯をいう。
5）等価可処分所得金額不詳の世帯員は除く。
出典）厚生労働省ウェブサイト「平成28年 国民生活基礎調査の概況」図15．

絶対的貧困
家がない、食べる物がない、着る服がないなど必要最低限の生活を維持するための所得水準に達していない状態。

相対的貧困
世帯の所得が、その国や地域の全世帯の所得の中間値の半分に満たない状態等のこと。高校進学率が90％超えている国で経済的理由によって進学できない状態等。

のネグレクト、学力不足の問題などが報告されている。これらの事象は、絶対的貧困と相対的貧困、双方から吟味されるべき問題である。

内田樹は、格差にまつわる子ども自身の意識と格差の固定化を次のように表現している[2]。

「上流家庭の子どもは『勉強して高い学歴を得た場合には、そうでない場合より多くの利益が回収できる』ということを信じていられるが、下層家

庭の子どもは学歴の効用をもう信じることができなくなっているということです。ここにあるのは『学力の差』ではなく『学力についての信憑性の差』です。『努力の差』ではなく『努力についての動機づけの差』です」

なお、「平成28年 国民生活基礎調査」によると、子どもの貧困率は13.9％となり12年ぶりに改善されたとされている（図 序-8）。この背景には親の就労条件の改善や、2013（平成25）年に制定された「子どもの貧困対策の推進に関する法律」が一定の成果をあげていることが考えられる。一方で、13.9％という数字は、依然として7人に1人が相対的貧困状態にあるということであり、継続的な取組みが不可欠である。

2. 現代社会における福祉領域の意義と役割

A. 社会政策としての位置づけと意義

これまで述べてきたように現代社会にはさまざまな側面があり、かつ社会は絶えず変化している。当然、進化・発展している正の側面もあれば、社会的排除や人間疎外をもたらす負の側面もある。

かつて、イギリスの福祉国家建設に影響を与えた社会学者リチャード・ティトマスは、産業社会の進歩と成功の代償の象徴でもある失業、労働災害、公害等が人々にもたらしている社会における負の現象を「反福祉（マイナスの福祉）」と表現し、それへの対策として、ソーシャルポリシーとソーシャルアドミニストレーションが重要であると唱えた。そして、ソーシャルポリシーを「社会福祉」「財政福祉」「企業福祉」に体系的に区分したことで知られている。このソーシャルポリシーは、わが国で一般に社会政策と訳されている。社会政策はかつて労働政策と同義的に用いられていたが、今日では社会福祉を含んだ幅広い概念としてとらえられている。通常、社会政策は社会福祉あるいはソーシャルワークよりは広義の概念であるが、いずれにしても、現代社会の諸問題に対する対応策の1つとして重要な概念である。

この点について、古川孝順は、「社会福祉のL字型構造」[3]という枠組みを用いて、社会福祉は社会政策を構成する社会サービスの1つであると位置づけつつ、同時に他の領域とも相互に関連し影響し合うものであると説明している（図 序-9）。つまり、L字の縦棒部分において社会福祉は、

> ティトマス
> Titmuss, Richard
> 1907～1973
>
> ソーシャルポリシー
> 一般に社会政策を意味し、市民生活の安定や向上等を直接の目的として策定されたり実行されたりする公共政策を指す。
>
> ソーシャルアドミニストレーション
> 広義には社会福祉施策の形成・運営から、狭義には施設経営までに至る多義的な概念である。

他の社会サービスと区別されるが、横棒部分においては重なり合うということである。つまり社会福祉は、固有性・独自性を持ちつつ、市民生活のあらゆる領域に関係する概念であり機能であるということである。この枠組みは、社会福祉の機能を従来型の対象別分野論（児童福祉論、障害者福祉論、高齢者福祉論、地域福祉論等）の枠内や主に貧困問題に対応するもの（防貧・救貧等）と限定または矮小化せず、普遍的なものと捉える上で有益である。

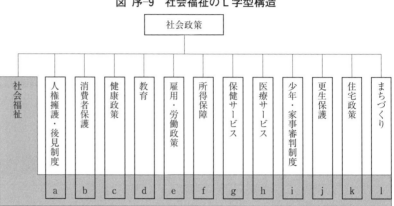

図 序-9　社会福祉のL字型構造

普遍性という点に関しては、クライエントのニーズが現金給付等でなされる貨幣的ニーズから、より高次な金銭以外のニーズである非貨幣的ニーズ（サービスニーズ）に変化した事実は、いわゆる低所得者以外の社会生活ニーズを持ったクライエントが増大していることを意味しており、これをもってニーズの普遍化ととらえる見方もある。また、雇用や健康、介護の問題が個人的な事情のみならず社会的な要因等によって発生する事例が増えていることをもって、普遍化と捉える見方もある。いずれにしても、高度に発展した資本主義社会の中で起こり得る自己責任だけでは背負い切れない生活上のつまずきや生活障害（社会性を帯びた生活のしづらさ・社会生活機能上の不自由等）に対応するものとして制度としての社会福祉には大きな存在意義がある。

B. 日本国憲法における位置づけと意義

ところで、わが国の社会福祉の意義を考える時、最高法規である日本国憲法との関係を確認しておく必要がある。日本国憲法は、戦後、国民主権、恒久平和主義、基本的人権の尊重を基調とし、平和と民主主義の象徴とし

て公布された。70年以上を経た今日、その改正の是非をめぐって国論が二分されているが、以下、社会福祉の意義との関係を整理していく。

まず、日本国憲法の根幹をなす基本的人権は、おおむね3つの権利からなっており、それは、自由権、平等権、社会権である。その中でも、社会福祉に直接かかわるのが平等権、社会権である。

日本国憲法は、社会福祉に関する平等権として13条、14条において、以下のように明記している。

> 第13条　すべて国民は、個人として尊重される。生命、自由及び幸福追求権に対する国民の権利については、公共の福祉に反しない限り、立法その他の国政の上で、最大の尊重を必要とする
> 第14条　すべて国民は、法の下に平等であって、人権、信条、性別、社会的身分又は門地により、政治的、経済的又は社会的関係において、差別されない

自由権
国家が個人の生活に対して権力的に介入することを排除し、個人の自由な意思決定と活動を保障する権利。

平等権
法の下の平等を意味し、人種、信条、性別、社会的身分又は門地等を理由にして国家により差別されないことをいう。

社会権
人間らしい生活を営める諸条件の確保・改善を、国家に求めることができる権利。労働権、団結権、生活権、健康権、教育権等が含まれる。

まず14条（平等権）からみていくと、社会福祉の理念の1つでもある平等を保障し、いかなる差別もされないことを明記している。ここでいう平等の概念は、政策としての社会福祉の前提となっている。

次いで13条（幸福追求権）は、後で述べる25条の規定が「最低限度の生活（生存権）」を保障するという、やや消極的な表現であるのに比べて、より積極的な表現となっており、国家がそれを最大限尊重することを約束している。この考え方は、個人の信条等が平等に扱われるという意味では平等権であるが、自由権の1つとも認識し得る。つまり、平等権や生存権が社会福祉の持つセーフティネット機能に関連づけてとらえられるのに対して、自由権は環境権やプライバシー権などの比較的新しい権利とも結びつき、市民が積極的に幸福を追求していく権利として活用できる可能性がある。

また、社会権は、一般に生存権、教育権、労働権をその内実としているが、そのうちの生存権については、25条に直接的な表現で規定されている。これも政策としての社会福祉の位置づけを明確にするものである。

> 第1項　すべて国民は、健康で文化的な最低限度の生活を営む権利を有する
> 第2項　国は、すべての生活部面について、社会福祉、社会保障及び公衆衛生の向上及び増進に努めなければならない

以上のように、社会福祉は国が国民に平等権、社会権を保障するための政策および手段としての意義がある。

C. 実践概念としての位置づけと意義

もとより社会福祉には、制度・政策としての位置づけと実践概念（方法論）としての位置づけがある。社会福祉を後者で捉えた場合は、社会福祉実践、ソーシャルワーク、福祉臨床等という言葉で表現されることがある。ここでは便宜上、ソーシャルワークという言葉を用いて、実践概念としての社会福祉を整理する。

かつて岡村重夫[4]は、ソーシャルワークの機能を以下の5つに整理した。
①評価的機能：クライエント自身やクライエントを取り巻く社会生活上の問題の実態を明らかにすることであり、アセスメント行為等を意味する。
②調整的機能：会社と従業員、学校と子どもという二者関係・相互関係に葛藤や摩擦が生じている場合に、両者の調和を保つために適切に介入し、ケースワーク的な援助等をすることを意味する。
③送致的機能：欠損した社会関係を回復させるか、それに代わる新しい社会関係を見出すための積極的な介入や、社会資源の活用を意味する。
④開発的機能：社会関係の不調和や欠損、クライエントの抱える問題がケースワークなどによる個別支援や既存の社会資源の導入で解決しない場合、ソーシャルアクションを含めた活動を行うことを意味する。
⑤保護的機能：上記4つの機能によっても、クライエントの社会関係の調和が整わない時や当面の優先課題が生命の維持や居住の安定である場合に保護的なサービスを提供することを意味する。

いずれも抽象的な表現であるが、ソーシャルワークには、まず可能な範囲でクライエントを理解した上で、ニーズを確定する。そして援助計画では、援助の目標・内容・方法・ゴール等を明らかにした上で具体的な援助（介入）を実施し、途中モニタリングを行いながら問題解決（終結）をめざすという過程があり、全過程においてクライエントに対する説明と同意を経ながら進行していくことになる。また全過程を通じてクライエントの自身の対処能力を強化し、自立や成長を助長する働きかけを行う。

ソーシャルワークの機能を理解する上で、やや難解なのは「社会関係」という概念である。これは、クライエントである人間とクライエントを取り巻く広義の環境の間に相互関係があり、この相互関係に摩擦や不均衡が生じ得るという考え方である。先に例示した会社と従業員や学校と子どもを例にとれば、クライエントである従業員が会社で何らかのストレスや困難を抱えていたり、子どもが適応し難い事情があって不登校の状態にあったりするということである。一般にソーシャルワークでは、このような事象に対して3つの視点を持って対応する。すなわち、①主にクライエント

福祉臨床
クライエントの多義性を十分考慮しながら、相手との交流や関係の相互性を重視した援助のあり方。

岡村重夫
1906～2001
岡村理論といわれる社会福祉理論を構築した研究者。社会福祉の固有の視点として、個人と社会制度の間の社会関係の主体的側面に焦点を当てた独自の理論を提唱した。

モニタリング
援助活動の展開途中で、クライエントの変化やニーズの充足状況等を観察・把握すること。

に何らかの要因があると考え、直接、働きかける、②主に環境(職場や学校)に何らかの要因があると考え、調査・確認した上で改善を要求する、③両者の間(社会関係)の関係性(ズレ・摩擦・力関係・誤解等)に着目し、調整を試みる等である。

これらを図で示したものが、以下の通りである(5)(**図 序-10**)。会社や学校の例では、会社での過大な役割期待や中間管理職としての苦悩、あるいは過重な労働が考えられ、学校ではいじめや教員不信等が考えられるが、その背景には私的な事情や心理的事情のみならず社会・環境的な問題が潜んでいる場合も少なくない。ソーシャルワークでは、クライエントは常に社会問題を含んだ広義の環境との交互作用の渦中にあると捉える。

図 序-10 ソーシャルワークの介入イメージ

ソーシャルワークのアプローチ(①に対処するために②、③に介入する)

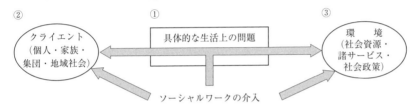

社会学、心理学のアプローチ(②、③に介入し、結果として①が変化することもある)

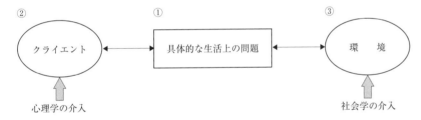

3. ソーシャルワークの視点と課題

現代社会にさまざまな社会問題が存在することを前提とする時、社会福祉を含んだ社会政策が、それを解決したり、軽減したりする機能を果たすものであることはすでに述べた。しかし、制度・政策としての社会福祉を実行に移す担い手は人であり、彼らはソーシャルワーカーと呼ばれる。ソーシャルワーカーの活動の場は多岐に渡るため、そこで必要とされる能力や役割期待を個々に論じることは容易ではない。そのためここでは、ソー

シャルワークを実践する上で共通する視点を概観する。

A. ジェネラリストとしての視点

通常、人間（個人）は、情緒的欲求、物理的欲求、自己実現欲求等の基礎的欲求（ヒューマン・ニーズ）を充足させることによって、自己を維持・発展させていく。そして、これらの諸欲求を充足するために、①自身の持つ内的資源である身体能力・認知能力等を活用するだけでなく、②自身を取り巻く環境から必要に応じて外的資源を取り入れ、交互作用を行っている。ここでいう、外的資源には、家族、友人といったインフォーマルな要素もあれば、学校、職場、宗教といったフォーマルな要素、社会保障や社会福祉といった制度を含んでいる。

すなわち人間（個人）は、自力でヒューマン・ニーズを充足できる場合もあれば、自分以外の環境の力（外的資源等）を活用しながら充足する場合もある。しかし、比率の差こそあれ、前者のみで充足できている人は少なく、外部資源と無縁で生活を営んでいる人はほとんどいない。つまりソーシャルワークでは「個人は自己を取り巻く諸システムと相互作用を行い、相互依存しながら社会生活機能を維持・発展させている」と考える。このように、人間（個人）の生活は社会環境との相互作用で成り立っていることを前提にクライエントの抱える問題を読み解こうとする立場をジェネラリストという。ジェネラリストという視点は、クライエントの抱えている問題の多くは、原因と結果という「医学モデル」的な直線的な因果関係で捉え切れないという事実を前提としており、「エコシステム論」や「生活モデル」と親和性が高い。

B. ホリステックな視点

ホリステックとは、クライエント自身およびクライエントが抱える生活上の諸問題を全人的かつトータルに理解するという意味である。病気や障害などクライエントの生活上の特定の問題について、より深い専門知識と技能を持って対応する専門職（医師等）をスペシャリストというならば、生活上の諸問題をホリステックに捉え、必要に応じて多様な介入を試みるソーシャルワーカーは基本的にジェネラリストとしての援助職といえる。

ただし、ホリステックに捉えるということは、ソーシャルワーカーがクライエントの生活全体を管理するということではない。他の専門職が生活上の特定の問題をより深く理解し、より専門的に対応していく傾向が強いの

医学モデル
クライエントを患者イメージで捉え、医学で用いられる診断や治療の手順を援用して支援する考え方。クライエントの抱えている問題を個人に帰着させやすいという点でソーシャルワークでは批判的に用いられることが多い。

エコシステム論
生態学的な視点とシステム論的な考え方を統合したものの見方で、クライエントと環境との間に生じる相互関連性に焦点を当てて問題を捉える考え方。

生活モデル
人、環境のどこに問題があるのかを問うのではなく、問題は生活空間における不適切な交互作用にあると考える立場。人と環境の接触面に焦点を当てて問題を捉える考え方。

に対して、ソーシャルワーカーはそれら特定の問題がクライエントの生活における他の部分に影響を与え、別の問題を引き起こしている可能性があることを見落とさない。クライエントの生活再建や自立のために必要と判断すれば、そうした諸問題をトータルに捉える必要があることをクライエントと十分に話し合って対応方法を検討していく必要がある。クライエントと問題をホリステックに捉えるためには、前提としてジェネラリストとしての視点を持つ必要がある。

C. エンパワメントという視点

　エンパワメントとは、生活ストレスに対処するクライエント自身をソーシャルワークの主体者として位置づけ、個人や環境の持つ潜在的な能力を引き出し、強化するという考え方である。もともと、少数民族や女性など社会的に差別されている人々の権利の回復に向けた援助方法として発展してきたが、ソーシャルワークにおいて当事者主体という考え方が普及する中で、生活ストレスに対処するすべてのクライエントに適応できる概念として考えられるようになってきた。

　エンパワメントという視点の魅力の1つは、従来のソーシャルワークが内包していたクライエントの「欠点」や「問題」に着目する発想ではなく、クライエントを信頼するとともに「クライエントの能力や資源の潜在的な部分」を探索し、その伸長や開発を重視する点にある。そしてこれを保証するために、ソーシャルワーカーとクライエントの間のパートナーシップの形成を重視している。また、「クライエントの能力や資源の潜在的な部分」を探索するために両者の「対話」が重視され、「問題の特定」を優先するという従来のソーシャルワークの考え方ではなく「挑戦課題の明確化」というクライエントがより前向きになれる考え方と援助過程の枠組みが用いられている。このように、エンパワメントという視点は、援助する者―される者という固定観念を超えて、当事者主体という理念を具現化するための示唆を与えてくれる。

当事者主体
サービス提供の基本原則であり、クライエントを治療や保護の対象としてではなく、生活の主体者であり意思決定能力のある存在として尊重しようという考え方。

パートナーシップ
ともすれば上下関係にもなりかねない援助関係において、クライエントとの対等な関係性を追求し、彼らの自主性や主体性を尊重した援助を展開しようとする姿勢。

D. アドボカシーという視点

　アドボカシーは、一般に「代弁」や「権利擁護」と訳されるが、本人の意思の実現が阻害されている場合に、それを権利侵害とみなし本人に代わり、または本人とともに異議を唱えて、その権利を擁護するという理念であり実践である。1950年代以降のアメリカでの黒人解放をめざす公民権

運動に端を発し、それを社会福祉分野でも継承する中でソーシャルワークの機能としても位置づけられたものである。もとよりクライエントの願いや思いに対する最大の理解者となることは、ソーシャルワークの根本に据えられるべきものである。なお、アドボカシーという概念には、個々のクライエントの権利を直接的かつタイムリーに擁護するケースアドボカシーという概念と、社会問題の影響を受けている階層や集団としてのクライエントに対してソーシャルアクションを含めた手法で間接的に擁護するクラスアドボカシーという概念もある。

近年、自ら意思決定することに困難を抱える障害者や要介護高齢者等が、日常生活や社会生活において、可能な限り本人の意思が反映された生活を送ることができるように支援しようという取組みが模索されている。その中で、本人の意思の確認や意思および選考を推定し、支援を尽くしても本人の意思および選考の推定が困難な場合には、最後の手段として、本人の最善の利益を検討するためにソーシャルワーカー等が行う支援の行為および仕組みを「意思決定支援」という言葉で表現することが増えてきた。これらも権利擁護の1つと捉えることができ、今後の実践課題となっている。

以上のような視点の他、ノーマライゼーションやインテグレーション、クオリティ・オブ・ライフ等もソーシャルワークの視点として重要である。

一方で、ソーシャルワーカーは、通常、何らかの機関や施設に所属しており、そこでの利益とクライエントの利益が相反してしまう場合がある。また、そもそもソーシャルワーカーとクライエントの間には「情報の非対称性」という問題がある。倫理的ジレンマを含んだこうした事態を「対話」や「協議」「説明と合意」によっていかに解決していくかは古くて新しい実践上の課題である。

ノーマライゼーション
ハンディキャップのある人等がその人格を尊重され、地域の人々と同じ権利を享受し、地域社会で皆と一緒に主体的な生活ができ、社会参加が保障されるのがノーマルな社会であるとする考え方。

インテグレーション
ノーマライゼーションの理念を具現化するための手段の1つで、統合や交流を意味し、障害の有無等に関わらず同世代の仲間と共に分け隔てなく学び過ごす状態をいう。

クオリティ・オブ・ライフ（QOL）
生活の質・人生の質を意味する。個人の身辺の自立や物理的な豊かさだけでなく、精神面を含めた生活全体の豊かさと自己実現を含めた概念。

情報の非対称性
知識や情報量においてソーシャルワーカーがクライエントよりも優位な状態にあること。

注）
(1) 米田貢「第2次安倍政権下の日本経済と対抗軸としての経済民主主義—グローバル企業と地域社会を中心に」中央大学経済研究所編『中央大学経済研究所年報』第49号，2017, p.155.
(2) 内田樹『下流志向—学ばない子どもたち働かない若者たち』講談社文庫，2009, pp.97-98.
(3) 古川孝順『社会福祉の拡大と限定—社会福祉学は双頭の要請にどう応えるか』中央法規出版，2009, p.61.
(4) 岡村重夫『社会福祉原論』全国社会福祉協議会，1983, pp.107-113.
(5) 北島英治・副田あけみ・高橋重宏・渡部律子編『ソーシャルワーク実践の基礎理論—社会福祉援助技術論（上）』社会福祉基礎シリーズ，有斐閣，2002, p.76 に加筆．

理解を深めるための参考文献

- 圷洋一・金子充・室田信一『問いからはじめる社会福祉学――不安・不利・不信に挑む』有斐閣，2016．
  学問としての社会福祉学を意識しつつ、現実に生きづらさを抱えているクライエントに向き合う。そして、彼らの思いや願いという生のリアリティを手がかりに、「不安」「不利」「不信」というキーワードを用いて社会福祉を考えようというチャレンジングで、かつ手応えある入門書である。
- 藤田孝典『下流老人――一億総老後崩壊の衝撃』朝日新書，2015．
  「下流老人」とは、高度経済成長期以降によく使われた「中流（家庭）」をもじったものだが、終身雇用や年功型賃金が崩壊しつつある日本社会のリスクと高齢者の実態を端的に言い表している。①下流老人を量産する社会構造、②下流老人が量産され続けることからくる社会的・国家的損失、③下流老人に対する「世間」の見方等を論じており示唆に富む。
- 柏木ハルコ『健康で文化的な最低限度の生活』小学館，2014．
  週刊ビッグコミックスピリッツに掲載されている漫画で、2018 年にテレビ番組にもなった作品。生活保護の申請者や受給者と福祉事務所のやり取りやケースワーク場面を多く描いており、ストーリーを通して現場のリアリティが伝わってくるとともに生活保護の仕組みも学べる。

ジェネリックポイント

現代社会におけるソーシャルワークやソーシャルワーカーの位置づけは、国際的にはどのように説明されているのでしょうか？

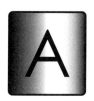

国際的なソーシャルワークの位置づけは、国際ソーシャルワーカー連盟（IFSW）が 2014 年に採択した「ソーシャルワークのグローバル定義」の中に示されています。定義の内容は以下の通りです。

「ソーシャルワークは、社会変革と社会開発、社会的結束、および人々のエンパワメントと解放を促進する、実践に基づいた専門職であり学問である。社会正義、人権、集団的責任、および多様性尊重の諸原理は、ソーシャルワークの中核をなす。ソーシャルワークの理論、社会科学、人文学および地域・民族固有の知を基盤として、ソーシャルワークは、生活課題に取り組みウェルビーイングを高めるよう、人々やさまざまな構造に働きかける。この定義は、各国および世界の各地域で展開してもよい。」

つまり、ソーシャルワークの目的は、社会変革・社会開発・社会的結束の促進および人々のエンパワメントと解放にありますが、人々が主体的に生活課題に取り組み、ウェルビーイング（個人の権利や自己実現が保障さ

れ、身体的、精神的、社会的に良好な状態にあること)を高められるよう、人びとに関わるとともに、ウェルビーイングを高めるための変革に向けて人びととともにさまざまな構造（貧困、差別、抑圧、不平等やそれを容認する政治・社会経済的状況）に働きかけることを志向しています。

　文中の「地域・民族固有の知を基盤とする」とは、近代的・科学的知識に偏らず世界各地に根ざし、人びとが集団レベルで長期間受け継いできた知を尊重することであり、西洋的な思想や近代的原理に対する批判が多分に含まれています。また、知や価値の多様性を認めつつ、抑圧や不正義の構造に挑戦し変革するソーシャルワークがイメージされています。

 「介護予防」再考

　「介護予防」という名の要介護状態にならない取組みが各地で盛んである。これに関わる介護保険関係者や地域福祉団体、住民組織、行政の努力には敬意を表したい。寝たきりや認知症は自分が健康を損なうことであり、時に周囲に迷惑をかけることでもあると考えれば、確かに予防した方がよいようにもみえる。しかし、高齢になり体力や意思決定能力等が衰えるのは自然の摂理でもある。高齢になっても役割を持ち、生活習慣等を整え健康を維持することはすばらしい。しかしそれは、他者から強要されるべきではない。「介護予防」に成功し、結果的に健康寿命が長かった人が人生の成功者で、途中で要介護になった人が失敗者では決してない。

　「介護予防」に向けてはさまざまなプログラムがあり、その効果も実証されている。それを普及することは「健康でありたい」「元気に暮らしたい」という人びとの願いに叶う。一方で、仮に人が要介護状態になっても保険給付でサポートする、地域福祉活動でもフォローする。それが介護保険制度の理念であり、地域福祉の姿であろう。予防は、ともすれば管理的になる。介護保険制度が変わりつつある今、人びとの多様な価値観を認め、支援の原点に立ち返る必要があろう。社会福祉は、常に当事者主体が原則である。

第1章 現代社会における福祉制度と福祉政策

1 福祉と社会福祉の違いを明らかにし、社会福祉とは何かを考える。

2 現代日本における福祉政策の1つ、社会福祉基礎構造改革の背景を確認する。

3 日本型福祉社会とは？
地域福祉の推進とは？
専門職の支援はどのようにあるべきなのか。

4 戦後日本の社会福祉制度の歩みを福祉政策という視点から捉える。

5 福祉政策も政治の影響を受ける。そしてその政治の方向を決めるのは国民である。

1.「福祉」と「社会福祉」──社会福祉とは何か？

A. 福祉と社会福祉

　近年、社会福祉ではなく「福祉」という用語が用いられることが多い。社会福祉士・精神保健福祉士養成課程においても「現代社会と福祉」という科目名となっている。では、福祉とはどのような範囲を指すのであろうか。

　福祉はwelfareの訳語である。wel「うまく」とfare「行く」を組み合わせた言葉である。「よい暮らし」というような意味合いになるであろう。そして、この福祉を実現させるための多様な取組みが含まれる。

目的概念
実体概念

　「社会福祉」に関する理論研究おいては、社会福祉という用語を「目的概念」と「実体概念」として分ける。目的概念とは、用いる言葉が、具体的な制度・実践を指すのではなく、ある方向性を示していると考えるとよい。「社会福祉の実現」というような場合がそれにあたる。これに対して実体概念（論者によっては実態概念と表現することもある）は、具体的な取組みや援助について指す言葉である。

広義の社会福祉
狭義の社会福祉

　さらに「実体概念」は「広義の社会福祉」と「狭義の社会福祉」に区別することができる。この区分については、法的な定義があるわけではない。このため「広義の社会福祉」は、目的概念として整理される場合もある。これは、社会福祉とは何かを整理する論者によって異なる。ここでは、目的概念としての社会福祉と実体としての社会福祉に分け、実体としての社会福祉において、広義の社会福祉と狭義の社会福祉を位置づけるものとする（図1-1）。

　「目的概念としての社会福祉」は、人々の幸せの実現という多様な取り組みを含む。そしてその幅の広さは「福祉」という言葉を使うときと類似しているといえる。さらに、近年では「人間福祉」という言葉も使われている。この言葉は、「well-being」という言葉を日本語にしたもので、「目的概念としての社会福祉」、「福祉」と同じように幅広く「よい暮らし」というような意味を持っているといえる。「well-being」という用語は、医療分野においても用いられるため、この用語の指す範囲は非常に広いといえる。

　「実体概念としての社会福祉」は、具体的な取組みを指す。「狭義の社会

図 1-1　社会福祉の概念

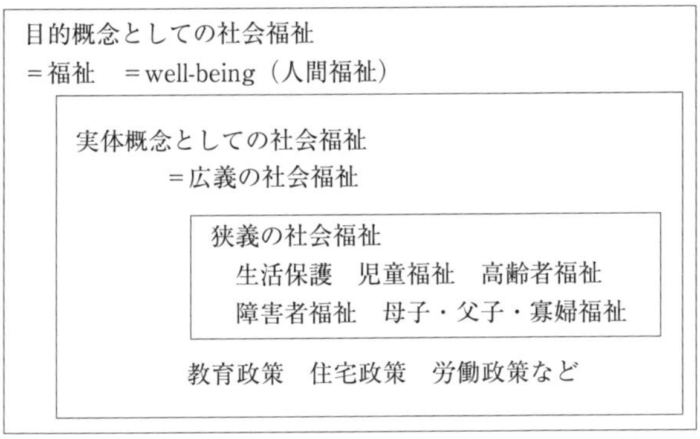

```
目的概念としての社会福祉
＝福祉　＝well-being（人間福祉）
  実体概念としての社会福祉
    ＝広義の社会福祉
      狭義の社会福祉
        生活保護　児童福祉　高齢者福祉
        障害者福祉　母子・父子・寡婦福祉
      教育政策　住宅政策　労働政策など
```

出典）筆者作成.

福祉」は福祉六法（生活保護法、児童福祉法、身体障害者福祉法、知的障害者福祉法、老人福祉法、母子及び父子並びに寡婦福祉法）とその関連の法律によって実施される援助が該当する。「広義の社会福祉」には、「狭義の社会福祉」をはじめとして、生活を支えるさまざまな取組みが含まれる。豊かな生活を実現するための取組みが含まれるため「住宅政策」「教育政策」「労働政策」などを含むことになる。一般的に「社会福祉」という場合、狭義の社会福祉を指す。この章において、社会福祉という用語を用いる場合、「狭義の社会福祉」として用いる。

「福祉」の実現のための取組みは、福祉国家について分析するときの「政府」「市場」「家族」という要素の組み合わせとして捉えることができる。「政府」「市場」「家族」は、それぞれ「セクター」と呼ばれる（図 1-2）。

セクター

図 1-2　福祉国家の構成要素

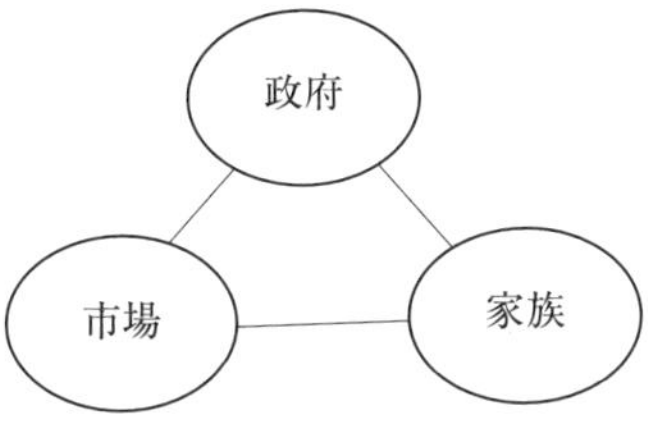

```
       政府
      ／  ＼
   市場 ─── 家族
```

出典）筆者作成.

政府セクターは、中央政府と地方政府に分けられる。日本においては、国と地方公共団体を指す。法律に基づき、公的機関がサービスを提供する。直接サービスを提供する場合は、公務員という立場になる。

市場セクターは、商品として提供されるサービスであり、利用にあたっては契約を結び、契約に基づいて提供する。日本においても、介護保険制

度の下で提供されるサービスのうち、施設サービス以外は営利法人を含むさまざまな提供主体がサービスを提供し、利用者が自ら選択できるようになった。サービスの利用については、市場化が進んだといえるが、サービスの価格については、介護報酬という形で規定されている。このため、需要と供給による価格の決定がなされるわけではないため、このようなサービス提供は「準市場」と呼ばれる。

準市場

家族セクターは、同居家族のみではなく、親族のネットワークも含めた制度化されていない、インフォーマルな支え合いである。

つまり、福祉という概念は非常に広く、国家によって制度に基づいて取り組まれることも、市場によって商品として提供されるサービスも、家族の支え合いも「福祉」である。

B. 福祉政策と社会福祉政策

そして、「国家」「市場」「家族」のバランスをどのよう取るかが「福祉政策」と考えることができる。

たとえば、高齢者介護で考えてみると、政府によって、国全体に介護サービスを自己負担なく使えるサービスをつくるか、「家族介護者手当」のような制度をつくり家族の介護を支えるか、市場によるサービス提供を促すよう、補助金を出すか、それはその国の社会・政治の状況によって変わってくる。同じ国でも、状況が変われば、政策も異なってくる。

現在の日本においては、少子化により家族の規模が小さくなってきていること、三世代世帯の減少により、高齢者世帯が増加してきていることにより、家族で福祉の実現を目指すということは難しいことがわかってきている。一方で、政府は、財政赤字を理由に給付を抑制しようとする政策をとっている。しかしながら、サービスを完全に市場化させようともしていない。ここで出てくるのが家族を取り巻く「地域」での支え合いということである。日本における現在の福祉政策は「地域共生」をキーワードとして、進められているといえる。

地域共生

子育て支援をみてみると、福祉政策だけでなく、人口政策としての取組みでもある。人口減少は解決するべき政策課題であり、たとえば、平成27年版厚生労働白書では「人口減少克服に向けた取り組み」という見出しもみられる。当該白書においては、人口減少がもたらす具体的な影響として、経済、地域社会、社会保障・財政の側面から論じている。子ども・子育て支援制度などでの子育て支援の制度は、福祉政策だけではない多様な側面からみる必要がある。

福祉政策の中で、「狭義の社会福祉」の具体的な取組みの方向付けをしているのが、「社会福祉政策」となる。福祉六法をはじめとしたさまざまな法律においてどのような制度をつくり、展開していくかということになる。

　高齢者介護についてみてみると、2000（平成12）年に介護保険制度がはじまったことは大きな転換点であったといえる。それまで主に老人福祉と老人保健で提供していた高齢者向けの介護サービスを社会保険方式に変えたからである。

　介護保険制度以前、ホームヘルプサービス、デイサービスなどは社会福祉サービスとして租税を財源として実施されていた。サービスが必要な状態という「ニーズ」に応じてサービスを提供するという考え方であった。このため、利用者負担は、所得に応じて負担額が異なる「応能負担」であり、利用料を支払えない、ということはないような仕組みであった。

　介護保険制度となり、サービスは、保険料を拠出していることから利用できる権利があるということになった。利用料は、定率負担という「応益負担」となった。どれだけ利用料を支払えるか、ということで利用するサービスの量を決めるということが実際に起こっている。また、利用料が払えないということも起こりうる。

　狭義の社会福祉の方向性を決める社会福祉政策は、サービス利用者に直接、大きな影響を与えるものとなる。

　子育て支援では、児童手当を子ども手当と変更するとき、現金を支給するか、保育所を増やすか、という議論があった。限られた財源の中でどのような給付を行うかを定めるのは、社会福祉政策ということになる。保育所を増やすのではなく、手当として現金給付を行うというのは、子育てについては「家族」を中心として行うという社会福祉政策をとっているということになる。また、子育て支援については、「子ども・子育て支援制度」が創設された。社会福祉サービスとしての保育所と教育としての幼稚園を一元的に提供することとなった。しかし、保育サービスの量の拡充を進めるために、保育サービスを提供するための要件の緩和が続いている。子どもが育つ環境という点からみると、条件が悪くなったと言わざるを得ない。社会福祉政策として、保育のあり方がどのようにあるべきか議論が必要であろう。

C. 福祉政策と社会政策

　「福祉政策」「社会福祉政策」とは別に、「社会政策」という言葉もある。

応能負担

応益負担

子ども手当
2009（平成21）年度までの児童手当に代わる制度として、2010（平成22）年4月に開始。
それまでの児童手当は所得制限があり、0〜3歳未満は月額10,000円、3歳以上小学校卒業までは、第1子・第2子 月額5,000円、第3子以降月額10,000円とされていた。子ども手当となり、対象を中学校卒業までとし、所得制限をなくした。支給額は当初、一律月13,000円であった。支給額については、2011（平成23）年10月からは、0〜3歳未満は月額15,000円、3歳以上小学校卒業までは、第1子・第2子月額10,000円、第3子以降月額15,000円、中学生月額10,000円となった。
2012（平成24）年度に名称は「児童手当」に戻った。所得制限も復活し、一定以上の所得がある場合は、特例給付として月額5,000円の支給されることとなった。

憲法25条
条文は、p.13参照。

社会福祉発達史
詳細は、第3章を参照。

　この用語は、Social policyにあたるもので、戦前から用いられている。社会政策学会は1907（明治40）年に第1回大会が開かれており、そのときのテーマは「工場法」であった。「社会福祉」という言葉は、戦前には用いられていなかった。戦後、憲法25条2項において示された言葉である。
　戦前から用いられている「社会政策」にも、国民のよりよい生活をめざすという側面はなかったとはいえない。しかしながら「福祉」「社会福祉」という概念がなかった状況で用いられた社会政策という用語は社会福祉とは異なるものと位置づけたほうがよいであろう。
　日本の社会福祉発達史は、慈善事業から社会事業へ、そして第2次世界大戦後に社会福祉になったという流れである。「社会事業」とは社会政策が中心であった大正から戦前の時期を指す。社会政策と社会事業の関係については、複数の論者が整理している。
　大河内一男は、「社会政策が、国民経済における生産者としての資格における要救護性（或いは要保護性）にその課題を見出す」とし、社会政策は、労働者として働ける者を対象としている。これに対して「社会事業は同じく要救護性を、即ち各自の自己救助のみを以ってしては当該個人の肉体的ないし精神的生活が順当に保証し得ない場合を、問題とする」とし、社会事業は働くことができない者を対象としているといえる。そして、「社会事業の場合における要救護性は、資本制経済との優れた意味での連繋を断たれ、社会的分業の一環たることを止めた場合における経済的、保健的、道徳的、教育的等の要救護性であり、この意味でそれは、資本制経済の再生産の機構から一応脱落した、謂わば経済秩序外的存在だと言うことが出来るであろう」[1]としている。
　社会政策は経済の再生産を行う者が中心であり、社会事業は、その枠外の者（経済秩序外的存在）を対象としている。
　これに対して孝橋正一は、資本主義社会において生まれる問題を「社会的諸問題」とした。労働問題は資本主義の矛盾から基本的・直接的に生じる問題として「社会問題」とし、これについては社会政策で対応するとした。貧困問題など資本主義の矛盾から関係的に派生する問題を「社会的問題」とし、社会事業で対応すると整理した。社会政策と社会事業との関係は、大河内とは異なるが、労働者・労働問題を主に対象とした「社会政策」とその周辺としての「社会事業」という分け方には共通点があるといえる。社会政策と区別して考えられていた社会事業が戦後の社会福祉へとつながり、国民の権利としての社会福祉と位置づけられている。社会状況が移り変わることにより用語の定義も異なってくるが、社会政策を社会福祉政策、福祉政策と同じと考えることはできないのはないだろうか。

国家によって制度に基づき、私たちの生活を守るという側面では、「社会保障」という捉え方もある。社会保障については、1950（昭和25）年に社会保障制度審議会において出された「社会保障制度に関する勧告」（以下、「50年勧告」とする）で、社会保障制度が定義されている。

> 　いわゆる社会保障制度とは、疾病、負傷、分娩、廃疾、死亡、老齢、失業、多子その他困窮の原因に対し、保険的方法又は直接公の負担において経済保障の途を講じ、生活困窮に陥った者に対しては、国家扶助によって最低限度の生活を保障するとともに、公衆衛生及び社会福祉の向上を図り、もって全ての国民が文化的社会の成員たるに値する生活を営むことができるようにすることをいうのである。（傍点は筆者）

社会保障制度に関する勧告（50年勧告）

この定義では、次の4点が示されている。
①困窮の原因に対し、保険的方法又は直接公の負担において経済保障の途を講じる
②生活困窮に陥った者に対しては、国家扶助によって最低限度の生活を保障する
③公衆衛生の向上
④社会福祉の向上

　疾病・負傷などの「困窮の原因」に対しては、「保険的方法」（社会保険）と「直接公の負担」（租税）によって経済保障を行い、生活困窮者に対しては、国家扶助によって最低限度の生活を保障するとしている。さらに公衆衛生と社会福祉の向上と示されているため、この定義に沿って社会保障を整理すると、①社会保険、②国家扶助、③公衆衛生及び医療、④社会福祉となる。

　では、社会福祉とはどのように規定されているのであろうか。50年勧告においては、次のように規定している。

> 　国家扶助の適用をうけている者、身体障害者、児童、その他援護育成を要する者が、自立してその能力を発揮できるよう、必要な生活指導、更生補導、その他の援護育成を行うことをいうのである。（傍点は筆者）

　50年勧告においてすでに、社会福祉は、自立してその能力を発揮することができるように支援することが示されている。そして、経済的な側面ではなく、「生活指導」「更生補導」「その他の援護育成」という直接的な支援を行うことと捉えることができる。
　そして、以下のように続く。

> 　国、都道府県及び市町村は、この目的を達成するために、必要な施設を設け、その分布の合理化と整備拡充を図る必要がある。また、社会福祉に関する業務に従事するに必要な専門的知識及び技能を有する職員の養成確保に努めなければならない。
> （傍点は筆者）

　社会福祉の充実は、国・都道府県・市町村が行わなければならないとしている。50年勧告が出された当時は施設整備が中心ではあるが、その後、在宅福祉の充実においても、特に市町村がサービス提供の責任を負うということは続けられた。また、従事者の養成確保についても位置づけている。従事者の養成確保については、現在も主に都道府県の役割として位置づけられている。

2. 福祉国家と福祉社会

福祉国家

　「福祉」の実現を目指している国を「福祉国家」と呼ぶ。「政府」「市場」「家族」のセクターのどこが中心になるかは、その国によって異なる。

日本型福祉社会論

　日本では、1980年代に「日本型福祉社会論」と呼ばれる動きがあった。これは、1979（昭和54）年8月に閣議決定された「新経済社会7ヵ年戦略」で示された方針である。この中で、以下のような記述がある。

> 　国民の公共に対するニーズは、住宅や生活関連社会資本の整備、社会保障の充実、教育文化施策の充実等を中心に高まっていくであろうが、これを従来どおりのやり方で充足していけば、公共部門が肥大化して経済社会の非効率をもたらすおそれがある。効率のよい政府は、活力があり発展性のある経済社会の基本であり、これを実現するためには、高度成長下の行財政を見直して、施策の重点化を図り、個人の自助努力と家庭及び社会の連帯の基礎のうえに適正な公的福祉を形成する新しい福祉社会への道を追求しなければならない。（傍点は筆者）

　国民の「公共に対するニーズ」の高まりを認めつつ、経済社会の非効率という理由から「効率の良い政府」、つまり「小さな政府」を目指すことが示されている。そして、「個人の自助努力と家庭と社会の連帯の基礎の上」に公的福祉を形成するという順序を示している。
　政府セクターを縮小する受け皿として、本人の自助努力、これは市場による民間保険や住宅購入と考えると「市場セクター」と「家族セクター」

に位置づけている。さらに「社会連帯」を示している。ここでいう「社会連帯」とは何か。

「新しい日本型福祉社会の実現」の項目において、以下のような記述がある。

> 欧米先進国へキャッチアップした我が国経済社会の今後の方向としては、先進国に範を求め続けるのではなく、このような新しい国家社会を背景として、個人の自助努力と家庭や近隣・地域社会等の連帯を基礎としつつ、効率のよい政府が適正な公的福祉を重点的に保障するという自由経済社会のもつ創造的活力を原動力とした我が国独自の道を選択創出する、いわば日本型ともいうべき新しい福祉社会の実現を目指すものでなければならない。（傍点は筆者）

改めて、「個人の自助努力」「家庭」を挙げつつ、「近隣・地域社会等の連帯」を基礎とする旨が示されている。これを日本型福祉社会としている。

福祉社会という場合、政府セクターの含めた、各セクターでの取組みを指す場合もあるが、「日本型福祉社会論」では、政府セクターを包含するものではなく、「個人の自助努力」と「家族・近隣・地域社会党の連帯」に基づくものであり、政府セクターは、「適正な公的福祉を重点的に保障する」としている。

「先進国に範を求め続けるのではなく」という記述において、具体的に先進国がどこであるか、ということは触れられていないが、イギリスやスウェーデンといった国が想定されているといえる。「欧米」との記述もみられるが、「自由経済社会の創造的活力を原動力にする」とあり、アメリカに近い政策を想定しているとも考えられる。このように捉えると、公的な責任は回避しようとするものであるといえる。さらに「効率のよい政府」が適切な公的福祉を「重点的に保障する」ことは、残余的・選別的な側面を持っている。

また、「このような新しい国家社会」との記述があるが、この点も確認しておきたい。

社会連帯

> 　国民の経済生活が豊かになり、生活に対する価値観が変化していくなかで、人々はフローからストックを重視し、定住志向を深め、個人の生きがいと暖かい人間関係を基礎としたゆとりと安らぎのある福祉社会を求めるようになっている。
> 　日本人は個人として、また職場においてその活力を十分に発揮してきたが、その反面、ともすれば、家庭や近隣社会の人間的なつながりを見失いがちであった。しかし、今後日本人は、職場で優れた能力を発揮するほか、生活における潤いのある人間関係をとり戻し、そのうえに充実した豊かな生活を築くことに努めるであろう。その場合、個々人の創意工夫、努力はもちろんであるが、公的にも家庭づくり、近隣・地域社会づくり等生活の各断面における条件整備を重視し、そのための施策の整合化、総合化を図る必要がある。重厚で落ち着きのある国家社会は、このような潤いのある家庭や近隣・地域社会の基礎の上に成り立つものであり、そのための基盤として、都市のもつ高い生産性、良質な情報と、民族の苗代ともいうべき田園のもつ豊かな自然、潤いのある人間関係とを結合させ、健康でゆとりのある田園都市国家の構想に向けて、諸施策の展開を図らなければならない。（傍点は筆者）

　「日本型福祉社会論」は、経済的な側面から出てきた考え方であったが、高度経済成長によって失われつつあった地域社会のつながりを維持しようとしていることがわかる。このような社会状況を捉えた上で、福祉政策を検討することは重要であるといえる。しかしながら、1980年代は、「小さな政府」を目指す政策となり、社会福祉についても臨調「行革」路線の中で、切り捨てが行われた。また、都市の高い生産性と地方（田園）の人間関係を結合させるという方向性が示されてはいたが、都市部、特に東京への一極集中は加速していった。その結果、限界集落の増加や「地方都市消滅」というような状況となってしまっている。そして、「日本型福祉社会論」は、社会福祉基礎構造改革の下で「地域福祉の推進」という形で再度、現れたといえる。

小さな政府

臨調「行革」
臨時行政調査会による「行政改革」を指す。第1次臨調は1961（昭和36）年に設置され、1964（昭和39）年に報告書を出している。第2次臨調は、1981（昭和56）年に設置され、1983（昭和58）年に最終答申を出している。ここでは後者を指す。この答申には日本国有鉄道（国鉄）、日本電信電話公社、日本専売公社の民営化も含んでいる。

社会福祉法4条（地域福祉の推進）
地域住民、社会福祉を目的とする事業を経営する者及び社会福祉に関する活動を行う者は、相互に協力し、福祉サービスを必要とする地域住民が地域社会を構成する一員として日常生活を営み、社会、経済、文化その他あらゆる分野の活動に参加する機会が与えられるように、地域福祉の推進に努めなければならない。
（傍点は筆者）

3.「日本型福祉社会論」から「地域福祉」へ

　社会福祉基礎構造改革によって、「地域福祉」が社会福祉法に位置づけられた。「地域福祉」は、同法1条では「地域における社会福祉」とされ、4条において、地域福祉の推進が規定されている。

　地域住民、社会福祉を目的とする事業を経営する人、社会福祉の関する活動をする人が、福祉サービスを必要とする住民が活動に参加する機会があるような地域を目指すとしている。

　ここで、地域福祉の推進には、国をはじめとした行政機関が主体として

出てきていない。地域福祉推進のための団体は、民間団体である社会福祉協議会と規定されている。

法律上は、「地域における社会福祉」であるが、地域住民の活動を法的に規定することは難しい。法的に明確に位置づけられたサービスである社会福祉とは異なり、インフォーマルな支援となるため、専門性、継続性において課題がある。近年「社会福祉」ではなく、「福祉」という用語を用いる背景にはこのような動きも関係しているといえる。

社会福祉基礎構造改革については、1990年代の終わりに議論された。中央社会福祉審議会社会福祉構造改革分科会が1998（平成10）年6月に出した「社会福祉基礎構造改革について（中間まとめ）」（以下、「中間まとめ」）において、その背景として、この中で、「少子・高齢化や国際化の進展、低成長経済への移行をはじめとする構造変化は、戦後において築き上げられたわが国の社会経済構造全般にわたる変革を求めている」と示している。

ここでは、社会福祉を考える上で、経済構造をみる視点を確認しておきたい。経済の低成長化が社会福祉基礎構造改革の背景として挙げられているのは、戦後、経済成長を社会保障・社会福祉の充実の前提にしていたからである。

社会福祉がどうあるべきかを考える上で、経済的な側面を避けて考えることはできない。社会保障・社会福祉は、国民の生活を密着しており、安心して暮らせる社会とするには、制度による保障を充実させる必要がある。しかしそのような福祉政策を取るには、財源の確保が必要となる。

社会保障・社会福祉の財源は、租税もしくは社会保険料によって調達する。社会保険料として徴収する場合には、社会保険制度となる。この財源をどのように調達するかが社会保障・社会福祉の充実と大きく関連する。

日本における高度経済成長は、1973（昭和48）年のオイルショックによって終止符が打たれた。社会保障・社会福祉の側面でみると、1973年は「福祉元年」とも呼ばれ、これから社会保障・社会福祉の拡充が図られようとしている年でもあった。

しかし、オイルショックにより経済成長が鈍化するなか、国は財源を調達するために国債を発行し、財政支出を維持させた。これが、現在の「赤字財政」へとつながっていく。一方で、「少子・高齢化」の流れの中で、社会保障・社会福祉へのニーズが高まり、社会保障給付費は増加の一途である。このため、社会福祉基礎構造改革は、社会保障・社会福祉への支出を増やさないということを踏まえた提案になっているといえる。

社会全体の中での社会保障・社会福祉制度の位置づけをみないと福祉政

社会福祉協議会
市町村社会福祉協議会については、社会福祉法109条に「市町村社会福祉協議会は、一又は同一都道府県内の二以上の市町村の区域内において次に掲げる事業を行うことにより地域福祉の推進を図ることを目的とする団体であつて…」、都道府県社会福祉協議会については、社会福祉法110条に「都道府県社会福祉協議会は、都道府県の区域内において次に掲げる事業を行うことにより地域福祉の推進を図ることを目的とする団体で…」とある。

少子高齢化の状況
序章を参照。

福祉元年
「老人医療費無料化」「高額療養費制度の創設」など社会保障・社会福祉の充実に動き出した年であった。

図1-3 国民経済の中の社会保障（2015年度）

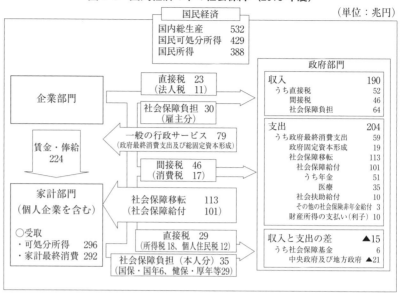

資料：内閣府経済社会総合研究所「国民経済計算」を基に作成。
ただし、所得税、法人税、消費税は財務省調べ。個人住民税は「平成27年度 地方財政白書」による。
※図表中の数値は、単位未満の位で四捨五入しているため、合計と内訳は必ずしも一致しない。
出典）厚生労働省ウェブサイト『平成29年度厚生労働白書』図表1-1-5．
https://www.mhlw.go.jp/wp/hakusyo/kousei/17/dl/1-01.pdf（2018年12月7日取得）

国民経済

策を他の政策と併せて論じることはできない。図1-3は、「国民経済」と呼ばれる国内のお金の流れを示したものである。「政府部門」「企業部門」「家計部門」と分け、どのようにお金が流れているかがみえる。社会保障の財源は、個人（家計部門）からの徴収だけでなく、企業部門からも徴収している。社会保障の拡充には、この企業部門からの財源の調達が経済成長の足かせになるという意見がある。営利の追求という側面でみると、法人税をはじめとした租税（23兆円）や、雇い主が負担する社会保険料（30兆円）は、コストとみることになる。

社会保障・社会福祉を削減することで、このコストが削減され、企業がより多くの利益を生み出すことができる、と考えられている。しかしながら、企業部門が支払う賃金・俸給以外に、労働者等の（老後など将来にもわたる）生活の安定のための仕組みがあることは、労働者が生活していくうえでのリスクを心配せずに働けるということは、企業部門にとってもプラスに作用するともいえる。

そして、「中間まとめ」では社会福祉基礎構造改革について基本的な方針として7点を示している。

「社会福祉」については「今日、『幸せ』の意味も実に多様なものとなっ

社会福祉基礎構造改革の基本的方針
①対等な関係の確立
②地域での総合的な支援
③多様な主体の参入促進
④質と効率性の向上
⑤透明性の確保
⑥公平かつ公正な負担
⑦福祉の文化の創造

てきており、社会福祉に対する国民の意識も大きく変化している。少子・高齢化の進展、家庭機能の変化、障害者の自立と社会参加の進展に伴い、社会福祉制度についても、かつてのような限られた者の保護・救済にとどまらず、国民全体を対象として、その生活の安定を支える役割を果たしていくことが期待されている。」としている。選別的な社会福祉から普遍的な社会福祉へと変わることは積極的に評価することができる。

終戦直後からの生活困窮者、つまり金銭的な面での貧困を主な対象とした社会福祉は、スティグマを伴うことが避けられなかった。しかし、1980年代より少子化、世帯構造の変化など生活が変わっていく中で、金銭的なニーズとは異なる生活問題が社会問題として認識されはじめた。それは、現金給付では解決できない生活問題であった。このような流れの中で、社会福祉が「一般社会サービス」となりつつあるという側面も持ち合わせていた。一方で、経済的な側面での問題が解決したわけではない。普遍化が進む中で、社会的に弱い立場（バルネラビリティ）も視野に入れて社会福祉制度を構築していく必要がある。このように社会福祉の対象の拡大の流れを背景として社会福祉基礎構造改革が示されたわけであるが、このことで改めて、社会福祉とは何なのかが、問われているといえる。

 スティグマ

 バルネラビリティ

その上で、「中間まとめ」では「こうした期待に応えていくためには、社会・経済の構造変化に対応し、必要な福祉サービスを的確に提供できるよう、社会福祉の新たな枠組みを作り上げていく必要がある。」としている。そして、「これからの社会福祉の目的は、従来のような限られた者の保護・救済にとどまらず、国民全体を対象として、このような問題が発生した場合に社会連帯の考え方に立った支援を行い、個人が人としての尊厳をもって、家庭や地域の中で、障害の有無や年齢にかかわらず、その人らしい安心のある生活が送れるよう自立を支援することにある。」とある。

ここで、社会連帯の考え方を確認する必要がある。社会連帯とは、社会の発展とともに分業化してきた流れの中で生じた社会問題について、その社会問題は「義務としての連帯」で解決をしていかなければならない、というものである。

社会連帯については厚生労働白書においても言及されている。平成24年版厚生労働白書において、レオン・ブルジョワの「連帯」についての考え方を紹介したうえで、「日本の社会保障制度は、自助・共助・公助のバランスを考慮して構築することとされている」とし、社会保障と税の一体改革では「今の日本では、核家族化など家族のあり方が変容していること、地域の関わり合いが希薄になっていること、非正規雇用の労働者が増えていることなど、「自助」を実現するための環境が損なわれているという認

識の下、「自助」の実現を「共助」や「公助」がサポートすることで、自助・共助・公助の好循環を生み出すことが重要であると考えている。」としている。

　本来、「社会連帯」という考え方は、自助をサポートするという狭い範囲のものではない。社会連帯という考え方は、社会保険に限定されるものではなく、租税による制度も、インフォーマルな支え合いも含まれる。しかし、日本においては、介護保険法1条に「…国民の共同連帯の理念に基づき介護保険制度を設け…」とあるように、国民の連帯とは、社会保険によって実現するという位置づけとなっている。租税によるサービスの提供も、インフォーマルな支え合いも社会連帯の形であることを理解する必要があろう。

　そして、「中間まとめ」において、社会福祉基礎構造改革における「支え手」として、以下のような記述がみられる。「社会福祉の基礎となるのは、他人を思いやり、お互いを支え、助け合おうとする精神である。その意味で、社会福祉を作り上げ、支えていくのは全ての国民であるということができる。」この点で、社会福祉の主体は国民であることがわかる。しかし、どのような社会福祉制度にするのか、それは広義の社会福祉として捉えるならば、どのような支え合いの社会をつくるかということを国民自身が決め、助け合う仕組みを作っていく必要がある。

　社会保障・社会福祉の本来の機能を、地域福祉によって代替することは困難である。制度としての社会福祉を基盤とし、その上に地域福祉が展開されるべきである。その点で、「繰り出し梯子」のような関係になることが望ましい。しかし、介護保険制度においては、介護予防・日常生活支援総合事業における訪問型サービス、通所型サービスにおいて住民主体よる支援（B型）を位置づけており、専門職が専門性をもって提供するべきサービスと住民同士の支え合いによって実現するべきところが混在し始めている。これにはサービス費用の効率化という側面でも説明されているが、費用を支払えない場合は低廉なサービスしか利用できないということが起こりかねない。

　地域福祉の推進は、具体的にどのような方向性で取り組むものであろうか。2002（平成14）年1月、社会保障審議会福祉部会は「市町村地域福祉計画及び都道府県地域福祉支援計画策定指針の在り方について（一人ひとりの地域住民への訴え）」という報告書を出した。この中で、地域福祉を展開により、住民のネットワークができ、多くの住民がサポートをする段階を目指し、最終的には、サポートを必要とする人もサポートをする人も対等な関係となり、ノーマライゼーションが実現した地域を目指すとし

繰り出し梯子
19世紀末から20世紀初頭にイギリスで、救貧法と慈善事業の関係に関する議論の中で、両者を相互に別々の対象に対して行うという「平行棒理論」と救貧法が救済をし、その上で慈善事業が展開されるという「繰り出し梯子理論」が展開された。この議論は、現代においても社会福祉に関する公私の関係を論じるときに用いられる。

ノーマライゼーション

ている。地域福祉の推進は、フォーマルな社会福祉サービスが、ニーズを充分に充足させることができるという前提の上で、より豊かな生活をするために、住民が取り組むものであることが望ましいといえる。

4. 福祉政策と福祉制度—戦後日本のあゆみ

社会福祉について学んでいると、人々の生活を守る福祉政策は重要である、という合意を得やすいが、社会の中では、さまざまな政策のうちの1つである。そして、社会福祉サービスの給付の費用をどのように賄うか、財政の側面とも切り離すことができない。この項では、戦後の社会福祉制度の歩みを「福祉政策」「福祉制度」という視点からみてみる。

終戦戦後、多くの人が貧しい中で、日本国憲法の下、社会福祉、社会保障制度の整備が始まった。戦前からの「社会政策」との差異が明確にはされていないが、そこには、国民の権利としての「生存権」に基づく福祉政策が始まったといえる。

A. 福祉三法の整備

福祉三法

終戦直後、国民全体が困窮している状態である中、1946（昭和21）年に旧生活保護法が施行される。旧生活保護法は、素行不良者などに対する「欠格条項」があり、また、保護請求権が確立していなかったため、審査請求等ができなかった。この法律が旧生活保護法と呼ばれるのは、通常の法改正ではなく、これらの規定が1947（昭和22）年に施行された日本国憲法に抵触するものであったために改正されたからである。また、現行の生活保護法と区別するためでもある。現行の生活保護法は1950（昭和25）年に成立している。ここで、4原理4原則が確立し、現在に至っている。

1947年には、児童福祉法が成立している。終戦直後、都市部では親を失った「浮浪児対策」が行われていた。それは「狩り込み」と呼ばれ、住む場所のない子どもたちを検挙し、強制的に施設に収容していた。しかし、抜本的な改善とはならないことから、当初「児童保護法」として出された児童福祉法は、すべての児童を対象とする「児童福祉法」として成立することになる。

1949（昭和24）年には、身体障害者福祉法が制定されている。GHQの占領政策においては、傷痍軍人の優先的な処遇が認められていなかった。このため、傷痍軍人を含む身体に障害のある国民に対する福祉という視点から、この法律が成立している。

これらの福祉三法に加え、1951（昭和26）年に社会福祉事業法（現在の社会福祉法）が制定され、社会福祉の共通基盤（福祉事務所や社会福祉法人制度）について整備された。

福祉事務所
p.77の解説を参照。

福祉六法

B. 福祉六法への拡充

戦後の経済的な復興はめざましいものであった。これは、国民生活にも大きな影響を与えた。第1次産業中心であった経済構造は、第2次産業へと転換していった。このことにより、農林漁業は衰退しはじめ、「地方」は都市部で働く人材の供給源となっていった。このため、若年層は、都市部に働きに出るため「過密」が発生し、地方部では「過疎」が明確に表れていた。家族の形としては、三世代での同居が減少し始め、地方で暮らす高齢者と、都市部での若年層の核家族という状況が生まれ始めた。

家族の形の変化は、1960（昭和35）年の精神薄弱者福祉法（現在の知的障害者福祉法）、1964（昭和39）年の母子福祉法（現在の母子及び父子並びに寡婦福祉法）の制定と関係がある。

児童福祉法に基づいて、知的障害のある子どもの福祉は制度化されていたが、成人になると、生活保護法の救護施設もしくは更生施設しかなく、家族が支援することとなっていた。しかし、三世代同居の減少、少子化により、家族が援助することが難しくなってきたことから、精神薄弱者福祉法制定につながった。

また、経済的な側面への支援の必要性から母子福祉法が成立している。現在の母子及び父子並びに寡婦福祉法においても国または地方公共団体の設置した事務所その他の公共的施設での「売店等の設置の許可」について、母子・父子福祉団体からの申請を許可するよう努めるという規定や「製造たばこの小売販売業の許可」として、たばこ小売販売業の許可を出すように努めるという規定があるのは、当時、女性が就労することが難しかった時代を映し出しているといえる。

このような状況の中で、1963（昭和38）年に老人福祉法が制定され、これまで生活保護法の施設であった「養老施設」は老人福祉法の「養護老人ホーム」となった。また、介護が必要な者が入所する「特別養護老人ホーム」がつくられた。「有料老人ホーム」を老人福祉法の中で規定すると

ともに「軽費老人ホーム」を新設した。

　しかし、戦後の復興期から高度経済成長期は、経済成長優先で進められていた。このため、生活に関しての取組みは十分ではなく、公害問題や保育所不足などの形で生活問題が表れていた。

　1970（昭和45）年には、高齢化率が7％を超え、すでに日本は高齢化社会となっているが、家族での支え合いを福祉政策の柱としていたため、社会福祉サービスの量的な拡充が課題であった。このため、1971（昭和46）年に「社会福祉施設緊急整備5カ年計画」が開始された。計画の課題として、「特に立遅れが著しく、国民感情からも放置しがたいねたきり老人や重度の心身障害児（者）のための施設を緊急に整備すること、社会経済情勢の変化に対応できるよう保育所等の施設の整備拡充を図ること、入所者の処遇及び防災上の見地から老朽木造施設を緊急に建替えることなどを最重要課題とすべき」とされていた。この時期は、施設において専門的援助を受けることがよいとされたため、モデル的な施設を国レベルで設置することのほか、「施設経営の近代化、効率化を推進するため、施設の集団化、高層化、大規模化、共同化を図ることなども計画期間中の課題として十分に配慮すべき」としている。これがいわゆる「コロニー」の建設につながっていった。

コロニー
大規模な入所施設、もしくは施設群。法律上の定義はない。

C. 社会福祉制度の「見直し」

　しかし、1973年に第一次オイルショックが起こり、日本の高度経済成長は終わることとなった。しかし、国は経済成長を前提とした財政運営を続けていたため、国債発行残高は上昇し続けた。1980年代は、「財政再建」が政策の柱となる。臨調「行革」とは、臨時行政調査会によってまとめられた「行政改革」のことを指す。このとき、社会福祉をはじめとして国民の生活に大きく関係する事柄について歳出の削減が行われた。

　国庫負担率は1980年代半ばに引き下げが行われた。たとえば、生活保護費の国庫補助負担率は、5分の4から4分の3に引き下げられている。国の負担分が減らされ、1980（昭和55）年には特別養護老人ホーム等での費用徴収が始まり、1986（昭和61）年には障害者福祉施設でも費用徴収が始まった。これは、福祉財政の削減が背景になるが、一方で、所得が高い人のサービス利用を可能にした。これにより、社会福祉サービスに対するスティグマが低下したといえる。そして、社会福祉サービスの対象者の拡大により、国民の意思の変化を促し、社会福祉基礎構造改革へとつながっていったといえる。

1982（昭和57）年には、老人保健法が成立し、老人医療費の一部負担が始まる。1986年の同法の改正により社会的入院の解消を目指して老人保健施設が創設されている。

社会福祉サービスは、公立もしくは社会福祉法人が運営するものが主体であったが、1980年代後半、住民参加型福祉サービスが増え始め、「有償ボランティア」などの活動も盛んになる。また、生活協同組合や農業協同組合などが在宅福祉サービスを開始した。社会福祉サービスの供給の多元化である「福祉多元主義」が始まったといえる。しかし、社会福祉サービスの提供は措置制度を中心とした仕組みであったため、株式会社等の営利法人の参入はほとんどなかった。

> 福祉多元主義

D. 社会福祉の「計画化」

社会福祉サービスへのニーズが増大してくるなか、1990年代は、社会福祉の計画化が進んだ時代である。

社会福祉の計画化は、1989（平成元）年に出された高齢者保健福祉推進十か年戦略（ゴールドプラン）と、1990（平成2）年の社会福祉関係八法改正によって、都道府県および市町村に老人保健福祉計画の策定を義務化したことに始まる。

> 社会福祉関係八法改正
> 老人保健福祉計画策定のほか、①在宅福祉サービスが社会福祉事業と位置づけ、②老人福祉、身体障害者福祉に関して、福祉事務所のない町村の役割を強化などがあった。

1989年は、消費税が導入された年であり、ゴールドプランには「消費税導入の趣旨を踏まえ、高齢者の保健福祉の分野における公共サービスの基盤整備を進める」との記述がある。特別養護老人ホームや当時、在宅三本柱と呼ばれたホームヘルプサービス、ショートステイ、デイサービスの整備目標値が示された。

また、「ショートステイ、デイサービスセンター及び在宅介護支援センターの全市町村への普及」、在宅福祉事業の実施主体（財団法人たる公社等）を全市町村への普及を掲げていた。「ねたきり老人ゼロ作戦」という取組みもみられる。

しかしながら、目標値の根拠が乏しく、全国の市町村が老人保健福祉計画を策定した結果、その数値目標の合計がゴールドプランを上回ることとなり、国は、1994（平成6）年に「高齢者保健福祉推進十か年戦略の見直しについて（新ゴールドプラン）」を出している。

主なサービスの目標値の変化は以下のとおりである。

- ホームヘルパー　　　10万人　→　17万人
- ショートステイ　　　5万床　→　6万人分
- デイサービス　　　　1万ヵ所　→　1.7万ヵ所
- 特別養護老人ホーム　24万床　→　29万人分

また、新ゴールドプランにおいては、マンパワーの養成確保についても触れている。このように計画途中で見直しが行われるのは珍しい。

　その後、国が1994（平成6）年に「今後の子育て支援のための施策の基本的方向について（エンゼルプラン）、1995（平成7）年に障害者プランを策定し、「3プラン」と呼ばれる計画により、社会福祉サービスの量的拡充が進められた。

　障害者プランは、障害者分野でのはじめての計画ではない。1981（昭和56）年の「国際障害者年」とそれに続く1982（昭和57）年の「障害者に関する世界行動計画」の策定という国際動向に合わせて、1982年に出された「障害者対策に関する長期計画」まで遡る。1993（平成5）年には「障害者対策に関する新長期計画」が出され、「障害者プラン」はその「重点施策実施計画」という位置づけとなっている。

E. 契約制度となった社会福祉サービス

　社会福祉基礎構造改革によって、高齢者介護は介護保険制度で、障害者福祉においては支援費制度として、事業者・施設と契約をし、利用することとなった。これにより、利用者はサービスを選ぶことができるようになり、事業者と対等な関係になると考えられた。

　しかしながら、社会福祉サービスの利用者は、判断能力が十分でないなどの社会的弱者であることが多い。また、サービスに関する情報を十分に得てないなど、専門職との間での情報の非対称性が存在する。このため、利用者を保護する仕組みとして「日常生活自立支援事業（旧名称：地域福祉権利擁護事業）」「苦情解決制度」が創設された。どちらも都道府県社会福祉協議会が実施している。日常生活自立支援事業については、市町村社会福祉協議会に業務委託をする形で運営されている。

情報の非対称性

　措置制度においては、行政処分として決定されていた社会福祉サービスは民民の契約となり、利用者を守る仕組みも民間団体である社会福祉協議会が行うこととなった。現在、行政の果たす役割は、サービスの給付決定と事業者・施設の指定監督が主なものである。利用者の意向に沿ったサービスが提供されるには、利用者自身・家族が声を上げていかないと変わらない、という状況は変わらないといえる。

民民の契約

5. 政治に左右される福祉政策・福祉制度

　政治によって形成される政策は変化することになる。「政治がよくない」という批判がなされることがあるが、政治を行っているのは、国民が選挙によって選んだ代表である議員である。地方自治体においては、住民が選挙によって首長も選ぶ。どのような政策が取られるかは、議員、首長によって方向づけられていく。

　住民から選ばれた代表が政治を動かす間接民主主義は、「多数決の原理」に陥ることが多い。このため、「少数派」の意見は取り入れられにくくなる。

　このことは、社会福祉制度を考える上で重要となる。多数派の意見を中心に福祉政策が展開されることになると、少数派は生きづらい社会となってしまう。特に、バルネラブルな状態に置かれた人びとは、自らの意見を主張することも難しい。このため、社会福祉専門職による代弁・権利擁護の取り組み、当事者も巻き込んだソーシャルアクションが重要となる。

　国民・住民の代表である議員や首長が変わることで、福祉政策をはじめとして、さまざまな方向性を見直すこととなる。

A. 二大政党制の国

　アメリカは、共和党と民主党、イギリスは保守党と労働党という二大政党制となっている。保守的な指向の強い政党と革新的な政党という二大政党制の下では、政権交代が起こりやすい。政権が交代することで、大きな変化も起こるが、進められてきた政策が後戻りをするという揺り戻しもある。福祉政策の側面で見れば、アメリカの民主党、イギリスの労働党は積極的に福祉政策を打ち出すという傾向にある。

　たとえば、イギリスでは、1980年代後半から保守党政権が続いた。「鉄の女」と呼ばれたサッチャー政権とその後任のメージャー政権は、新自由主義の考え方で、公営企業の民営化、福祉の削減を行った。これにより経済は活性化したが、格差の拡大、失業率の上昇が起こった。その結果、1997年に労働党政権となり、ブレア政権は「小さな政府」でも「大きな政府」でもない「第3の道」を打ち出している。このような大きな方向展開ができるのは、政権交代が可能であるからといえる。

アメリカにおいては、2009年に民主党のオバマ政権となった。また、議会では民主党が優位であった。このことから、アメリカでは長年の課題であった医療保障について大きな動きがあった。2010年に患者保護並びに医療費負担適正化法（Patient Protection and Affordable Care Act いわゆる「オバマケア」）を成立させ、民間の医療保険に加入しやすくしたうえで、加入を義務化する「ユニバーサルヘルスケア」を実施した。「自由」を大切にするアメリカにおいて、医療保険への加入を義務化する仕組みをつくることには大きな抵抗があり、2017年に共和党のトランプ政権となると、「オバマケア」見直しの大統領令に署名をしている。このような大きな変化は、個人や企業には大きな影響を与えるが、政策を選択できるという点では、とても重要であるといえる。

B. 日本の場合

これに対して、日本では国政において政権が交代することは珍しい。日本では、2009（平成21）年に民主党・社会民主党・国民新党の連立政権となった。2012（平成24）年の衆議院解散によりこの政権は終わっているが、この政権交代には、社会福祉制度にも影響があった。

2006（平成18）年に施行された障害者自立支援法（現在の障害者総合支援法）によるサービスの利用者負担は、応益負担によって負担額が決定される仕組みであった。これに対し、2008（平成20）年10月に、この仕組みは生存権、幸福追求権を侵害し、憲法違反であるという趣旨での提訴が起こった。しかし、2009年の政権交代により、「障害者自立支援法」の見直しに向けた話し合いが進み、2010（平成22）年1月7日「基本合意文書」の調印が行われ、裁判は和解となった[2]。

基本合意文書には、「障害者自立支援法廃止の確約と新法の制定」として、「国（厚生労働省）は、速やかに応益負担（定率負担）制度を廃止し、遅くとも2013（平成25）年8月までに、障害者自立支援法を廃止し新たな総合的な福祉法制を実施する。そこにおいては、障害福祉施策の充実は、憲法等に基づく障害者の基本的人権の行使を支援するものであることを基本とする。」と記してある。

また、「障害者自立支援法制定の総括と反省」として、「国（厚生労働省）は、憲法13条、14条、25条、ノーマライゼーションの理念等に基づき、違憲訴訟を提訴した原告らの思いに共感し、これを真摯に受け止める」、「国（厚生労働省）は、障害者自立支援法を、立法過程において十分な実態調査の実施や、障害者の意見を十分に踏まえることなく、拙速に制

度を施行するとともに、応益負担（定率負担）の導入等を行ったことにより、障害者、家族、関係者に対する多大な混乱と生活への悪影響を招き、障害者の人間としての尊厳を深く傷つけたことに対し、原告らをはじめとする障害者及びその家族に心から反省の意を表明するとともに、この反省を踏まえ、今後の施策の立案・実施に当たる」との表現もある。政権交代により、政治状況が変わらなければこのような表現はみられなかったのではないかと思われる。

その後、再度の政権交代により、障害者自立支援法は廃止ではなく、「障害者総合支援法」への改正にとどまったが、応益負担から応能負担に戻っただけでなく、難病患者への給付がはじまるなど、大きな変化をもたらしている。

同じ時期に「子ども手当」制度の創設が行われた。2010（平成22）年に「平成二十二年度における子ども手当の支給に関する法律」に基づき「子ども手当」が創設されたが、これは、2010（平成22）年度だけの時限立法であった。このため、2011（平成23）年3月には、「国民生活等の混乱を回避するための平成二十二年度における子ども手当の支給に関する法律の一部を改正する法律」という9月までのつなぎ法を成立させている。

政権交代に慣れていない状況での政策決定で、制度の改正、新設に苦慮していることがわかる。

C. 国際的な動向からの影響

福祉政策は、一国のみにおいて成り立っているものではない。国際的な動向が福祉政策に影響を与えることがある。

1989年に国連で、児童の権利に関する条約（子どもの権利条約）が採択され、日本は1994（平成6）年に批准した。条約の批准には、国内法の整備が必要となる。2000（平成12）年に「児童虐待の防止等に関する法律（児童虐待防止法）」が制定されたのは、児童の権利条約を批准したことが影響している。

また、障害者福祉分野においては、2013（平成25）年6月に公布された「障害を理由とする差別の解消の推進に関する法律（障害者差別解消法）」は、国内での運動との関係もあるが、「障害者の権利に関する条約」の影響が大きい。

2008（平成20）年5月に発効した「障害者の権利に関する条約」について、日本は2007（平成19）年9月に同条約に署名、2009（平成21）年12月に「障がい者制度改革推進本部」を設置し、以降に国内法を整備した。

その上で、2014（平成26）年2月19日に日本でも発効した。

外務省のウェブサイト[3]によれば、「障害者権利条約は、障害者の人権及び基本的自由の享有を確保し、障害者の固有の尊厳の尊重を促進することを目的として、障害者の権利の実現のための措置等について定める条約」され、この条約の柱は

① 一般原則（障害者の尊厳、自律及び自立の尊重、無差別、社会への完全かつ効果的な参加及び包容等）
② 一般的義務（合理的配慮の実施を怠ることを含め、障害に基づくいかなる差別もなしに、すべての障害者のあらゆる人権及び基本的自由を完全に実現することを確保し、及び促進すること等）
③ 障害者の権利実現のための措置（身体の自由、拷問の禁止、表現の自由等の自由権的権利及び教育、労働等の社会権的権利について締約国がとるべき措置等を規定。社会権的権利の実現については漸進的に達成することを許容）
④ 条約の実施のための仕組み（条約の実施及び監視のための国内の枠組みの設置。障害者の権利に関する委員会における各締約国からの報告の検討）

の4点となっている。

障害者差別解消法においても、「差別的取扱いの禁止」、「合理的配慮不提供の禁止」が示されているが、これは、同条約の考え方に沿ったものであるといえる。

6. 福祉政策を決める国民、国民の信託を受けて政策を実行する政府

社会保障・社会福祉の議論の中では、「国が悪い」ということが言われる。しかしながら、その国の方向性を決めているのは国民である。福祉先進国ともいわれるスウェーデンは、「よい国」だから、社会保障・社会福祉が充実しているのではない。社会保障・社会福祉を充実させるという福祉政策を取るよう、国民が投票を行い、声を上げているのである。

日本において、相対的貧困、子どもの貧困が注目されはじめたのは、2000年代後半である。1980年代終わりの「バブル経済」が終わってからの「失われた20年」とも言われていた。

経済の立て直しのため、規制緩和を行い、非正規雇用で働く人が増えて

きているところに、アメリカで「リーマンショック」が起こり、日本経済も打撃を受けることとなった。日本では、非正規雇用労働者の「雇い止め」が起こり、社員寮などで生活している人たちが職とともに住まいを失うこととなった。このとき、「年越し派遣村」という形で支援した人びとがいた。その後、生活困窮者自立支援法が成立している。支援の活動が制度をつくったということができる。

　社会福祉サービスを充実させるためには、国民の合意が必要である。福祉・福祉政策を考える時、その推進の主体を「政策主体」「実践主体」「生活主体」として捉えてみたい。

　政策主体は、政策を決定し実行する政府（国・地方自治体）である。実践主体は社会福祉専門職、生活主体は生活者である国民・住民である。現在の日本においては、福祉政策は政策主体が決定し、実践主体がその政策に基づき、政策に合わせて援助を展開し、生活主体が社会福祉サービスの利用するというようにみえる（図1-4）。

図1-4　3つの主体の関係の現状

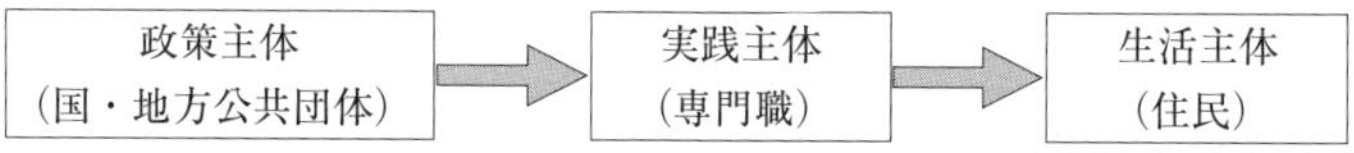

政策主体（国・地方公共団体）→ 実践主体（専門職）→ 生活主体（住民）

出典）筆者作成.

　しかし、生活主体から実践者に対して意見をいい、政策主体に働きかけることも必要である。そして、実践主体は、政策とそれに基づく制度に合致する援助を展開するだけでなく、生活主体の生活実態を捉えて、政策主体に対して政策提言をすることも専門職の責務として行うべきである（図1-5）。

図1-5　社会福祉を実現させるための3つの主体の関係

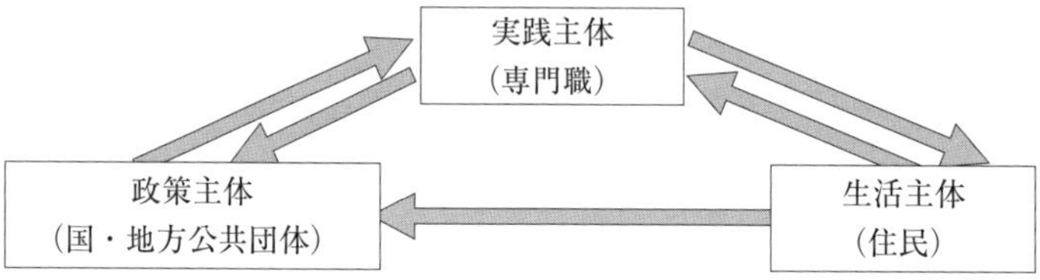

実践主体（専門職）／政策主体（国・地方公共団体）／生活主体（住民）

出典）筆者作成.

　たとえば、介護保険制度のケアマネジメントでは、専門職である介護支援専門員がケアプランを立て、援助の方向性を決める。このとき、サービス担当者会議に本人・家族が参加してよいとされる。援助主体に対して、意見を言う場が保障されているといえる。しかしながら、その議論は制度の枠内でとどまってしまい、生活主体の解決しない生活問題はそのままと

なってしまう。ブラッドショーの示した「規範的ニード」に限定される傾向にある。しかし、援助主体である専門職は、本人や家族の思いに目を向け、いまの制度で対応できないのであれば、制度を変えるということも考える必要がある。

さらに、「感じられたニード」ではあるが、「表現できずにいる思い」にも目を向けることが必要である。制度が対応しないからとあきらめさせるのではなく、個々のニードを集約し、制度を変えるよう政策主体に働きかけることが必要であるといえる。

近年、社会福祉の領域でも地方分権が進められてきている。社会福祉の拡充期には、国（中央政府）が方針を定め、地方自治体（地方政府）がそれに従うという形で進められてきた。しかし、一定の量が確保できたこともあり、地方自治体の社会福祉政策は、市町村レベルで決定・実施するように変わってきている。たとえば、障害者総合支援法の「地域生活支援事業」は、「市町村の創意工夫」で事業を展開するものとされている。必須事業という形で「メニュー」は定められているが、その内容については、市町村ごとに決め、実施することとなっている。この場合、幅広い地域住民の理解を得ていないとサービスの充実は難しい。地方自治体においては、さまざまな行政への要望が目に見える形で現れる。商工業の発展もあれば、公共事業の推進、教育分野の拡充など、それぞれ住民の生活に密着した取組みである。地方行政の中で、社会福祉サービスは1つの分野でしかなく、その拡充は、現在の対象者・利用者のための取組みと住民からはみられる。社会福祉専門職は、社会福祉サービスの充実こそが地域住民の生活に欠かせないことと考えるが、他の分野もまたそれぞれ同じように考えている。

社会福祉専門職は、自らがよりよい援助を実践することはもちろんのこと、地方分権の流れの中で、社会福祉サービスを充実させることについて、地域住民の理解を得るよう働きかけなければならない。これが、援助主体としての政策主体との向き合い方であろう。ただ、福祉政策を方向づけするのは、生活主体であり、主権者である住民・国民である。多くの人に関心を持ってもらい、議論をしないと、社会福祉サービスの利用者が「少数派」と考えられている現在、生活者全体の理解を得て、社会福祉サービスの充実させていくことは難しいといえる。

そして、生活主体としての住民とともに、社会福祉の充実を求め、政策主体としての国・地方自治体に働きかけていく必要があるといえる。

ブラッドショーの4つのニード
①感じられたニード
②表出されたニード
③規範的ニード
④比較ニード

注)
(1) 大河内一男「わが国における社会事業の現在及び将来——社会事業と社会政策の関係を中心として」『大河内一男集 第1巻（社会政策論）』, 労働旬報社, 1981.
(2) 厚生労働省ウェブサイト「障害者自立支援法違憲訴訟に係る基本合意について」https://www.mhlw.go.jp/stf/seisakunitsuite/bunya/hukushi_kaigo/shougaishahukushi/goui/index.html（2018年11月11日取得）
(3) 外務省ウェブサイト「障害者の権利に関する条約（略称：障害者権利条約）」https://www.mofa.go.jp/mofaj/gaiko/jinken/index_shogaisha.html（2018年11月11日取得）

参考文献
- 右田紀久恵・秋山智久・中村永司編『21世紀への架け橋—社会福祉のめざすもの（第1巻 社会福祉の理論と政策）』中央法規出版, 2000.
- 岩崎晋也編／岩田正美監修『リーディングス日本の社会福祉1 社会福祉とはなにか—理論と展開』日本図書センター, 2011.
- 正村公宏『福祉国家から福祉社会へ—福祉の思想と保障の原理』筑摩書房, 2000.
- 厚生労働統計協会編『国民の福祉と介護の動向（2018/2019）』厚生の指標増刊, 厚生労働統計協会, 2018.
- 国立社会保障・人口問題研究所ウェブサイト http://www.ipss.go.jp/

理解を深めるための参考文献

- 三浦文夫・高橋紘士・田端光美・古川孝順編『講座 戦後社会福祉の総括と二一世紀への展望3 政策と制度』ドメス出版, 2002.
社会福祉とは何なのかを考えるとき、戦後の日本の歩みからみるとよいであろう。本書は、多様な論者が戦後の社会福祉を捉えており、本書全体を通して読んでおきたい。
- 一般社団法人日本社会福祉学会編「対論 社会福祉学1 社会福祉原理・歴史」中央法規出版, 2012.
- 一般社団法人日本社会福祉学会編「対論 社会福祉学2 社会福祉政策」中央法規出版, 2012.
日本社会福祉学会が編纂した論文集。5巻のシリーズで、このほかに「3 社会福祉運営」、「4 ソーシャルワークの思想」、「5 ソーシャルワークの理論」がある。テーマごとに論文が掲載されており、関心のある領域、項目から読んでみるとよいであろう。

ジェネリックポイント

福祉政策・福祉制度は国（政府）が決めるもので、どのような政策をとるか、私たちが関わることはできないのではないでしょうか。

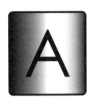

「福祉」がどのようにあるべきかは、国が決めるものではなく、国民の総意によって決められるものです。ここでいう国民は、日本国籍を持っている人ではなく、「日本に住んでいる人」であるべきです。日本に住んでいる人の総意といっても、すべての人の意見を1つの結論にまとめることは不可能です。話し合いをし、お互いに納得した上での方向性を決めることが大切です。この点は、福祉に限ったことではありません。教育、労働、住宅など私たちの生活に関係するすべての政策についてです。

そのような意見を表明するために選挙があります。自分たちの声を決定する機関である議会に伝えてくれる人を選ぶことも政策決定に関わることであるといえます。

自分たちの考えが政策・制度に反映されていないと感じると、不満として高まってきます。そして不満が社会の中の少数派の人、立場の弱い人に向かっていきます。たとえば、「ヘイト・スピーチ」や相模原障害者施設殺傷事件のように現れてくると考えられます。攻撃する人にもまた、社会の中で取り残されているという気持ちがあるように思います。

社会福祉士として、社会を広く見て、いろいろな意見があることを知り、これからの福祉がどのようにあるべきかを考え、発信していくことが大切といえます。

福祉政策・福祉制度と社会福祉専門職としての社会福祉士

　社会福祉基礎構造改革以降、国（政府）は、今後さらに進む少子化、高齢化に対応できるよう社会保障制度の改革に取り組んでいる。この流れには社会福祉制度の改正も含まれる。

　社会保障制度改革の核心は、費用の問題である。増大する給付に対してどのように対処するかが検討されているといえる。

　特に介護保険制度は、費用問題を前面に取り上げ、上昇する第1号被保険者保険料を中心に、「被保険者の負担を重くしないために、利用者負担割合を引き上げる」という方向性を繰り返し打ち出している。

　また、以前は予防給付として給付されていた「介護予防訪問介護」「介護予防訪問介護」は、介護予防・日常生活支援総合事業として給付することとなり、この中では「住民主体」（つまり、専門職ではない者のサービス）も位置づけることとなった。

　給付の費用抑制は、介護保険制度を「今は」利用していない国民、特に第1号被保険者からは同意が得られそうである。その背景には、年金制度改革があり、今後年金が減額されるという報道がある中で、将来に対する不安があるであろう。また、医療保障制度も少しずつ負担を増やしてきている。

　これに対して、社会福祉専門職である社会福祉士はいまの福祉政策・福祉制度を受容するだけの態度でいいのであろうか。社会全体で所得を再分配し、リスクを分散するという社会保障制度が機能しなくなってきていると捉えることもできる。社会全体で費用を負担することを、その社会のメンバーである国民（ここでいう国民とは、国籍を持つ者ではなく、日本に住む人を指す）に対して伝える必要があろう。そして、費用の支払いの可否によってサービスの利用量が決定されるのではなく、本人のニーズによって支援が受けられる仕組みになるよう、福祉政策を変えていく、というような社会への働きかけが必要ではないだろうか。

　そうでないと、「社会」福祉士という専門職の存在そのものが危ぶまれる。援助実践の中で、生活問題を抱えている人を前に、「住民の支え合いで」というだけで問題は解決するのであろうか。問題が起こらないようにする仕組み、解決・軽減するための仕組みが整っていることが必要である。社会福祉士は、実践を踏まえた政策提言を利用者の立場を代弁するということも含めて行っていかなければならない。

第2章 福祉の原理をめぐる理論と哲学

1. 産業革命とともに貧困が拡大したが、貧困は個人の怠惰に由来すると考えられた。これに対し、19世紀末には、貧困原因を社会に帰する考えが定着し始め、国家による社会改革が求められた。

2. 第2次世界大戦後の福祉国家の本格的形成に対し、社会権の定着が大きな役割を果した。わが国でも制度・法律の整備が行われたが、朝日訴訟に見られるように、近代的な福祉が直ちに定着したわけではなかった。

3. 1970年代以降、福祉国家が個人の自由を侵害しているという、新自由主義からの批判が強まった。これに対して、哲学者ロールズや経済学者センは、福祉と個人の自由とが矛盾しないことを明らかにした。

4. 1980年代から現在にいたるまで、福祉国家再編の時代である。この時期に、ノーマライゼーション、福祉と経済との両立、男女の平等などの新しい原則が福祉において定着した。

5. グローバル化の中で、家族や雇用の不安定化や社会的排除への対応が福祉の任務となり、人間のつながりの回復やその人らしい生き方の実現など、福祉の新しい哲学が求められている。

1. 貧困問題への対応

A. 自由主義の時代

　18世紀後半のイギリスに始まる産業革命と工業化によって、人びとが住む世界は大きく変化した。都市への人口集中、定期的に発生する不況、工業化に伴う貧困は、知識人の頭を悩ませる問題となった。

　18世紀後半から20世紀初めにかけて、経済的自由主義が支配的であった。そこでは労働者ではなく、資本家の「自由」が尊重され、経済的自由の名の下で、資本家は女子や児童の労働者を酷使し、搾取した。貧困の原因を個人に帰する道徳主義的貧困観が支配的であり、失業、疾病、老齢といった誰でも直面する困難ですらも労働者個人で備えるべきものと考えられ、労働者自身の自助が強調された。国家による救貧が存在していたとはいえ、受給の際にはスティグマ（社会的に不利な扱い）が伴っていた。

　こうした状況下で、いかに資本家の自由を制限し、国家による干渉を認めさせるかが課題となった。19世紀半ば、イギリス人経済思想家J. S. ミルが、ベンサムの功利主義（「最大多数の最大幸福」）を批判的に継承しながら、社会全体の福祉のために不合理や不公平の是正を訴えた。

<small>功利主義</small>

　工業化に伴う貧困は、ヨーロッパ共通の課題であった。国家官僚を中心とした社会改革の伝統を持つドイツでは、1880年代、首相ビスマルクの下で、労災、老齢、医療の各社会保険が世界に先駆けて整備された。フランスでは、19世紀末、ブルジョワやデュルケムが「社会連帯主義」を提起した。社会連帯主義は、分業化された個別の役割を担う個々人の相互依存関係の全体を示し、フランスで社会保険が整備される論拠となった。

<small>連帯
solidarisme social</small>

　他方、大変革によって理想社会を実現しようとする思想も存在した。18世紀末、フランス人バブーフは、革命によって私有財産を廃止し、独裁国家による改革を構想した。サン・シモンによれば、生産者からなる「生産階級」が自ら統治する「産業制度」を打ち立て、社会を計画的に運営するべきであった。フーリエは、能力に応じて仕事が計画的に分配され、都市と農村が調和する未来社会を提示した。イギリス人企業家オーエンは農業を中心とした理想社会を実現しようとした。『資本論』を著したマルクスは、資本主義を克服した社会主義の実現を目指した。

<small>マルクス
Marx, Karl Heinrich
1818〜1883
ドイツの哲学者、思想家、経済学者、革命家。</small>

B. 道徳主義的貧困観から社会的貧困観への転換

イギリスでは19世紀末から20世紀初めにかけて、ラウントリーやブースが、ヨーク市とロンドン市の住民に関する社会調査を実施し、貧困が予想以上に広がっていることを明らかにした。その貧困の原因は貧困者自身の自堕落にあるのではなく、低賃金や不安定な雇用など、経済的・社会的要因にあることも証明された。貧困を個人の道徳に由来する問題ではなく社会全体の問題として捉え直したことは、後に国家が福祉政策を積極的に実施するための前提となった。1884年に設立されたイギリス社会主義の中心的団体であるフェビアン協会は国家による社会改革を訴えた。19世紀末、「国家が保障すべき国民としての文化的な最低限の生活」としての「ナショナル・ミニマム」を、ウェッブ夫妻が提案した。

2. 第2次世界大戦後の福祉国家形成

A. 福祉国家の本格的形成と社会権

20世紀前半、2度の世界大戦や世界恐慌によって、国家が国民の生活を下支えしたり、健康状態に配慮したりする傾向が現れてきたが、福祉国家の本格的形成は第2次世界大戦後である。第2次世界大戦時における国民の団結や自己犠牲の意識は戦後の福祉国家実現を促し、イギリスでは、「単一拠出」と「ナショナル・ミニマム」に基づいた「単一給付」というように普遍主義的で、平等主義的性格が強い福祉国家が形成された。

戦後の福祉国家の実現に対して、社会権の定着が大きな役割を果たした。社会権とは、「資本主義の高度化に伴って発生した労働条件の悪化、失業、貧困といった社会問題の発生に対し、社会的弱者を守るための国家による積極的な施策及び、給付を求める権利」と定義される。人間が尊厳をもって生活するために、自由権だけでなく、社会経済的保障も不可欠とされたのである。たしかに、1919年8月にドイツで制定されたヴァイマル（ワイマール）憲法は広範な社会権に関する条項を含んでいたが、政治的経済的な混乱によって同憲法は十分に展開されることなく終わった。

社会学者マーシャルによれば、市民的権利、政治的権利と並んで社会的権利は「シティズンシップ」（共同体の完全な成員の資格）の構成要素で

ラウントリー
Rowntree, Benjamin Seebohm
1871～1954
イギリス人工場主。

ブース
Booth, Charles
1840～1916
イギリス人工場主。

フェビアン協会
議会を通じた社会改革を目指す団体。協会の目標を示す『基本原理』（1887年）では、経済の自由放任が批判され、社会主義への迅速な移行が主張された。

ナショナル・ミニマム

ウェッブ夫妻
Webb, Sidney
1859～1947
Webb, Beatrice
1858～1943
フェビアン協会の理論的指導者。代表的著作として『産業民主制論』（1897年）。

マーシャル
Marshall, Thomas Humphrey
1893～1981
イギリスの社会学者。主著『市民資格（シチズンシップ）と社会的階級』（1950年）。

あり、市民的権利（人身の自由、言論・思想の自由や財産権）は18世紀に、政治的権利は参政権の形態で19世紀に実現された。社会的権利は、教育を受ける権利や生存権として国民全体に開かれた権利として20世紀に実現されたのであった。

　これまで福祉は国民の一部の貧困者に限定して提供され、それゆえ福祉受給には市民権の停止などのスティグマが付きまとっていた（選別主義）。しかし、社会権として、シティズンシップを有する国民の全員に福祉を受ける権利が平等に付与された（普遍主義）。これによって、福祉受給はスティグマから解放され、福祉は権力者から与えられる「恩恵」から国民の「権利」になったのである。

ケインズ主義

　国民の社会権は国家によって保障された。ケインズ主義と呼ばれる経済政策を導入した政府は、積極的な財政支出を行い、有効需要を喚起することによって経済を操作し、好景気を維持しようとした。国家は資本主義経済を自らの支配の下に置こうとしたのである。国民全体に平等にサービスを提供するために、重工業、金融などの主要産業の国有化が行われた。政府は、政治や外交などの領域を超え、社会や経済の領域まで政策の対象とする「大きな政府」を志向した。福祉政策の実施に対して、政府（行政）と専門家が大きな権限を握っており、行政や専門家が定めた給付水準が国民に押し付けられる可能性もあった。

大きな政府

　社会権の定着のために、国際社会からの促しも大きな役割を果たした。たとえば、「世界人権宣言」（1948年）において、22条から27条に定められた社会的・文化的権利は、市民権・政治的権利（3〜21条）とともに、実現されるべき人権を構成していた。さらに、「市民的及び政治的権利に関する国際規約」（1976年）や「経済的社会的及び文化的権利に関する国際規約」（1976年）なども挙げることができる。

世界人権宣言

B. 日本の動向

　第2次世界大戦後、わが国において、日本国憲法25条に生存権保障、すなわち、健康で文化的な生活を保障し、「人間としての尊厳」を保つことが規定された。これは、これまで「人民相互の情誼」や「隣保相扶」など家族や近隣住民同士の相互扶助が強調されて国家の救済責任が曖昧とされてきたわが国の福祉にとって、大きな前進となった。1940年代後半、戦争被害に対応するために、生活保護法、児童福祉法、身体障害者福祉法が整備され、さらに、60年代には高度経済成長から生じたゆがみへの対応として、さらに高齢者、知的障害者、母子家庭を対象とした三法律が制

定された。法律や制度に関しては、わが国は欧米の水準に接近したといえる。『厚生白書』（1960〔昭和35〕年版）に見られるように、ヨーロッパ型福祉国家の建設が日本の実現すべき目標だった。

しかし、近代的な福祉が直ちに受容されたとは言い難い。生活保護を受けながら結核治療のために入院中だった朝日茂氏は、親族からの仕送りを理由に、生活保護費が削減された。1957（昭和32）年、朝日氏は保護費削減の撤回を求めて、厚生大臣を相手取り、東京地方裁判所に提訴した。朝日訴訟である。第1審において、東京地方裁判所は、憲法で定められた「健康で文化的な最低限度の生活」を、文字どおり人間がかろうじて生存できる水準とは考えずに、人間としての生活が成立しうる程度のものでなければならないとし、生存権の内容を明確にした。朝日氏の死去によって裁判は終了したものの、生存権の内容が法的に確認されたことは、その後の生存権理念をめぐる議論の展開に大きな役割を果たした。

朝日訴訟

3. 転換期としての70年代

A. 新自由主義からの福祉国家批判

1973年のオイルショック以降、低成長時代に突入した先進国は、これまでの福祉国家建設路線の修正を迫られた。保守派は、福祉国家が家族内の伝統的絆を弱めたと批判し、「官僚主義的で非効率な福祉国家」が経済発展を阻害しているといった声も挙げられた。他方、革新派の市民運動は、「福祉国家が人びとの自立性を脅かしている」と主張した。

新自由主義（ネオリベラリズム）や新保守主義（ネオコンサーヴァティズム）の立場から福祉国家批判が行われた。新自由主義とは、1970年代以降に現れた経済思想であり、国家の介入を嫌い、市場における自由を擁護し、規制緩和、民営化を支える思想的基盤となった。モラルの再建や道徳の強化といった価値観と結びついている点で、新自由主義はこれまでの自由主義と異なる。他方、新保守主義が強調するのは、自由と民主主義、キリスト教的西欧的価値観である。モラルの重視、治安の強化、排他的ナショナリズムなどを、新保守主義は訴え、教育分野などでも改革も要求する。経済的自由主義と「小さな政府」への志向、モラルの再建という点で、新保守主義は新自由主義と同じ性格を持っていた。

新自由主義（ネオリベラリズム）

新保守主義（ネオコンサーヴァティズム）

ハイエク
Hayek, Friedrich August von
1899〜1992

フリードマン
Friedman, Milton
1912〜2006

　ハイエクやフリードマンらの経済学者や哲学者によれば、たとえ福祉向上といえども、国家が国民に究極的な目標を提示することは個人の自由の抑圧につながり、それは最終的にファシズムや社会主義の独裁にいたるのである。個人の自由を維持し続けるためには自由な市場経済が保たれることが重要だった。福祉国家を批判する哲学者ノージックは、国民の生命と財産の保護のみを任務とする「最小限国家」を提案した。

B. 新自由主義政権の政策

　政治の領域ではイギリスで1979年にサッチャー政権、アメリカでは81年にレーガン政権が誕生した。サッチャー、レーガン両政権は、福祉拡充よりも経済再建を重視し、規制緩和や国有企業の売却、民営化など経済の自由化路線をとり、「小さな政府」を志向した。両政権は、自助、勤勉、倹約、家族の復権、モラルの刷新を国民に訴え、増加する貧困層に対しては福祉給付の抑制など厳しい態度で臨んだ。

小さな政府

　わが国において、政府は「新経済社会7カ年計画」(1979〔昭和54〕年）を発表し、自由な市場経済の下で自助、家族や地域の結びつきを基盤とした「新しい日本型福祉社会の創出」を目指すことを宣言した。さらに、1975（昭和50）年に地方制度調査会が福祉支出の見直しを答申し、80年代には臨時行政調査会によって「増税なき財政再建」が提唱された。

C. 自由と福祉の両立

　こうした福祉や福祉国家に対する批判に対して、いかに福祉を擁護し、個人の自由と矛盾することなく、福祉の提供が可能かということが問題となろう。哲学者ロールズによる『正義論』(1971年）は「福祉国家の哲学的基礎」と呼ばれる。ロールズは、現実の社会における格差を認めながらも、「無知のヴェール」という仮説のもとで、自由な人びとが相互に基本的権利に合意し、「正義の二原理」に基づいて基本財が公平かつ公正に分配される過程を哲学的に明らかにした。また、経済学者センは、財の平等な分配ではなく、個々人が持つ「潜在能力（ケイパビリティ）」を発揮し、自らの意志を実現できる環境の整備こそ福祉の役割と考え、「福祉的自由」の拡大を提唱した。センの考え方は現在の福祉政策全体にも大きな影響を与え続けている。

ロールズ
Rawls, John Bordley
1921〜2002
哲学者。

セン
Sen, Amartya
1933〜
経済学者。

潜在能力（ケイパビリティ）

D. 新しい福祉の理念の定着

表2-1、2-2は、1980年から2010年代半ばまでの各国における社会支出とその対国内総生産（GDP）比を示す。サッチャーやレーガン政権が成立した英米両国においても、1980年代以降、社会支出は増加し続け、GDPに対する社会支出の割合も上昇した。この時期は、社会支出の一方的な削減というよりも、むしろ福祉国家の成熟と変容とともに、制度やサービスの再編成が行われ、新しい理念が定着していった。

表2-1　各国における社会支出（1980～2013年）

	単位	1980年	1985年	1990年	1995年	2000年	2005年	2010年	2013年
フランス	10億ユーロ	91.6	191.9	257.0	347.0	408.3	508.4	612.8	666.5
スウェーデン	10億クローナ	147.2	261.0	416.1	575.6	637.2	795.1	924.6	1032.4
ドイツ	10億ユーロ	171.8	218.8	279.0	478.9	537.6	604.6	668.8	698.3
イギリス	10億ポンド	38.9	70.6	95.0	146.2	183.6	261.9	358.0	383.9
アメリカ	10億ドル	360.0	548.1	776.7	1140.6	1443.3	2017.0	2868.6	3111.4
韓国	10億ウォン	—	—	5302.0	13170.6	28741.9	56247.0	104800.0	133392.9
日本	10億円	25721.4	36978.8	50662.7	70875.2	82774.7	91594.8	105935.5	110929.4

出典）OECD Stat. Social Expenditure Database（SOCX）：Social Expenditure-Aggregated data at current Prices in national Currency（Data extracted on 15 Sept 2018）より作成。

表2-2　各国における国内総生産（GDP）に対する社会支出の割合（1980～2015年）

	1980年	1985年	1990年	1995年	2000年	2005年	2010年	2015年
フランス	20.2	25.2	24.3	28.3	27.5	28.7	30.7	31.7
スウェーデン	24.8	27.0	27.2	30.6	26.8	27.3	26.3	26.7
ドイツ	21.8	22.2	21.4	25.2	25.4	26.4	25.9	25.0
イギリス	15.6	18.2	15.2	18.3	17.7	19.4	22.8	21.5
アメリカ	12.8	12.8	13.2	15.1	14.3	15.6	19.3	19.0
韓国	—	—	2.7	3.1	4.5	6.1	8.3	10.1
日本	10.2	11.1	11.1	14.1	16.3	18.2	22.1	—

出典）OECD Stat. SCOX: Social Expenditure-Aggregated data in percentage of Domestic Product（Data extracted on 15 Sept 2018）より作成。

[1] ノーマライゼーション

ノーマライゼーションの提唱者の1人ニィリエ（スウェーデン）は以下ように述べる。

「ノーマライゼーションの原理とは、生活環境や彼らの地域生活が可能な限り通常ものと近いか、あるいは、全く同じようになるように、生活様式や日常生活の状態を、全ての知的障害や他の障害をもっている人々に適

ノーマライゼーション
Normalization

ニィリエ
Nirje, Bengt
1924～2006
障害者支援国際団体代表などを歴任。「ノーマライゼーションの育ての親」と言われる。

した形で、正しく適応することを意味する。」(1)

ノーマライゼーションは、1950年代初め以降、ニィリエの他に、バンク-ミケルセン（デンマーク）、ヴォルフェンスベルガー（アメリカ）などによって、障害者福祉の分野で提唱された。大規模な専門施設に閉じ込めるのではなく、これまで生まれ育った環境のなかで、知的障害者が生活することが求められたのである。

ノーマライゼーションの普及に関して、国際的な動きも見逃せない。ノーマライゼーションは、1971年の国連による「知的障害者の権利宣言」にも採用され、「国際障害者年」（1981年）、「国連障害者の十年」（1983～1992年）、「国連障害者権利条約」（2006年）などによって、世界に浸透した。

ノーマライゼーションは、マイノリティ（黒人、被差別少数民族など）の共生の原理として、障害分野を超えて大きな影響を与えている。さらに、ノーマライゼーションの考え方はバリアフリー化、ユニバーサル・デザインにも広がっている。

[2] 福祉国家と経済との新しい関係—「準市場化」

1970年代以の福祉国家の再編成において、民間企業、家族やボランティアといったインフォーマルな福祉供給セクターの活動が注目され始めた。政治学者ローズによれば、国家だけでなく、家族や民間市場によっても福祉が供給され、たとえ国家による福祉供給が減少しても、家族や民間市場によって福祉サービスは補われ、福祉の総量は変化しないとする。国家、家族、民間市場による「福祉のミックス」や「福祉の混合経済」という観点が現れてきた。

マーシャルやティトマスは福祉が市場経済から独立することを重視した。しかし、現在では、教育や福祉などの公的部門における市場原理の導入が進み、市場経済と福祉との両立がむしろ重視されている。そうした現象を、ルグランは「準市場化（擬似市場化）」と呼んだ。利潤を求めて参入した民間企業が相互に競争する点で、福祉サービス分野もまた一般の市場と同じとなった。しかし、サービス価格の決定など政府が市場を規制している点は、一般の市場と異なる準市場の大きな特徴である。市場メカニズムの導入によって、利用者の選択の幅を広げ、より効率的で質の高い対人サービスが提供されることも意図されている。

1990年代初め以降、イギリスの福祉の準市場化が大きく進展し、現在では介護サービスの殆どが民間企業によって提供されている。わが国でも、1990年代後半の社会福祉基礎構造改革や介護保険の導入、社会福祉法の施行などによって、福祉の準市場化は定着している。

バンク-ミケルセン
Bank-Mikkelsen, N. E.
1919～1990
社会運動家。「ノーマライゼーションの父」と言われる。

ヴォルフェンスベルガー
Wolfensberger, Wolf
1934～2011
福祉活動家。

ローズ
Rose, Richard
1933～
イギリスの政治学者。

ティトマス
Titmuss, Richard
1907～1973
イギリスの社会学者。

ルグラン
Le Grand, Julian
1945～
イギリスの社会学者。主著『準市場—もう1つの見えざる手』（法律文化社、2010年）。

準市場化（擬似市場化）

[3] 福祉とジェンダー

　第2次世界大戦後、各国で建設された福祉国家の基礎には、男女間の役割分担があった。すなわち、夫である男性がその世帯の全収入を稼ぐ一方で、退職して専業主婦となった妻は、家事、育児、介護に専念したのである。こうした性的役割分担に基づいた福祉国家のあり方は、男女平等を唱えるフェミニズムから批判された。フェミニズムから見た場合、福祉国家は社会給付や規制を通じて、男性優位の家族モデルを再生産しており、男性（夫）のみを稼ぎ手とする家族モデルが経済的に優遇され、それ以外の単身世帯や母子世帯が不利に扱われているというのであった。

フェミニズム

　ジェンダーとは、男女の区別を、生物学的な差異よりもむしろ、社会的・文化的に構成されたものと考える見方である。そのため、あらゆる公共政策をジェンダーの視点から見直し、政策が性差別や性的分業を助長していないかどうか検討する必要がある。

ジェンダー

　福祉国家における男女平等を実現しようという動きは、国際的動向と手を携えて進んだ。「国連婦人年」となった1975年に、メキシコ・シティで世界女性会議が開催された。さらに、1979年には、女子差別撤廃条約が国連で採択された。1995年に北京で開催された第4回世界女性会議では、公共政策を実施する際にジェンダーの観点を重視すること（ジェンダー・メインストリーミング）の必要性が改めて指摘された他、女性に対するエンパワーメントが主張された。

国連婦人年

　わが国では、女性の社会進出を促進するために、1986（昭和61）年に男女雇用機会均等法が定められ、1999（平成11）年には男女共同参画社会基本法が制定された。女性が仕事と育児・介護とを両立しようとする際の支援、職場における女性の活躍推進、女性に対する暴力への対策、夫の育児参加の推奨などの政策も実施されている。

男女雇用機会均等法
男女共同参画社会基本法

　とはいえ、男女間の平等は達成されたとはいえず、労働市場における男女の格差解消は喫緊の課題である。たとえば、高齢者福祉の現場で、介護を受ける側も高齢の女性である場合が多いが、介護の担い手もまた大半が女性である。しかし、2000年代に政府が推進した介護等の分野における規制緩和によって、職員配置に関する規制は緩められ、ケア労働の不安定化が発生している。ヨーロッパにおいても、ケアの労働に就く女性の低収入が問題となっている。

4. 現代社会の変容

A. 職業と家族における革命

エスピン-アンデルセン
Esping-Andersen, Gøsta
1947〜
デンマーク人社会学者。
主著『福祉資本主義の3つの道』(ミネルヴァ書房、2000年)。

社会的排除
Social Exclusion

　社会学者エスピン-アンデルセンは、21世紀における社会の変容を「職業と家族における革命」と表現する。「職業」に関して、経済のグローバル化と規制緩和によって非正規就労者の数が増加し、ワーキングプア問題が発生している。1980年代以降、西ヨーロッパにおいて深刻な問題となっている「社会的排除」とは、長期にわたる失業や貧困によって、就職、教育、社会参加が困難になり、社会との接点が失われていく現象を示す。

　「家族」について、先進国の共通の現象として人口の高齢化がある。表2-3は、1人の高齢者を支える現役世代の数を示す。先進国では、1950年に、平均7.3人が1人の高齢者を支えていたのに対して、2015年には3.4人が1人の高齢者を支えている。世帯の小規模化が進み、世帯内の相互扶助機能が低下しているだけでなく、標準世帯という範疇から外れる世帯の多様な形態も生まれている。

　さらに、雇用や家族の不安定化だけでなく、難民や移民の流入によっても、社会の亀裂が大きくなっている。

表2-3　1人の高齢者（65歳以上）を、何人の「現役世代」（20〜64歳）が支えているのか（1950〜2015年）

	1950年	1960年	1970年	1980年	1990年	2000年	2010年	2015年
日本	10.1	9.6	8.7	6.8	5.2	3.7	2.6	2.2
ドイツ	6.2	5.2	4.1	3.7	4.3	3.8	3.0	2.9
フランス	5.1	4.8	4.2	4.0	4.2	3.7	3.5	3.0
イギリス	5.6	4.9	4.3	3.7	3.7	3.7	3.6	3.2
スウェーデン	5.9	4.9	4.3	3.5	3.2	3.4	3.2	3.0
アメリカ	7.0	5.8	5.2	4.9	4.6	4.8	4.6	4.1

出典）United Nations. Population Division. Department of Economics and Social Affairs, File POP/14-B を編集。

B. 改革の構想

ギデンズ
Giddens, Anthony
1938〜
社会学者。

「第三の道」

　イギリス人社会学者ギデンズは、「第三の道」と呼ばれる改革構想を発表した。彼によれば、「第三の道」とは社会民主主義的福祉国家と市場経済主義の中間の位置を意味する。グローバル化の進展による社会、経済、

政治の変容に対し、ギデンズは新たな社会を模索するのである。彼によれば、これまでの福祉国家は、技術進歩、社会的排除、ひとり親家庭の増加に起因する新しいリスクに全く対応できない。そのため、ギデンズは「ポジティブ・ウェルフェア」を中心に据えることを提案する。すなわち、これまで福祉国家の枠組みの外に位置していた、企業、個人、非政府組織を積極的に活用し、人びとが経済的にも心理的にも満足できる状態を創り出すという。また、個人は社会保障の一方的な受益者であってはならず、国家の支援の下で自立を目指すとされた[2]。ギデンズの構想はイギリスのブレア政権（1997〜2007年）に導入された他、20世紀末の西ヨーロッパ諸国の福祉国家改革にも大きな影響を与えた。

ブレア
Blair, Tony
1953〜

C. 福祉国家に求められる機能—人的資本への投資

　福祉国家に求められる要求も大きく変化した。1940年代後半に建設された福祉国家では、疾病などで発生した家長の所得の欠落を社会保険によって補うことに主眼が置かれた。しかし、1980年代から現在に至るまで続く、家族や雇用の不安定化に対して、所得保障機能だけでは十分でなく、就労支援、家族ケア、教育、リハビリテーション、外国籍住民の社会統合など多様な活動も福祉国家に必要とされているのである。

　西ヨーロッパ諸国では20世紀末から21世紀初めにかけて社会保障改革が行われ、早期引退の原因となっていた社会保険の運用の見直しや就労支援改革が行われた。リスクにさらされやすい人びとに最低限の所得を保障するのではなく、彼らの「人的資本」に投資を行い、教育や訓練を通じて、新しい産業構造や社会状況に自ら適応できるようにし、就労可能性を高め、労働市場への参入を促すのである。これは、「ワークフェア」や「アクティベーション」と呼ばれる政策であり、アメリカやヨーロッパ諸国で採られている。ワークフェアとは、福祉給付よりも就労を優先する福祉の方法である。アクティベーションは、ワークフェアの一種であるが、ワークフェアよりも雇用、就学、職業訓練の各領域間の行き来が比較的自由であるという特徴がある。主に北欧諸国で実施されている。

　雇用政策において、雇用の柔軟性（フレキシビリティ）と、失業補償と職業訓練といった保障（セキュリティ）を組み合わせた「フレキシキュリティ」が促進された。

人的資本
教育・訓練によって労働者に付与される能力。

ワークフェア
Workfare

アクティベーション
Activation

フレキシキュリティ
Flexicurity

D. エスピン-アンデルセンの「社会レジーム」

エスピン-アンデルセンは、80年代の主にヨーロッパ福祉国家を3つの「福祉レジーム」に類型化し、「自由主義的福祉レジーム」、「社会民主主義的福祉レジーム」、「保守主義的福祉レジーム」を提起した。自由主義的福祉レジームはイギリスやアメリカなど英語圏諸国にみられ、低所得者層に限定された福祉給付は、しばしば就労の代償として提供される。そのため、貧困者は公的福祉に頼ることはできず、家族に依存せざるをえない。

フランスやドイツなどのヨーロッパ諸国にみられる保守主義的福祉レジームは、充実した社会保険システムという特徴を持つ。社会保険を通じた給付が行われるが、社会保険給付が引退前の地位や賃金と結び付けられているため、給付の格差が大きく、引退前の格差は引退後も維持される。正規被雇用者が法律によって解雇から守られ、彼らに対する福利厚生も充実している一方で、同時に多くの失業者が存在していることも、保守主義的福祉レジームの特徴である。

北欧にみられる社会民主主義的福祉レジームにおいて、国家を通じた所得再分配が行われ、高い水準で国民の平等が実現される。社会給付は個人を単位として行われるため、家族への依存度は小さいという特徴がある。

エスピン-アンデルセンの区分を利用すれば、近年の一連の改革によって、他の福祉レジームは自由主義的福祉レジームに接近している。たとえば、保守主義的福祉レジームの国々では、解雇規定が緩和され、労働市場における雇用の流動化が進み、失業時の手当の削減や給付期間の短縮化、福祉受給の前提に就労や職業訓練参加が求められるなど、一旦「脱商品化」された福祉が再び「商品化」しているのである。貧困は社会や経済に原因があるのではなく、むしろ貧しい人びと自身の勤労意欲の欠如に帰されている。懸案である社会的排除の克服の点から言えば、排除された人々を就労を通じて社会に包摂しようとする。

社会的包摂の方法としてベーシック・インカムが検討されている。ベーシック・インカムとは国民のすべてに無条件に必要とされる所得を保障しようとするプランであるが、困窮者の救済にとどまらず、給付の受け手の自由や自立性を最大限に尊重するための新しい方式である。

福祉レジーム
福祉が生産され、それが国家、市場、家族の間で配分される総合的なあり方を示す用語。

自由主義的福祉レジーム

社会民主主義的福祉レジーム

保守主義的福祉レジーム

脱商品化
エスピン-アンデルセンによる分析概念。福祉の給付が何かの代償（商品）としてではなく、権利として与えられていることを示す。

ベーシック・インカム
basic income

5. 21世紀の福祉をめぐる哲学

A. 人と人との関係の再構築

　1990年代以降にアメリカやヨーロッパ諸国で採用されたワークフェア政策は失業者に就労を促し、一時的には失業者数を押し下げることに成功した。しかし、ワークフェアは低資格、不安定雇用の貧困集団を生み出すにとどまり、彼らの社会的包摂は進んでいないことがすでに明らかになっている[3]。

　21世紀の福祉の行方について予想は困難である。だが、それは財やサービスの分配の問題だけではなく、むしろ、人と人とのつながりをより強めることが不可欠である。アメリカ人研究者パットナムは、「ソーシャル・キャピタル（社会関係資本）」概念を用いてアメリカ社会を分析し、アメリカ社会の社会関係資本を向上させること、すなわち、より密な人間関係を築くことを説いた。ソーシャル・キャピタルとは、人間と人間との関係を示し、人間相互の関係が密な社会では幸福感が高まり、健康状態も向上することが言われている。

> パットナム
> Putnam, Robert David
> 1940～
> アメリカ人政治学者。
>
> ソーシャル・キャピタル
> （社会関係資本）

　ロールズらのリベラリズムを批判して、哲学者テイラーやエッツィオーニ、サンデルはコミュニタリアニズム（共同体主義）を唱える。市場至上主義や利己主義に基づく個人主義は格差、環境問題など市場経済の問題点や道徳の衰退、犯罪の増加をもたらしたとされる。こうした問題点に対して、過剰な個人主義を批判し、共同性の必要性を主張しつつ、人々の間のつながりを再生しようとするのがコミュニタリアニズムである。また、哲学者ホネットは「承認」概念に注目して人間相互の関係性を検討している。

> コミュニタリアニズム
> （共同体主義）
>
> 承認
> ホネットによれば、「承認」は3つの形態から成る。①「法権利という承認」、②「社会的な価値評価という承認」、③「愛という承認」。

B. わが国の動き

　わが国の動きをみながら、課題を挙げていこう。第1に、豊かな人間関係の構築が求められている。2010（平成22）年6月、鳩山内閣は、ソーシャル・キャピタルの考え方を取り入れた、「新しい公共宣言」を発表した。宣言は「新しい公共」が作り出す社会を、「支えあいと活気がある社会」と捉える。さらに、2016（平成28）年6月に閣議決定された「ニッポン一億総活躍プラン」において、「若者、高齢者、女性、男性、障害の

> 新しい公共宣言
>
> ニッポン一億総活躍プラン

ある者、一度失敗を経験した者のだれもが、家庭、職場、地域で、自分の力を発揮し、生きがいを持てる社会を創ることで、より豊かで活力あふれる日本にすること」が謳われ、「支え手と受け手に分かれるのではなく、地域のあらゆる住民が役割を持ち、支えあいながら自分らしく活躍できる」地域共生社会の実現が目指されている。

地域共生社会

　第2に、社会権と、個人の自己決定権との関係である。自己決定権とは「自分の内的ニーズ、感覚に基づいて自分の行動を決定できる」ことを意味する。社会福祉法施行以降、利用者がサービスを選択し、契約に基づいて福祉を利用できるようになった。利用者の自己決定権が重視されている一方、貧困に対する国家や社会の責任は軽視される傾向がある。個人の生存を支える社会や国家の責任を改めて確認しつつ、自己決定を支える仕組みを整備する必要がある。

社会福祉法

　第3に、福祉によって「その人らしい生活」の実現が目指されている。1995（平成7）年の「社会保障体制の再構築に関する勧告」（社会保障制度審議会）は以下のように述べる。

社会保障体制の再構築に関する勧告

社会保障制度審議会

　「心身に障害をもつ人々、高齢となって家族的あるいは社会的介護を必要とする人々などに対する生存権の保障は、従来ともすると最低限の措置にとどまった。今後は、人間の尊厳の理念に立つ社会保障の体系の中に明確に位置づけられ、対応が講じられなければならない。

　今後、生活水準の上昇に伴い生活保障のあり方が多様化し、そこに社会保障の受け手の側に認めるべき選択権の問題が生じてくる。その選択の幅は生存権の枠を越えて拡大していくであろう。」

　福祉において、生存権保障を超える「生活の質」が重視されるとき、物質的な条件の充足だけでなく、地域社会、人間相互の関係、自己実現、プライバシーと言った文化的条件を満たしていくことも重要である。現代社会の変化とともに、福祉をめぐる新しい思想が求められている。

注）
(1) ベンクト・ニィリエ著／河東田博他編訳『ノーマライゼーションの原理―普遍化と社会変革を求めて（増補改訂版）』現代書館，2000，p.21.
(2) アンソニー・ギデンズ著／佐和隆光訳『第三の道―効率と公正の新たな同盟』日本経済新聞社，1999．
(3) G.エスピン-アンデルセン他編／伍賀一道他訳『労働市場の規制緩和を検証する―欧州8カ国の現状と課題』青木書店，2004．

ジェネリックポイント

なぜ福祉の哲学や思想を学ぶのかが解りません。哲学や思想は国家試験のためだけの知識で、日々の福祉の実践と関係が無いように感じます。

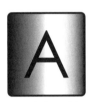
福祉実践の現場では、支援や報告書の作成、面談、個々の支援に追われます。現在の社会福祉の各領域は高度に専門化・細分化しており、社会福祉に含まれる領域は見通しもつかない程広がっています。

　しかし、日々の作業から一歩ひいて「いま、ここ」の福祉のあり方を広い視野の下で考えることも必要であるように思います。なぜなら、基礎構造改革、新自由主義、少子高齢化、福祉の多元化といった、長期的な傾向の中に私たちは生き、福祉の現場で活動しているからです。また、「生活の質」や自己決定権の尊重など、新しい課題に私たちは向き合わなければならなくなっています。

　まず、福祉の立ち位置を考えてみましょう。社会福祉学者の古川孝順氏は「社会福祉のブロッコリー構造」を提唱しています。ブロッコリーの「葉」の部分は児童福祉、まちづくり、権利擁護などの個々の専門分野であり、それらを支える「幹」の役割を社会福祉が担っています。このモデルを通じて、古川氏は、多分野コラボレーションの機軸として位置づけ、媒介、調整、協働をはかりつつ、個人、家族、地域社会の持つ問題の解決にあたる役割を社会福祉に与えています。

　次に、私たちの行動を振り返ってみましょう。現在、利用者を施設の中に閉じ込めることは意図されておらず、むしろ生まれ育った地域で住み続けることが考えられています。これは1950年代に生まれたノーマライゼーションの発想です。福祉実践において「ニーズ」は中心概念ですが、ニーズが重視されてきたのは、福祉に求められるものが多様化・高度化した1970年代以降です。そのように考えれば、福祉の思想や哲学は、何気ない行動の中に埋め込まれていることがわかります。

　現在の私たちが立つ位置が明らかにできれば、将来の福祉の姿を具体的の構想できるように思います。そこに福祉の哲学や思想を学ぶ意味があるのです。

理解を深めるための参考文献

- 阿部志郎・右田紀久恵・宮田和明・松井二郎編『講座　戦後社会福祉の総括と21世紀への展望Ⅱ　思想と理論』ドメス出版，2002.
  本書は1940年代後半から1990年代までの日本における社会福祉の動向が政治、思想、社会状況との関係で批判的に論じられている。社会福祉の思想が社会状況と不可分の関係にあったことがわかる。

- 竹内章郎・吉崎祥司『社会権──人権を実現するもの』大月書店，2017.
  本書は、社会権が軽視されている現状を認識から出発し、人と人との関係の再構築、生存権の再確認など、社会権の復権を目指す。

- 田中拓道『福祉政治史──格差に抗するデモクラシー』勁草書房，2017.
  日本、アメリカ、ドイツなどにおける1970年代以降の福祉国家改革を比較しつつ論じた研究書。福祉が、各国の民主主義の状況、政治、経済、思想との相互関係の中で発展していることがわかる。

- 水島治郎『反転する福祉国家──オランダモデルの光と影』岩波書店，2012.
  1980年代以降のオランダ福祉国家改革を扱った研究書。所得再配分型から労働参加型への転換という福祉国家の変容を軸に、同時に進行する移民の包摂と排除を解明しようとする。

コラム　外国人労働者と福祉国家

　2018（平成30）年12月、わが国の国会で、労働力不足に対応するために、来年度から外国人単純労働者を受け入れることが決定された。外国人労働者の受け入れに関して、西ヨーロッパ諸国が先行している。たとえば、西ドイツ（現在のドイツ）は労働力不足に対応するためにトルコなどから労働者を受け入れ、1973年秋に募集を停止した時点で、約400万人の外国人が西ドイツに住んでいたのである。一定期間働いた後に外国人は帰国するという前提に立っていた西ドイツ政府は、外国人の社会統合政策をほとんど実施しなかった。これは、現在に至るまで外国人の社会統合が進んでいない原因の1つである。

　21世紀のヨーロッパは移民受入れ地域となったが、反移民や反外国人を訴えるグループが勢力を伸ばしている。かつて外国人が彼ら自身の文化を保ちつつ、ヨーロッパ社会と共存する多文化主義が強調されたが、現在、言語、民主主義や自由など、ヨーロッパの価値観を受容することが移民に強く求められている。福祉給付において移民や難民よりも自国民を優先すべきとする「福祉排外主義」も強く、「福祉国家を通じて移民をヨーロッパ社会に包摂する」のではなく、「福祉国家を移民から防衛する」という場面も多い。外国人労働者の受入れに関して、私たちは先人の貴重な経験に学びたい。

第3章 福祉制度の発達過程

1
本章では、現代社会との対比において、
過去の何千年にも渡る社会福祉の歴史を紐解いていく。

2
社会福祉は常に人びとの
生活援助のために活用されたわけではない。
「救済」の名のもとに人びとを抑圧する道具として
活用された事実もある。
今日の社会福祉制度が形成されるには、
多くの人びとの犠牲と尽力があったことを、
歴史的展開を踏まえイギリスと日本の社会福祉発達の過程を
対比させながら見ていく。
また、社会福祉が抱える今日的な課題についても言及する。

3
わが国の社会福祉は、慈善事業から社会事業、
そして厚生事業へと姿を変えて、今日へと歩んでいる。
こうした流れを学ぶことは、
現代社会とこれからの社会福祉を考察する上で
大きな意義を持つこととなる。

1. イギリスにおける福祉制度の発達過程

A. 歴史から学ぶ意味

　今日、社会福祉は、さまざまな理由で生活問題を抱える人びとに対し必要な支援を行う体制を一定程度確立している。しかし、現時点で生活問題を抱えるすべての人びとに十分な支援を行っているとは、決して言えない。

　たとえば社会福祉で、最も主要かつ重大な生活問題の1つである「貧困」を例に挙げてみよう。第2次世界大戦直後の日本は、多くの人びとが貧困の極致であり、貧困対策が主要な課題であった。やがて復興し経済成長が続くと、高齢者福祉・子ども家庭福祉などの特定分野のコアな生活問題が主要な政策・研究課題となる。貧困問題は存在しないとされ施策における「貧困軽視」とも言える時代が長く続いた。現状はどうか。相対的貧困率15.6％（2015〔平成27〕年時点）、ワーキングプア1,131万人（2017〔平成29〕年時点）、生活保護受給者数1ヵ月平均約210万人（2018〔平成30〕年5月時点）とわが国での貧困の拡大は近年大きな社会問題となっている。国民の約6人に1人が相対的貧困状態であるということは、わが国は経済大国と同時に貧困大国であると言っても過言ではなかろう。この状況を打破できるかが今、問われている。このように社会福祉が対象とする生活問題は時代とともに刻々と変わり、対策も試行錯誤を繰り返している。その結果が、現在の社会福祉制度の体系である。過去は現在と1本の糸で結ばれており、未来の社会福祉へとつながっている。今後も時代の要請で制度の補強、廃止、新制度立案の提示などが迫られることであろう。ソーシャルワーカーは、生活問題を抱える人のアドボケイターとして、時に法律そのものの改正を粘り強く主張することも必要となる。このとき、未来の社会福祉の展望を達観するには、過去から過ちなどを学び、現在に活かすことができなければ困難なものとなるだろう。ドイツの元大統領ヴァイツゼッカーは「過去に眼を閉ざす者は、未来に対してもやはり盲目となる」との言葉を残している。社会福祉の発達過程を学ぶ意味はヴァイツゼッカーが残した言葉が言い表しているとも言えよう。

　本章では現代社会との対比を図り、未来の社会福祉を考察する視座を養う上でも、海外の救貧制度とりわけ産業革命・資本主義社会が最も早く到来したイギリスと、わが国との歴史的展開を中心に述べることにしたい。

ワーキングプア
働く貧困層と呼ばれる。就労によって得た賃金が国が定める最低生活費よりも下回る生活状況を指す。海外では19世紀末より度々問題となってきたが、わが国では近年の急速な貧困層の拡大によって社会問題化している。

貧困大国

アドボケイター
advocator
権利の擁護者。代弁者。

ヴァイツゼッカー
Weizsäcker, Richard von
1920～2015
ドイツの政治家であり、第6代連邦大統領。退任後も、慈善事業や政治の世界で活躍した。

B. ローマ帝国における紀元前の福祉制度

イギリスに入る前にまずローマ帝国における救済制度を若干概観しよう。

人間が人間を救済する歴史、それは人間が誕生した直後までさかのぼることができる。自然環境の脅威に対抗するため、人間は互いに手を取り合い、それが集落となり共同体として相互扶助を行った。人間は、1人では決して生存できないことをすでに証明していたと言えよう。

ローマ帝国が台頭すると、市民（ポリス）が奴隷を支配する古代奴隷制社会の構造が生まれた。このマイノリティ（少数派）がマジョリティ（多数派）を支配する構造は、現在まで続く支配体制の構図である。体制を維持するために、市民同士が支え合う救済制度(1)は創設されたが、奴隷に対しての救済策は皆無であった。やがて奴隷が反旗を翻し、この行動はキリスト教誕生への大きな試金石となる。キリスト教誕生後、慈善の概念が生まれた。このときの慈善は「神の前に正義と一体のこと」という意味であった。後に奴隷の反乱を封じるため、支配階層もキリスト教を信仰することにした。富裕層が信仰する根拠に罪障消滅思想が活用された結果、当初の慈善の考え方は変化していくこととなった。

相互扶助

罪障消滅思想
富裕層がキリスト教を信仰するときに活用した思想。人間は罪深き者であるが、信仰し教会に寄付をすれば現世での罪は消え、来世も安泰であると説いた思想である。

C. イギリスにおける前近代社会と福祉制度

[1] 中世封建社会—産業革命前まで

中世封建社会に移行すると、農村では荘園を単位として領主が農奴を支配し、都市部ではギルドと呼ばれる産業集団が形成された。領主から荒れた農地の保有を許された農奴は、作物の売買によってギルドとの接触をもち、都市の情報を受ける。情報は農奴にとって魅力的であり、多くが都市へと流入した。これが荘園衰退の一要因となる。一方、都市では農奴を抱えきれるだけの職はなく、多くの農奴は乞食・浮浪化し貧困に陥るのであった。

この時期の救済制度の特徴として、教会や修道院による宗教の影響が大きい。ローマ法王の指示により「十分の一税」が創設され、児童への救済、老人への治療救済にあてられた。都市部ではギルドによる相互扶助制度が作られたが、いずれの策も生活不安の解消とまでは至らなかった。

中世封建社会の最終形態である絶対王政の時代に入ると、農村ではエンクロージャーが発生し、力のない多くの農民が住む土地を奪われた。都市へ向かった多くの者に対する職はなく、都市部に多数の乞食や浮浪者が現れ犯罪が多発した。時の王ヘンリー八世は、労働者条例を制定して対応に

エンクロージャー
「囲い込み」と呼ばれる。羊の毛皮の需要が増したことをきっかけに、羊を飼育するために力のない農民が住む土地を奪われた現象を指す。

貧困認識の変化
中世封建社会の前期と後期では、貧困者に対する捉え方にも大きな変化がもたらされた。前期において、貧困者は人びとから尊ばれる存在であった。貧困状態は「聖なる生き方」であり、積極的に寄付や施与が行われた。いわゆる「清貧」と呼ばれるものである。やがて、社会動向により貧困者が増大し、大きな社会問題に発展すると、人びとの目も徐々に変化した。貧困者は怠惰で無能力な存在であり、貧困は自らの原因によるものとする「個人責任」が貧困者の捉え方として台頭することになった。

エリザベス救貧法

居住地法

ワークハウステスト法

スティグマ（stigma）
差別・恥・屈辱・汚名・烙印と訳される。社会福祉の分野で用いられる概念である。スティグマは人・社会・制度に入り込み、結果として福祉サービス利用者の自尊心・尊厳を傷つけ、制度から遠ざける作用をもたらす。スティグマが生み出される理由は複雑かつ重層的である。労働の価値観、生活の価値観、さらには性別、年齢、人種などが複雑に絡み合って規定されている。最大の問題は、スティグマは目に見えず、数値化もできないが、確実に社会を蝕み続けていることにある。いかにしてスティグマを減らすかが社会福祉・社会保障において重大なテーマである。

ギルバート法

スピーナムランド制度

あたらせる。たとえば、極めて残酷なものとして1531年法「乞食・浮浪処罰条例」が挙げられる。貧困者を捕えると、両耳に金属の棒を通す、耳を削ぎ落とすなどの方法で処罰した。5年後の1536年法では一歩譲歩し、貧困者を「労働能力のある貧民」と「労働能力のない貧民」に区別した。前者では労働を促し浮浪を禁止したが、後者には浮浪許可証を交付した。1547年法では、労働意欲のない貧民に目を向け浮浪者の証であるV（vagabond）の焼印を当て強制労働をさせ、逃亡した場合は奴隷の証であるS（slave）の焼印を当て、死ぬまで働かせたのであった。

これらの方法をもってしても貧困者は増大の一途を辿った。そのためこの悲惨な条例から一歩進んだ救済策が施されるようになる。

1601年に制定された「エリザベス救貧法」は、救貧税の導入、全国統一の救済行政、救済の専門家である貧民監督官の配置などを行い、救貧対策の中央集権化を進めた。近代の社会福祉制度の出発点と言える救貧法である。一方、貧困者への考え方は「公共的妨害者」であり、法の目的は救済ではなく治安維持であった。貧困者を有産市民、無産市民、児童と区別し、有産市民は懲治院と呼ばれる収容所で強制労働をさせ、無産市民は家族による扶養を優先させる救済策が採られた。児童は奉公に出され、男子は25歳まで、女子は結婚するまで強制労働を強いられた。懲治院は劣悪極まりなく感染症などが広まったという。極めて抑圧的な救済策であった。

貧困者を抑圧する法は、救貧法の周りにも作られた。貧困者を生まれ故郷の教区に強制送還し、都市部に集中する貧困者の分散を目的とした1662年の「居住地法」、貧困者を教区ごとに設置された労役場と呼ばれる強制収容所に隔離し強制労働を課した1722年の「ワークハウステスト法」などが制定され、貧困者を抑圧した。これらは、不十分な救済によってスティグマが付与されることで、制度利用をためらわせ貧困者の自助を強要するものであった。

[2] 産業革命―19世紀後半まで

これらの方策でも貧困者の減少にはつながらず、産業革命による近代社会の到来を迎えると、産業構造の変化に起因した貧困者の増大が進んだ。そこで、不十分な扶助による抑圧的な救済から弛緩する制度が作られる。1782年の「ギルバート法」は、労役場を廃止し貧困者を在宅での救済にシフトする方策を採った。富裕層から仕事を提供させ、貧困者に仕事を斡旋した。また、ギルバート法を基礎とした1795年の「スピーナムランド制度」では、パンの値段を基礎とした最低生計費を算出し、収入が最低生計費を下回る貧困者には不足分が救貧税から支給された。そのため、救済

費は膨大となるが、貧困者は減少せずこれらの政策は失敗に終わる。1800年代に入ると、再度抑圧された救済制度が世に出ることとなった。

1834年の「改正救貧法」によって、弛緩された救済制度から再び抑圧法への転換が図られた。労役場での強制労働の復活、救済水準の一元化、劣等処遇の原則が特徴である。この法の成立にはマルサスが唱えた「人口論」が影響を与えた。一方で、貧困者にとってはスティグマを強調するものとなり、救済策の後退がはっきりした。不十分な救済によって、自助を促そうとしたものであったが、別の新たな動きも見られるようになる。

19世紀後半になると、資本家（ブルジョワジー）による博愛事業、慈善組織協会によるCOS運動、学生などによるソーシャル・セツルメント運動が勃興し、貧困者に対する慈善事業が活発となった。

博愛事業は、富裕層が病院を設立し医療の提供、その他には貧児教育を行ったりしたものである。だが、従順を強要し、感謝を強制するパターナリズム的な慈善事業であった。

COSは慈善組織協会と呼ばれるものである。COSによる組織的な慈善事業が1869年から展開された。それ以前には、COSの前身として、チャルマーズの隣友運動がある。牧師であったチャルマーズは、グラスゴー市で貧困をなくそうと慈善活動を行ったが、1度失敗に終わる。失敗の原因を「無分別な施与」と考え、「分別ある施与」と「施与者たるよりも友人であれ」とする友愛訪問が行われた。

ところで慈善事業が組織化されたCOSの特徴は、貧困者を「価値ある貧民」と「価値なき貧民」とに分け、価値ある貧民には慈善を行い、価値なき貧民は慈善の対象から外したことである。価値なき貧民に対する救済は、公的な改正救貧法などの救済事業に委ねられる不十分な運動であった。一方で、友愛訪問員制度が作られたことは、特筆すべき点である。

ソーシャル・セツルメント運動は、貧困は実際の現場を見なければ理解できないと、オックスフォード大学やケンブリッジ大学の学生や研究者がスラム地区に寝泊りし、貧困者と直接対峙することから問題解決の糸口を探った運動である。この運動ではトインビーが有名である。このセツルメント運動は、20世紀初頭に社会改良運動へ発展することになる。

[3] 貧困調査による貧困認識の転換―第2次世界大戦まで

慈善事業が活発となる中、社会的要因による貧困の実態が、民間人のブースとラウントリーの「貧困調査」によって明らかにされる。

船会社の社長であったブースは、当時、貧困は社会的要因で発生するという一部の主張に批判的であり、個人責任によって発生することを証明し

改正救貧法

劣等処遇の原則
劣等処遇の原則は、救済を受ける貧困者は、独立自活している最下層の貧困者よりも生活の質も外見も下回る水準でなければならないとする考え方である。現在も社会福祉でしばしば表出するもので、払拭の努力が必要なものである。

マルサス
Malthus, Thomas Robert
1766～1834

博愛事業

COS: Charity Organization Society
慈善組織協会

チャルマーズ
Chalmers, Thomas
1780～1847

友愛訪問員制度

トインビー
Toynbee, Arnold
1852～1883
セツルメント運動に積極的に参画した人物。トインビーの活躍を称え、早世後にスラム街であった東ロンドン地区にトインビー・ホールが建設された。

ブース
Booth, Charles James
1840～1914

ラウントリー
Rowntree, Benjamin Seebohm
1871～1954

側注

貧困線
貧困であるか否か、客観的な基準を表した概念、それが貧困線である。日本では「生活保護基準」が貧困線として機能している。

第1次貧困
労働者が稼いだ賃金すべてを食費にあてたとしても、肉体の生存に必要なカロリーを摂取できない状態であるとされたものである。

第2次貧困
労働者が稼いだ賃金をすべて活用すれば、肉体の生存に必要なカロリーを摂取できる状態であるとされたものである。だが、その賃金の一部でも「治療」「飲酒」「無計画な支出」などに使われれば、たちまち第1次貧困に陥る状態となるとされたのである。

ナショナル・ミニマム
国民最低限と呼ばれる。国がすべての国民に対して保障すべき最低限度の生活水準を表したものである。社会福祉・社会保障の基本理念として重要な役割を担っている。ウェッブ夫妻が、賃金や労働条件の問題に触れて初めて提唱したものであるが、現在では労働者の生活全般にかかわる考え方として解釈されている。

ウェッブ夫妻
Webb, Sidney
1859〜1947
Webb, Beatrice
1858〜1943

本文

ようと考えた。私財を投入し、東ロンドン地区を対象に調査を実施すると、個人責任による貧困の発生は少なく、社会的要因、たとえば不況や低賃金、長時間労働、不十分な教育、疾病、事故などによって発生する貧困が多い事実を突き止める。ブースは考えを改め、徹底的な調査を行った。ブースは、調査した結果の中で[2]「貧困線」を設定した。

ラウントリーは、同時代にチョコレート工場の実業家であった。ブースの貧困調査に影響を受け、ブースと手紙のやり取りを行った。私財を投入しヨーク市全体を対象に貧困調査を実施した[3]。ラウントリーは、当時発達を遂げつつあった栄養学に着目し、生存に必要な食事をカロリーから計算し、1日に必要なカロリーを摂取できるか否かを貧困の判断基準としたのである。ラウントリーが示した貧困概念として「第1次貧困」と「第2次貧困」挙げられる。

これらは、カロリー摂取量の充足の有無から貧困か否かを捉えようとするものであり「絶対的貧困」と呼ばれる貧困の捉え方となった。

2つの「貧困調査」が発表されたことによって、貧困は「個人責任」によるものという定説が覆され、「社会的要因」によって作り出されるものであることが証明されたのであった。2人の功績は「貧困の発見」と呼ばれ、現在の社会福祉に重要な影響を与えている。

20世紀に入ると1905年に「救貧法および失業者救済事業に関する王命委員会」が組織された。多数派と少数派に分かれ、改正救貧法の存続か廃止かで激しいやりとりが行われた。存続を唱えた多数派にはCOSの関係者が多く参画し、救貧法の存続維持、拡充強化を主張した。一方、廃止を唱えた少数派には「ナショナル・ミニマム」を初めて文言に残したウェッブが含まれ、救貧法の廃止、最低生活保障の確立を訴えた。多数派と少数派の報告を受けた政府はどちらの意見も取り入れず、政策として1906年「児童法」、1908年「無拠出老齢年金法」、1911年「国民保険法」を創設し、対応にあたった。イギリスはドイツで誕生した保険制度を自国でも導入し、保険によるセーフティネットを張り巡らすことで貧困へ落層しないようにしたのである。保険制度として柱となったのは、「健康保険」と「失業保険」である。国民全体が生活上の危険に対して保険料を納めていく考え方が導入されたことは変化であった。保険料を納めた結果、給付を受ける権利が担保されることを意味するからである。当時の法律には記載されていないが、国民の権利性が浸透しつつあったのである。

保険制度による対処は1929年、アメリカウォール街に端を発する「世界恐慌」によって一変する。世界中で失業者が大量に発生し、多くの者が同時期に失業保険を申請した結果、財源が枯渇し保険制度が破綻すること

となった。そこでイギリス政府は、保険制度の立て直しを図る。

　主な方策として①年金額の減額、②納付期間の短縮、③ミーンズ・テスト（資力調査）の導入が挙げられる。特に③のミーンズ・テストは、対象者が徹底的に調査されることから屈辱感を抱きやすく、問題を多く抱えたものであった。保険料を納めたことで権利として活用できるという考え方は後退し、救貧法への逆行、社会保険の後退につながったのである。

　1934年には保険制度のみでの対処では不十分であるとし「失業法」が成立した。ここで失業扶助が登場したことは画期的であった。保険を受けられず排除された人びとを捕捉する制度となったからである。だが、同時期に行われた住宅対策とあわせても、失業問題の解決には至らなかった。

　1939年には「第2次世界大戦」が勃発する。戦渦が激しくなるにつれて、兵士として、工場労働者として貧困者や失業者が多く雇われた。戦争による雇用の増大によって、貧困・失業問題は一時的に緩和される。しかしベヴァリッジは、第1次世界大戦時も戦力として貧困者が雇われ、貧困・失業問題が一時的に解消し、戦後再び悪化したことを忘れてはいなかった。ベヴァリッジは、チャーチル首相から戦後の社会保障制度に関する委員会の開催を依頼され、「ベヴァリッジ委員会」を立ち上げた。戦後の社会保障制度のあり方が徹底的に討論され、1942年「社会保険及び関連サービス」通称「ベヴァリッジ報告」として発表される。イギリスが福祉国家として歩むための礎を築いたものであると言えよう。全世界の社会保障制度にも大きな影響を与えたものである。

　ベヴァリッジ報告で着目すべきことは「5つの巨人悪」すなわち「貧窮」「疾病」「無知」「不潔」「怠惰」を社会保障が取り組む課題とした点である。他にも均一額の最低生活費給付、均一額の保険料拠出、リスクと適用人口の普遍化、行政の一元化などの6つの基本原則を掲げ、この原則に沿って社会保険、国家扶助、任意保険の体系が盛り込まれることになった。

　その後、この報告書をもとに、一部の国民ではなく全国民を対象とした対策として、各種法律が制定される。「国民保険法」「国民保健事業法」「国民扶助法」「家族手当法」「児童法」の5つが社会保障制度として打ち出された。「ゆりかごから墓場まで」の実現が福祉国家の形成に大きくかかわっていったのである。

> **ミーンズ・テスト**
> means test
> 資力調査と呼ばれる。制度利用する際、制度を適用すべき状態であるか否かを調べられるものである。その方法は、スティグマや制度利用をためらわせるような方向に向かいやすく、実際、問題点が多く指摘されている。

> **ベヴァリッジ**
> Beveridge, William Henry
> 1879～1963
> 経済学者。ロンドン・スクール・オブ・エコノミクス（LSE）の学部長を務め、イギリスの政府委員会に多数参画し、社会保障の拡充に貢献。後に国会議員となり社会改革の実施を主張した。

> **ベヴァリッジ報告**

D. イギリスにおける現代社会と福祉制度

　こうしてイギリスは社会保険と公的扶助を2本柱とする社会保障制度を確立し、福祉国家としての歩みを確かなものにする。1948年にはNHS

（ナショナル・ヘルス・サービス）制度が開始され、医療費が原則無料とされた。1950年には、ラウントリーによる第3回目の「貧困調査」が実施されたが、その中で「絶対的貧困」は第1回目の「貧困調査」と比べると、大きく減少したと発表したのであった。この時期ソーシャルワークでは、ヤングハズバンドが、ソーシャルワークの専門性を高めるために1959年に「ヤングハズバンド報告書」を発表し、ソーシャルワークの役割について初めて議論されることとなった。

1960年代はそれまでの貧困の捉え方に一石を投じる研究が発表された。タウンゼントは、ラウントリーが提唱した「絶対的貧困」の捉え方に疑問を投げかけた。「絶対的貧困」は「肉体の生存」のみに着目し、文化的・社会的な側面を無視したものであると批判を加えた。そこでタウンゼントは、「絶対的貧困」に替わる貧困の捉え方として「相対的剥奪」と呼ばれる捉え方を提唱した。この「相対的剥奪」の考え方をイギリスで適用すれば、貧困は解決したのではなく、拡がりを見せていると発表したのである。この発表は「貧困の再発見」と呼ばれ、先進諸国で再び貧困問題への対処が図られることにつながった。他方で1968年には、地域福祉・コミュニティケアの推進を図る上で必要な施策を議論した「シーボーム報告」が発表され、家族を単位としたサービスが推進されることとなった。

イギリスでは、1970年代以降も貧困問題は活発に研究がなされ、国が捕捉率調査による漏給率を割り出し、補足給付制度（わが国における生活保護制度）を利用していない人びとを公的扶助職員が直接訪ね、制度利用を勧めるなどの施策が行われた。行政が漏給を減らすため受給促進を図る点は、わが国とは大きく異なる。このように福祉国家として歩みを続けたイギリスも、1970年代の2度にわたるオイルショックによる経済不況、サービスの充実による財源の圧迫が問題となった。1979年、マーガレット・サッチャーが首相に就任すると新自由主義の考えのもと、経済成長を最優先とし民間活力による経済の立て直しが図られる。社会福祉・社会保障は強力な抑制の風に見舞われた。1980年代は、一方で1982年の「バークレイ報告」、1988年の「ワグナー報告」「グリフィス報告」などが発表される。それぞれ対人社会サービス、入所施設ケア、コミュニティケアのあり方などについて活発に議論された。特にグリフィス報告は、社会福祉のサービスが多岐に渡る福祉多元主義を基調としながらも、在宅ケアの行財政を一本化するように主張しているところが特徴である。

1990年代に入ると、「国民保健サービス及びコミュニティケア法」が成立し、1993年から、コミュニティケア改革が実施されることとなった。

1997年は労働党が久方ぶりに政権を奪取し、トニー・ブレアが首相に

ヤングハズバンド
Younghusband, Eileen
1902～1981
イギリスのソーシャルワーク教育の基盤整備に貢献した。

タウンゼント
Townsend, Peter
1928～2009

相対的剥奪
ある国のある人の生活状態をある基準に照らしてみた場合に、自由や権利などが剥奪され、その人が不利益な状態に追いやられている状況を貧困として捉えようとしたものである。時代や文化的社会的状況によって生活様式は変化を続けることから、「貧困」は肉体の生存のみで解決できるものではなく、またこういうことであると断定できるものでもなく、絶えず変化し続けるものであると捉えようとしたのである。

貧困の再発見

シーボーム報告

漏給
制度の受給要件を満たしているが、制度が適用されていないことをいう。制度に対する無知・誤解、受給に対するスティグマなどにより権利行使しない（できない）要保護者サイドのあり方と、実施機関の漏給に対する消極的な姿勢も問題とされる。漏給率と捕捉率は表裏の関係である。つまり、制度の受給要件を満たした者が実際に制度を利用している率を表したものが捕捉率である。捕捉率が高ければ、制度が十分機能していることになる。

福祉多元主義

就任した。ブレアはこれまでの労働党の「福祉ばら撒き」とも保守党の「福祉抑制」のどちらでもない「第3の道」を提唱した。経済のグローバル化、リスク社会、ポスト産業社会がますます進められる中で「ウェルフェア」ではなく「ワークフェア」を重視する福祉国家の再構築を目指した。

2010年、13年ぶりに保守党が第一党に躍進したが、ハング・パーラメントとなり、中道左派の自由民主党と連立政権を組んだ。強固な財政緊縮策をとり、福祉・公共サービスの削減を実施した。その後、連立を解消し、保守党単独政権として歩みを続けたが、2016年の国民投票によって、EU離脱を選択する初めての国となった。EU離脱後の政策に関しての動向が注目される。

> ウェルフェア
>
> ワークフェア
>
> ハング・パーラメント
> 議院内閣制の政治体制において、立法府でどの政党も議席の単独過半数を獲得していない状況を指す。第2次世界大戦後のイギリスでは1974年と2010年に発生している。

2. 日本における福祉制度の発達過程

A. 前近代社会と福祉制度—明治以前

わが国の歴史的展開を見ることは、社会福祉の課題を考察する上で、非常に示唆に富んでいると言えよう。

聖徳太子の時代に創設された「四箇院」が、わが国の救済制度の誕生と言われている。奈良時代に入ると、「戸令」と呼ばれる制度が作られた。主な点としては、対象を身寄りのない高齢者や児童に限定し、近隣地域での相互扶助を促すものであった。社会事業へと移行する20世紀初頭まで、長期間に渡り慈善事業がわが国では展開されることとなる。

封建社会に移行すると、各大名が独自の救済策を設けた。何故なら、年貢の徴収が不安定となれば、武士の俸禄支給に支障を来たし、支配体制に影響が及ぶことを懸念したからである。主な対策は、農民や町民をその土地にとどまらせ、年貢の確実な徴収と住民の相互扶助を促した「5人組制度」、不作に備え米倉に物資を蓄える「備荒貯蓄」策などがある。救済策は、貧民への直接的な救済と同時に、現体制の維持が合わさって行われていたのが、戦国時代や江戸時代における特徴であると言えよう。

> 慈善事業
> 施与者の一存によって行われる救済のことを指す。施与者の志によって救済の質も量も左右された。

B. 近代社会と福祉制度—明治・大正・昭和前期

大政奉還により明治政府が誕生した直後は、社会体制の変化も重なり社

会の荒廃が進んだ。人びとの動揺は激しさを増した。天皇を中心とした国家統治、廃藩置県、士農工商の身分制度の廃止、国家の中央集権化、富国強兵、殖産興業など、これまでの幕府体制からの変化が進むことになる。

廃藩置県によって、それまでの藩ごとに定められていた独自の救貧施策は、すべて廃止された。人びとの生活、特に貧困で苦しむ人びとの生活は救貧施策の廃止により窮乏を極め、悲惨きわまりない状況となる。農村部では身売りが発生し、都市部では売春が横行した。さらには都市部を中心に乞食の路頭に迷う姿が、あった。これらのことを勘案し、貧困問題を放置することは時の政府としてもできない状態であった。

政府はまず、罹災貧農の救済策や、孤独老幼廃疾疾病者などの特定の職種や年齢層の救済策を優先させ、全年齢層に関係する救貧施策はひとまず蚊帳の外においた。その過程で1874（明治7）年1月20日、滋賀県から「恤救申請」なるものが内務省に出された。「旧藩時代の慣習にもとづいて無告の窮民を救って欲しい」との願いであり、このことが「恤救規則」誕生の契機の1つとなった。

恤救規則は、1874年に成立したわが国最初の公的な救貧制度であると同時に、唯一の国家法ともなった。1932（昭和7）年に救護法に取って代わるまで、半世紀以上の長きに渡り存続することになった規則である。しかし、対象者を「13歳以下の幼児、70歳以上の老齢者」とし「不具廃疾」により「労働能力のない」「無告の窮民」に厳しく制限する制限扶助主義に拠っていた。これらの項目に1つでも該当しなければ、救済からは排除された。扶助の国家責任も明確に否定する内容であった。救済は、国家ではなく「人民相互ノ情誼」（人民のお互いの同情心）によって行われるべきであることを建前とした。だが頼り手のない「無告の窮民」は救済するといった主旨であった。慈恵的性格が極めて強く、救済の内容も50日間を限度とした米代の支給に関する記載しかされなかった。

恤救規則が極めて不十分であったため、規則の周りに制度を補完する制度が作られた。1880（明治13）年の「備荒貯蓄法」、1881（明治14）年の「行旅死亡人取扱規則」などが代表である[4]。恤救規則は明治時代に3回もの改正案提出の動きがあったが、3回とも未成立に終わっている。

この時代の動きとしては民間の篤志家による慈善が活発に行われたことが挙げられよう。国の慈善事業が貧弱であるため、篤志家がわが国の慈善事業の牽引役となった。石井十次、石井亮一、留岡幸助、山室軍平、岩永マキ、野口幽香、小河滋次郎など、民間人による児童救済、高齢者救済が行われた。他にも中江兆民や植木枝盛は、貧困問題解決を訴えた。この頃の横山源之助による『日本の下層社会』（1899〔明治32〕年）は有名であ

恤救規則

制限扶助主義
制度を受ける際に、怠惰・年齢・性別などによって制度利用が制限されることである。現在の生活保護法は、上記の理由によって制度利用が制限されることがない一般扶助主義に則っている。

石井十次
1865〜1914
➡ p.216

石井亮一
1867〜1937
➡ p.216

留岡幸助
1864〜1934

山室軍平
1872〜1940
➡ p.234

岩永マキ
1848〜1920
➡ p.217

野口幽香
1866〜1950
➡ p.230

小河滋次郎
1864〜1925
方面委員制度の創設者。

中江兆民
1847〜1901
「東洋のルソー」と呼ばれる。貧困からの解放は人間の権利であると説いた。

植木枝盛
1857〜1892
明治時代の自由民権運動の指導者。「土陽新聞」に「貧民論」を連載し、貧困は個人責任ではなく、社会的矛盾の産物として創出されると主張した。また貧困者らが自ら団結し、権利保障を求めていかなければならないと説いた。

横山源之助
1871〜1915
➡ p.235

る。やがて民間人の努力から施設に対して国から補助金が交付されるというケースも見受けられるようになったが、国の慈善事業は消極的であり、一向に制度改善は進まなかったのであった。

　大正時代に入ると、不況による倒産や農村からの労働者の都市流入などの理由によって、社会不安が広がり、犯罪の増加、疾病の増加、伝染病の蔓延などの悪循環をもたらした。また第1次世界大戦、大正デモクラシーなどの社会動向により、ソーシャルアクションが活発となる。この頃には、すでに恤救規則を補完する制度は作られてはいたが、本格的に恤救規則の改正論議に入ったのは昭和に入ってからであった。1918（大正7）年に発生した米騒動がきっかけとなり、今までの慈善事業から、社会事業へとわが国の救済制度は変化を遂げたのである。国は、1921（大正10）年に「社会局」を設置し本格的に救済制度の充実を模索する。

　昭和時代に入ると、恤救規則の抜本的な改正が議論され、1929（昭和4）年「救護法」が成立した。救護法は財政難のため、幾度もの施行延期が行われた。この姿勢に対し方面委員らが反対を唱え、実施促進運動へと発展する事態となる。ようやく1932（昭和7）年に競馬法を改正し、競馬による収入を資金にあてることで実施されることになった。

　救護法は、公的扶助義務の確立、支給内容の明確化、対象者の拡大など恤救規則から前進する内容であったが、制限扶助主義の継続、欠格条項の明記、労働者層の排除、参政権の剥奪など不備の残る内容でもあった。

　1931（昭和6）年の満州事変から始まる戦時体制は、1938（昭和13）年の「国家総動員法」によって確実となる。社会事業は影を潜め、1940年頃からは「厚生事業」とその名が改められた。「軍事扶助法」「母子保護法」「国民健康保険法」「国民優生法」「戦時災害保護法」などが制定された。いかに戦争の役に立つ人材を育てるか、戦争の役に立つか立たないかで救済の有無が決められたのである。戦渦が激しくなるにつれて、厚生事業も制度麻痺し、日本の社会は崩壊へと突き進んだのであった。

米騒動
1918（大正7）年、富山県魚津町の主婦が、米の販売を求めて米倉庫前で嘆願し、後に実力行使となったことから全国に拡大した暴動事件。参加者は数百万人を超え、この暴動が、慈善事業が社会事業へと進展する原動力となった。

社会事業

方面委員
1936（昭和11）年に「方面委員令」によって制度化された、現在の民生委員の前身。1917（大正6）年、岡山県にて設置された「済世顧問制度」が源であり、後に大阪にて「方面委員制度」として発展を遂げ、全国へと広まった。終戦直後の旧生活保護法では、方面委員・民生委員が重要な役割を担った。

C. 現代社会と福祉制度―戦後

[1] GHQと社会福祉―1945年～1950年

　1945（昭和20）年8月15日に第2次世界大戦は終戦となった。建物は破壊され、物品の不足、飢餓、餓死などの貧困の極致が多くの人びとを襲い、明日をも知れぬ生活を余儀なくされた。国による失策の末路であった。日本は連合軍総司令部（以下GHQとする）による強力な影響のもと、復興への模索を開始する。GHQは当初、日本への復興支援には消極的であ

った[5]が、日本の惨状を目の当たりにし方針転換を行う。GHQ がまず目を向けたのは貧困問題であった。

　1945 年 12 月 8 日付の「救済福祉に関する覚書」にて日本に対し今後の救済に関する方針について結論を迫った。日本は同年 12 月 31 日に「救済福祉ニ関スル件」にて回答している。その内容は、天皇を中心としたこれまでの慈恵的救済を維持する内容であった。それをもとに 1946（昭和 21）年 2 月に「社会救済に関する覚書」（SCAPIN 775）が GHQ から出された。この覚書は、慈恵的救済を排除する重要な 4 原則が示されていた。①国家責任の原則、②無差別平等の原則、③基準および程度の原則、④公私分離である。しかし、日本はこの 4 原則をすぐには吸収できなかった。

　同年成立した「(旧)生活保護法」は、上記の①、②、③を加え、救護法からのさらなる前進を図った。しかしながら、欠格条項が残され不服申立ができない、民間人である方面委員（後に民生委員）を最大限活用するなど、慈恵的救済が色濃く残存するものであった。その後 1949（昭和 24）年の「生活保護の改善強化に関する件」の勧告は、旧生活保護法の改正に多大な影響を与え、1950（昭和 25）年に「(新)生活保護法」が成立した。1946 年に成立した「日本国憲法」が保障する「生存権」保障のために具現化されたもの、それが「生活保護法」であり、同時にラストセーフティネット（最後の安全網）として機能することになった。GHQ と、当時の厚生省の一部の有志による度重なる折衝の結果であった。この結果は、生活保護法で言われる「法の理念と運用面での乖離」という今日まで続く問題として表出している。当時「(新)生活保護法」制定の中心的人物であった小山進次郎は、「補足性の原理」に関する問題点に触れ、晩年この点に関して述懐している[6]。歴史的展開の中で、それまでの制度を新しく前進させ、転換していくことがいかに難しいかを見ることができる。

　GHQ は「貧困」と同時に「児童」に目を向けた。戦災孤児の貧困、飢餓、疾病、犯罪、売春などへの早急な対策が求められたからである。1947（昭和 22）年にはそれらの問題に対処するために「児童福祉法」が成立した。1949（昭和 24）年には「身体障害者福祉法」が成立し、「貧困」「児童」「身体障害」という生活問題に対処する「社会福祉三法体制」となる。日本の社会福祉制度はこれらを軸に展開されることになった。

[2] 社会福祉後退と生存権裁判 ― 1950 年～1960 年

　戦後の約 5 年間で三法体制を整えたわが国は、次に社会福祉制度を運用する専門職員の確立を目指す。1950（昭和 25）年に「社会福祉主事設置

SCAPIN 775

ラストセーフティネット

小山進次郎
1915 ～ 1972
厚生省の官僚であり、(新)生活保護法制定にかかわった中心的人物である。

社会福祉主事設置に関する法律
現行の生活保護法（1950 年 5 月 4 日成立、施行）の 11 日後、1950 年 5 月 15 日に成立、施行された法律である（社会福祉事業法の成立、施行時に廃止）。社会福祉主事資格は、厚生省の役人であった黒木利克（1913-1978）が、アメリカのソーシャルワークを学んだ後、誕生させたものである。

に関する法律によって社会福祉主事資格が創設され、1951（昭和26）年に「社会福祉事業法」が成立した。社会福祉事業法では社会福祉事業に関する定義が行われ、福祉事務所もこの時誕生した。これにより専門職員が社会福祉制度を運用する仕組みができあがった。他にも1950（昭和25）年に精神衛生法が成立している。

社会福祉の拡充が図られるかに見えたが、1950年に勃発した朝鮮戦争により東西冷戦が激しくなると、アメリカは日本にも再軍備を要請した。警察予備隊、その後自衛隊が組織され、軍事費が増大した。朝鮮戦争後の不況がわが国を襲った。そこで1954（昭和29）年に1兆円もの削減を盛り込んだ財政再建が実施された。真っ先に削減されたのは社会福祉・社会保障であった。生活保護では、この年から「第1次適正化」と呼ばれる保護抑制策が行われるようになる。医療扶助の抑制、保護人員の削減が行われた。また、標準家庭の賃金が増加する中で、約4年間扶助基準がまったく改定されなかった。これらの動向は社会福祉の後退を意味していた。

1955（昭和30）年からわが国は高度経済成長を迎える。1956（昭和31）年の労働白書は「もはや戦後ではない」とする文言が記され、急速な経済発展が進む日本の姿を映し出した。一方で同年の厚生白書は「果して『戦後』は終わったか」とする問題提起を行う。最低生活費付近を推移する膨大な低所得階層、ボーダーライン層の存在を指摘し「黒々と立ちはだかっている鉄の壁」と述べ警鐘を鳴らした。

この最中、1957（昭和32）年に提起された「朝日訴訟」は、現在の日本の社会福祉にとって重要な影響を残した。1960（昭和35）年に第1審判決によって朝日氏側の勝訴となり、また同時に社会保障拡充を唱えた池田内閣の誕生も重なった結果、翌年の扶助基準は前年比16％の大幅な引き上げが行われることとなった。社会福祉制度は前後して1956年「売春防止法」によって女性福祉に一筋の光を照らし、1958年「国民健康保険法」、1959（昭和34）年「国民年金法」が相次いで成立した。三法体制に肉づけが行われていったのであった。

[3] 社会福祉拡充と生活問題の多様化—1960年〜1970年

1960年代は、社会福祉制度が一応整備される年代となった。

まず、1961（昭和36）年に開始された国民皆年金・皆保険制度によって、すべての国民に対し保険制度によるセーフティネットの網が一定程度かけられることになった。続けて三法体制からの拡充が図られる。1960（昭和35）年「精神薄弱者福祉法」（現・知的障害者福祉法）、1963（昭和38）年「老人福祉法」、1964（昭和39）年「母子福祉法」（現・母子及び父子

福祉事務所
社会福祉法14条に規定されている「福祉に関する事務所」をいう。福祉六法（生活保護法、児童福祉法、母子及び父子並びに寡婦福祉法、老人福祉法、身体障害者福祉法、知的障害者福祉法）に定める援護、育成または更生の措置に関する事務を司る第一線の社会福祉行政機関である。

精神衛生法
精神病者監護法（1900〔明治33〕年）以来半世紀ぶりに改正された精神障害分野の対策法。精神病者監護法で合法化された私宅監置（精神障害者を洞窟や自宅内に設置した牢屋に監禁すること）の廃止、監護義務者（主に精神病者の4親等以内の親族が、当事者を監護するよう位置づけた）を、保護義務者と名称変更した点などが特徴。

朝日訴訟
岡山県の岡山療養所に結核患者として入院していた朝日茂氏が、家族の仕送りを収入認定されたことで保護費の一部が減額され、それを不服として起こした訴え。報道機関が盛んに報道したことからこの裁判は「人間裁判」と呼ばれるようになった。

並びに寡婦福祉法）が順々に整備され、「知的障害」「高齢者」「母子」という生活問題に対処する六法体制へと変化したのであった。他にも1965（昭和40）年には「精神衛生法」の改正がなされている。

さらには、公的扶助と社会保険の間の制度として社会手当が整備される。1961年「児童扶養手当法」、1964年「重度精神薄弱児扶養手当法」（現・特別児童扶養手当法）、1971（昭和46）年「児童手当法」などが順を追って整備された。社会手当制度によって、保険制度によるセーフティネットが突破された場合の新たな網がかけられることになったのであった。

このように一定程度充足する中で、生活保護制度においては、1964年から「第2次適正化」が実施され、生活保護人員の削減、費用の抑制が行われた。また、1965年を最後に厚生省は「低消費水準世帯」の統計を取り止めた。最低生活水準以下で生活する、国が保護すべき人は何名なのか。約45年間公的な根拠資料が存在しない時期が続いた。

高度経済成長以降、集団就職による大都市部への一極集中、過密による住宅環境の悪化、公害による健康被害、農村の過疎化などの社会構造の変化が急速に進んだ。世界第2位の経済大国にまで成長したものの、人びとの生活は決して向上の一途をたどるということにはならなかった。保険料、医療費、通信費、教育費、住宅ローンなど、生活上強制的にかかる費用は増大し続けた。いわゆる「社会的強制生活費」と呼ばれるものである。保険料などが払えない、もしくはローン地獄に陥り多重債務を抱えた結果、生活困窮に苦しむなどの「新しい貧困」が問題視されることになった。豊かな社会と言われる一方、終戦直後とは違う新たな生活問題が浮き彫りとなったのである。

[4] 社会福祉抑制と新たな制度の模索―1970年〜2000年代

わが国の社会福祉は1973（昭和48）年を境に変化を見る。

1973年、社会保障費の予算が若干増額されたことから「福祉元年」と報道機関は命名した。また「老人医療無料化」が実施され、高齢者は医療負担から解放される。しかしながら、同年に「オイルショック」が発生し、物価の高騰、高度経済成長の終焉、スタグフレーションの進行が発生する。特に、高度経済成長の終焉は、それまでの経済成長をバネに社会福祉制度の拡充を図る方策が不可能になったことを意味した。ここから財政圧迫に関する社会福祉の抑制、社会福祉の見直しが進むことになる。生活保護制度、保険制度、その他社会福祉・社会保障制度の不備を改善する際にも「財政」との兼ね合いが問題となった。社会福祉・社会保障費の増大は、低成長時代を迎えた日本にとって喫緊の課題となった。

精神衛生法の改正
1965年時の特徴は、精神衛生センターの新設、保健所に精神衛生相談員の配置、通院医療費公費負担制度新設等。若干在宅福祉の途を用意したものの、主流は入院治療であった。

低消費水準世帯
この世帯は、生活保護法による被保護者と同じか、あるいはこれ以下の消費水準に属する世帯であると定義づけられていた。つまり、生活保護制度を必要とする人びとの総数であると言える。当時捕捉率・漏給率を算定する上での公的な唯一の資料であった。

社会福祉の見直しは、財政再建と経済成長の2つの側面を軸に進められる。1979（昭和54）年以降「日本型福祉社会」が提唱されるようになり、国による積極的な支援から、個人・家族・近隣住民同士の自助努力・相互扶助を重視する施策が打ち出された。「貧困」問題は主要な施策から外れた。高齢者福祉、子ども家庭福祉、障害者福祉、地域福祉などの特定分野のコアな施策が重視され、在宅福祉の充実もあわせて行われていった。

　1980年代は、それまでの社会福祉、社会保障制度の変革が実施されたが、公的扶助制度においては強力な抑制策が実施される。また1990年代はそれまでの制度からの転換が重視され各方面で改正が行われる時代となった。

　1980（昭和55）年、今後の社会福祉を財政再建の側面で検討する「第2次臨調行政調査会」が発足し、社会福祉費用を抑制しつつ生活問題を解決するための議論がなされた。主な点は「国から地方へ」権限を移譲し、社会福祉も「公から民間へ」施策の実施主体を移そうとするものである。国の役割を縮小し、民間の社会福祉施策を重視する内容となった。

　1981（昭和56）年は「国際障害者年」と位置づけられ、世界全体で「完全参加と平等」が主要な課題となった。一方で日本は同年に生活保護において通称「123号通知」と呼ばれる「第3次適正化」が実施される。徹底的なミーンズ・テストの実施、その際の同意書記入の強制、水際作戦などが行われた。申請者、利用者の自尊心を傷つけることによって、制度利用をためらわせる形で保護抑制につなげるものであった。ラストセーフティネットの弱体化を意味した。この「第3次適正化」の実施は、制度利用を水際作戦によって拒否された結果、餓死者が発生するという最悪の結果につながった。福祉事務所の一部のケースワーカーなどは適正化反対運動を実施したが奏効せず、適正化の実施が全国で本格化する1985（昭和60）年を境に生活保護受給者数は急速に減少していった。貧困軽視とも言える状態が長期化していった。

　財政削減の名目は、高齢者施策にも現れた。1982（昭和57）年「老人保健法」では、1973年に実施した「老人医療無料化」を転換し、65歳以上の高齢者に対して医療費の1割負担を求めるものであった。その後、収入に応じて2割負担と、負担増が進んでいる。

　施策以外では、1983（昭和58）年に日本ソーシャルワーカー協会が設立され、QOLを重視する援助方法が模索されるようになる。その最中、1984（昭和59）年「宇都宮病院事件」が発覚するが、それが基で1987（昭和62）年に「精神衛生法」は「精神保健法」に改正された。

　年金制度は1985年に、抜本的な改正がなされる。その後数年おきに改正が入っており、約30年近く持続可能な制度としての模索が続いている。

日本型福祉社会
1975年に初めて世に出たこの言葉は、財政再建を目指す当時の国にとって、利用しやすい論理であった。大枠としては国の公的責任を個人・家族・近隣住民へ転嫁させるものであり、結果として社会福祉抑制を正当化するための理論となった。

水際作戦
1981年の通称123号通知と呼ばれる「第3次適正化」が実施された後に、生活保護で表面化した権利侵害の1つ。制度利用のために福祉事務所を訪れた申請者に、申請書を渡さず相談を終了させる、申請書の不備を理由に受理しない等の方法で、生活保護受給を抑制するものである。

宇都宮病院事件
病院職員が、精神障害者に対し日常的に虐待を繰り返し、死亡させていた事件。海外でも国連人権委員会で取り上げられ、日本の精神障害者に対する施策に厳しい批判がなされた。

精神保健法
1987年制定、1988年施行。精神障害者の社会復帰施設が初めて法定化。精神障害者の意向で入院ができる任意入院制度の初導入などが特徴。1993年の改正では保護義務者→保護者に名称変更された。

側注

1985年の年金制度改正の主なポイント
①基礎年金制度の導入（働き方に関係なく、制度上、基礎年金として国民年金に加入することとして、国民年金の財源悪化を是正しようとした。たとえば、民間会社員の場合、厚生年金に加入するが、制度上は国民年金＋厚生年金に加入している位置づけとなる）
②第3号被保険者の創設による専業主婦の国民年金強制加入化（1986年4月より）
③障害基礎年金の改善（20歳前に障害者となった場合の障害基礎年金の保障）等

合計特殊出生率

高齢者保健福祉推進十か年戦略（ゴールドプラン）

社会福祉八法
社会福祉に関する以下の法律を指す。なお、法律名称は1990年当時のものを記す。児童福祉法、身体障害者福祉法、精神薄弱福祉法、老人福祉法、母子及び寡婦福祉法、社会福祉事業法、老人保健法、社会福祉・医療事業団法のこと。

新ゴールドプラン

ゴールドプラン21

エンゼルプラン

新エンゼルプラン

障害者基本法

介護保険法

精神保健福祉法
2014年4月の保護者制度廃止が、近年の大きな改正点。これによって監護義務者→保護義務者→保護者規定の伝統は、114年で終了した。

本文

近年では通称「年金確保支援法」が2010（平成22）年に制定され、国民年金保険料の納付期限を2年から10年に伸ばすなど、無年金問題への取組みがなされている。

社会福祉主事より上位の新たな国家資格は80年代にようやく整備された。1987（昭和62）年に「社会福祉士及び介護福祉士法」が成立し、国家資格として社会福祉、介護福祉のプロフェッショナルが誕生し、1990（平成2）年から養成が開始された。多くの社会福祉士、介護福祉士養成校が誕生し、専門家の育成が全国で行われている。

1989（平成元）年に入ると、「1.57ショック」と呼ばれる合計特殊出生率の低下が発表され、急速な少子高齢化社会の到来が現実となった。そこで同年、少子高齢化社会に対応するために「今後の社会福祉に関する意見具申」が発表された。続けて同年「高齢者保健福祉推進十か年戦略」と呼ばれる通称「ゴールドプラン」が発表される。具体的な数値と期限を設けて課題達成を目指した。たとえば、特別養護老人ホーム、デイサービス、ショートステイの整備に具体的数値目標をかかげたり、ホームヘルパーを増員するなど高齢化社会を見通した施策が行われたのである。先述した「意見具申」は翌1990年に、それまでの社会福祉八法を同時に改正する大規模な動きへの原動力となった。主な要点としては、在宅福祉、地域福祉の推進を重視する社会福祉の転換を模索するものであった。ゴールドプランは、1994（平成6）年「新ゴールドプラン」に移り、在宅介護の整備に重点がおかれた。具体的にはホームヘルパー人員17万人の確保、訪問看護ステーションの5,000ヵ所の設置が目標として定められた。1999（平成11）年には「ゴールドプラン21」として新たな施策が盛り込まれた。

子ども家庭福祉分野では1994年に「エンゼルプラン」が策定され、保育所の増設、保育士の確保など、具体的な施策が盛り込まれ、対策がとられている。エンゼルプランは2000（平成12）年に「新エンゼルプラン」へと姿を変え、保健福祉サービスの拡充が図られることになった。

障害者福祉分野では1993（平成5）年「障害者基本法」が成立し、これまで曖昧であった障害の定義がなされ、その定義によってさまざまなサービスが受けられるように制度の変更が行われた。

高齢化社会に対応するため、1997（平成9）年に「介護保険法」が成立し、2000年に施行された。「介護の社会化」を図り介護という生活上のニーズに対処する制度が創設されたものの、急速な高齢化の進行は財源の圧迫を招いており、給付の抑制などの対策が取られている。

精神障害者福祉分野では1995（平成7）年に精神保健法が「精神保健及び精神障害者福祉に関する法律」通称「精神保健福祉法」に改正、1997

年に「精神保健福祉士法」が制定され、翌 1998（平成 10）年に精神保健福祉士が国家資格として誕生した。1980 年代より徐々にプロフェッショナル養成の基盤が整備されていったのである。

　1990 年代は少子高齢化社会に限らず、日本社会はグローバル化、国際化、リスク社会など数々の問題を内包しており、社会福祉・社会保障制度も現代に適応できることが求められた。そこで中央社会福祉制度審議会にて社会福祉の制度のあり方などが活発に議論され、1998 年に「社会福祉基礎構造改革について（中間報告）」がまとめられた。在宅福祉を中心としながら、「利用者主体」「措置から契約へ」などの抜本的な社会福祉の改正が図られることとなった。2000 年に「社会福祉事業法」は「社会福祉法」へと改正された。社会福祉の根底をなす法律が変化したことから、その他の法律も改正が相次いで行われた。

　このように 1980 年代以降少子高齢化対策の拡充や、福祉多元主義と表現されるサービス提供組織の多様化は進み、特定分野のコアな生活問題に光が当てられた。だが、社会福祉のいかなる生活問題にも関係する可能性がある「貧困」問題は軽視された。1995 年には平成不況が社会をおおう中、生活保護の被保護実人員は、約 88 万人と過去最低を記録した。厳しい「適正化」施策による漏給者の増加が要因の 1 つとして挙げられる。その後、被保護実人員は増加を続け、2012（平成 24）年 3 月には過去最高の 210 万人を突破している。

　2000 年代は、財政再建と「小さな政府」が主要な政策課題となり、新自由主義に基づく規制緩和、民間による経済活動の活発化によって、社会の立て直しが図られた。戦後最長の好景気にも見舞われたものの、民間会社員の平均年収は 1997 年をピークに減少を続け、近年はやや横ばいで推移している。年収は減り、社会的強制生活費が増加する構図は、各種社会保険料未払いによる制度からの排除など、人びとの生活不安を強める結果となっているが、社会保障費は抑制の方向が堅持されたままである。結果、日本社会は貧困への落層が容易に起こりうる構造となっていった。その最中、2007（平成 19）年 10 月に貧困問題に対処しようと、それまで個別に対応してきた民間団体が手を取り合い「反貧困ネットワーク」が結成された。街頭活動や、政治家への働きかけなど、ソーシャルアクションが行われる。労働環境の悪化により 2008 年暮れに「年越し派遣村」が設置されると、広く貧困の拡大が認知されるようになっていった。

[5] 貧困拡大下での社会福祉の再構築—2010 年代

　2010 年代となり、わが国は貧困拡大への対応を迫られている。国は

社会福祉基礎構造改革

措置から契約へ

社会福祉法

反貧困ネットワーク
貧困・生活保護・多重債務・シングルマザー・派遣・日雇い労働・自殺などこれまで種々の貧困問題に取り組んでいた個々の団体、法律家、研究者などが、手を取り合い貧困に対抗するために結成された組織。

年越し派遣村

生活保護基準未満の低所得世帯数の推計について
これにより「低消費水準世帯」以来、45年ぶりに公的な資料から捕捉率、漏給率の算定が可能となった。

子ども食堂
貧困家庭の子どもに無料か安価で食事を提供する場として市民レベルで誕生した。しかしながら、子ども食堂には制度的な裏づけがないため、市民の自発的な寄付金や運営者の手持ち資金を財源としている所がほとんどである。

2018年の介護保険制度改正の主な概要
①地域包括ケアシステムの深化・推進、②新たな介護保険施設「介護医療院」の創設、③自己負担3割の導入。
①②は2018年4月1日より、③は同年8月1日より施行された。

地域包括ケアシステム
2025（平成37）年を目途に、重度な要介護状態となっても住み慣れた地域で自分らしい暮らしを人生の最後まで続けることができるよう、住まい・医療・介護・予防・生活支援が一体的に提供されることを目指すシステムの名称。2010年代の高齢者施策の大きな柱となっている。

2009（平成21）年に「相対的貧困率」を公表、2010（平成22）年に「生活保護基準未満の低所得世帯数の推計について」を発表した。2014（平成26）年には「子どもの貧困対策推進に関する法律（通称、子どもの貧困対策推進法）」が施行され「貧困の連鎖を防ぐ」のは国の責務となった。同年「子どもの貧困対策大綱」を閣議決定し「子供の将来がその生まれ育った環境によって左右されることのないよう」環境整備や教育の機会均等を図ることが決定された。2018（平成30）年8月現在すべての都道府県、政令指定都市で「子ども貧困対策計画」が策定され対策が行われている。

子どもの貧困は、市民レベルでの支援の輪が急速に拡がっている。2010年代前半に誕生した「子ども食堂」は、2018年4月現在全国に2,286カ所確認され、利用している子どもも推計100万人を超えた。「地域交流の場」および「貧困発見の場」としての機能を持ちつつある[7]。

貧困対策としては、他にも社会保険制度の不備が即生活保護制度に直結しないよう「第2のセーフティネット」と呼ばれる2つの制度が相次いで誕生した。2011（平成23）年度からの「求職者支援制度」と2015（平成27）年度からの「生活困窮者自立支援法」である。生活保護法より前に作用するセーフティネットを重層的に用意し、早めの生活支援が可能となるようしくみが整えられつつある。

高齢者福祉分野は、2013（平成25）年「認知症施策推進5か年計画」（オレンジプラン）の策定、2015年に「認知症施策推進総合戦略」（新オレンジプラン）の策定および通称「医療介護総合確保推進法」の施行、2018年の介護保険法の改正等と次々と施策が打ち出されている。「地域包括ケアシステム」の構築が大きな柱であり、2025年までに相次いで法律の変更が予定されている。

社会福祉全体の動向では2016（平成28）年に公表された「ニッポン一億総活躍プラン」によって「地域共生社会の実現」を構築することとなったため、2017（平成29）年に厚生労働省内に「『我が事・丸ごと』地域共生社会実現本部」が設置された。この本部では①地域課題の解決力の強化、②地域丸ごとのつながりの強化、③地域を基盤とする包括的支援の強化、④専門人材の機能強化・最大活用という4つの柱が挙げられ、改革を行うこととなっている。

他方、生活保護制度は、2013年〜2015年および2018年に相次いで「生活保護基準の引き下げ」が行われた。貧困対策の強化とラストセーフティネットの弱体化という大変矛盾した施策が同時に行われている。近年では都道府県ごとの捕捉率、貧困率、ワーキングプア率、子どもの貧困率を算定した研究結果が発表されている[8]。生活保護制度の役割がますます問わ

れる最中でのこの動きを注視する必要があるだろう。

　今後、どのような施策が国から提起されるか予断を許さない。国が劣等処遇の原則、スティグマの活用等を駆使して私たちを社会福祉、社会保障制度から遠ざけようと謀る可能性は、十分に考えられる。国も当然間違える時がある。それを踏まえて過去の過ちから未来を見据える努力が、一層求められている時期に来ていると言わなければならない。そのためにも日本弁護士連合会、全国生活保護裁判連絡会、生活保護問題対策全国会議、全国公的扶助研究会、生活と健康を守る会、反貧困ネットワークなど、当事者の権利擁護を推進する団体の役割はより増していると言えるだろう。

全国生活保護裁判連絡会
生活保護受給者が不服申立てなどを行う際、法律面でサポートをしている組織。1995年に結成され、高校就学費が生業扶助から支給されるきっかけとなった中嶋訴訟を勝訴に導くなど、裁判を通じて受給者の権利擁護活動を行っている。反貧困ネットワークの一団体。

注)
(1) ポリス的救済制度と呼ばれる．具体的には富裕なポリスが，貧しいポリスに金品を提供したり，母子家庭のポリスの子に教育費の提供が行われた．
(2) Booth, C. J., *Life and Labour of the People in London*, 1902〜1903.
(3) Rowntree, B. S., *Poverty: A Study of Town Life*, 1902.
(4) その他恤救規則を補完する役割を担ったものとしては「罹災救助基金法」「北海道旧土人保護法」「伝染病予防法」「精神病者監護法」などがある．これらは直接的には恤救規則と関係するものではなかったが，恤救規則を補完する役割を担っていた．
(5) 鈴木九万監修「終戦から講和まで」鹿島平和研究所編『日本外交史26』鹿島研究所出版会，1973．p.471．において連合軍は次のような方針を示している．「日本ノ苦境ハ日本国自ラノ行為ノ直接ノ結果ニシテ連合国ハ其ノ蒙リタル損害復旧ノ負担ヲ受ケザルベシ右損害ハ日本国国民ガ一切ノ軍事目的ヲ抛棄シ孜々且専心平和的生活様式ニ向ヒ努力スル暁ニ於テノミ復旧セラレルベシ」．つまり「日本は自国の責任で国民を生活困窮にならしめたので，復興は自分自身で行うべきであり，連合国は復興を手助けするつもりはない」．これがGHQの当初の態度であった．
(6) 小山は，晩年に全国社会福祉協議会編『生活と福祉』第154号，1969年2月において次のような言葉を残している．
「生活保護を新しい制度に発展させていくことについて，正常な条件ですか，もうそういうふうにしなけりゃならんという考え方が，国民の間にすっかり出来上がって，それから，学問的にもどういう方向に切り変えていかにゃならんということが，かなりはっきり整理され，その上に乗っかって，単に役人どもだけじゃなくて，政治家も，みんなそれをはっきり意識して切り変えたんじゃないという弱味が，やはり現れていることでしょうかね．頭だけは，次にいかにゃならんという段階というようなものを，かなり頭におきながら，からだの方は依然として昔の状態にあり，その中で切り変えていこうとするので，そういうことのいろんな矛盾が，今のような表現に出てるというのが，今日振り返ってみれば，どうも偽りのない状況だったと思いますがね．」
(7) 「こども食堂安心・安全向上委員会」の調査結果を参照．
https://news.yahoo.co.jp/byline/yuasamakoto/20180403-00082530/
(8) 戸室健作「都道府県別の貧困率、ワーキングプア率、子どもの貧困率、捕捉率の検討」『山形大学人文学部研究年報』第13号，2016，pp.33–53．

参考文献

- 伊藤周平『社会保障史恩恵から権利へ―イギリスと日本の比較研究』青木書店，1994.
- 井垣章二・小倉襄二・加藤博史・住谷磬著／同志社大学社会福祉学会編『社会福祉の先駆者たち』筒井書房，2004.
- 小川政亮『社会保障法の史的展開』小川政亮著作集2，大月書店，2007.
- 小川政亮『戦後の貧困層と公的扶助の権利』小川政亮著作集6，大月書店，2007.
- 小倉襄二『公的扶助―貧乏とその対策』社会事業新書，ミネルヴァ書房，1962.
- 大友信勝『公的扶助の展開―公的扶助研究運動と生活保護行政の歩み』旬報社，2000.
- 岸勇著／野本三吉編『公的扶助の戦後史』明石書店，2001.
- 近藤文二『社会保障の歴史（新版）』厚生出版社，1969.
- 杉村宏「貧困・低所得分野から福祉政策の20年を問う」『社会福祉学』日本社会福祉学会，2006.
- 鈴木九万監修「終戦から講和まで」鹿島平和研究所編『日本外交史26』鹿島研究所出版会，1973.
- 副田義也『生活保護制度の社会史』東京大学出版会，1995.
- 中央法規編『改正生活保護法・生活困窮者自立支援法のポイント』中央法規，2014.
- 日本社会事業大学救貧制度研究会編『日本の救貧制度』勁草書房，1960.
- 右田紀久恵・高沢武司・古川孝順編『社会福祉の歴史―政策と運動の展開（新版）』有斐閣選書，有斐閣，2001.
- 吉田久一『日本貧困史―生活者的視点による貧しさの系譜とその実態』川島書店，1984.
- 吉田久一『現代社会事業史研究（改訂増補版）』吉田久一著作集3，川島書店，1990.
- 吉田久一『日本の貧困』勁草書房，1995.
- 吉田久一『日本社会福祉理論史』勁草書房，1995.
- 吉田久一『戦後社会福祉の展開』ドメス出版，1976.

理解を深めるための参考文献

- **貧困研究会編『貧困研究』明石書店，2018.**

2007（平成19）年12月にわが国初の貧困研究会が発足した。以後2008年より半年に1度年2回のペースで発刊されている。わが国の貧困問題とその解決策に関しての研究発表が行われており、最新の動向を理解する上で有益となるだろう。

- **小沼正『貧困（第2版）』東京大学出版会，1980.**

わが国の生活保護行政における課題点を論述し対処策を提案した論文集である。すでに古典と言える本書であるが、随所に現代に通じる数々の鋭い問題提起がなされている。過去を読み解く上で参考となる一冊である。

- **野本三吉『社会福祉事業の歴史』明石書店，2001.**

わが国の社会福祉の発達過程を縄文時代からまとめたものである。図、写真、表などで視覚的に理解しやすい作りとなっている。社会福祉の歴史を学ぶ上で最適な書物の一冊である。

ジェネリックポイント

社会福祉で歴史を学ぶ意義がよくつかめません。人の手助けになりたいと思い学んでいるのに、なぜ何百年も前のことを理解しなければいけないのでしょうか。試験対策以外で歴史は何か意味があるのでしょうか。

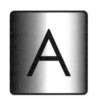
歴史を学ぶとき、年号や人物の名前だけを覚えようとすると、かなり苦痛となってしまうものです。本書のタイトルである「現代社会と福祉」を思い出してみましょう。ここには「社会」と「福祉」の2つの言葉があります。人間が活動することで「社会」の営みが発生します。その中で数々の出来事が起こり時として人間の生活を脅かすのです。社会福祉は「生活上の事故（貧困・疾病・失業・老齢・障害など）」に支援を行っています。ただ、「社会」は時代とともに常に絶えず変化を続けています。「福祉」もそれに対処するために常に変化を続けているのです。現在の社会福祉制度を見れば、どのような支援が行われているのかはわかります。しかし、なぜその制度ができたのか。なぜその対人援助が重要なのか。その背景を理解するには、制度や援助方法が確立された時代にまでさかのぼる必要があるのです。そこには各時代の人びとの躍動、先人の事業家の心意気、人間に降りかかる不条理・悲しみなどを見ることができます。歴史を踏まえた上で制度や援助方法を理解できれば、人間理解への近道となるでしょう。

　歴史を網羅するには時間がかかります。学習する場合は、自分自身が興味を持った社会福祉分野の歴史から読んでみるとよいでしょう。少しずつ視野が広がり、社会福祉全体の理解へと進んでいくと思います。

近年の貧困対策に関する研究動向

わが国の貧困問題は先進諸国から遅れること約40年を経て「貧困の再発見」がなされてきたとも言える。その中で、反貧困ネットワークの活動は精力的である。貧困に関する研究論文も1970、80年代と比べると急速に増えている。貧困問題への関心がより高まりつつある段階と言えよう。

ところで、研究者や厚生労働省内に編成された各種部会などで貧困対策に関する提案がなされている。その一端に触れることにしよう。

まず「ナショナル・ミニマム研究会」(2010年に報告書提示) では、ラストセーフティネットである生活保護にすべての社会保障制度の不備が集中する事態を避けるべきとする主張が出たと同時に、労働者層の所得増加のための法規制を充実すべきという提案がなされた。その後の動きとしては、生活保護より前に機能するために設けられた生活困窮者自立支援法の制定・改正や、最低賃金の引き上げが続けられている点を挙げておこう。

一方で、年金・社会手当・公的扶助制度などを廃止してゆりかごから墓場まで国民全員に一定額を毎月支給する「ベーシック・インカム」の導入についての議論もある。たとえば1人月5万円を支給すれば家族4人で毎月20万円の支給となる。それにより就労や、ボランティア活動など多様な生き方を選択できる。行政もそれぞれの部局を置く必要がなくなるというメリットがある。しかし、金銭給付のみで生活問題は解決しないとする意見もあり、議論が進められている。

他には、公的な住宅手当制度を設ける動きが出ている。わが国では離職による住居喪失の恐れのある人を対象として、2009 (平成11) 年に住宅手当緊急特別措置事業が始まり、2013 (平成25) 年に住宅支援給付に変更された。2015 (平成27) 年4月からは、生活困窮者自立支援法による「生活困窮者住居確保給付金」として制度の構築が進みつつある。

このように貧困対策が進みつつあるが、重要なことは社会福祉・社会保障制度が結果として人びとを排除する構図となってはならないということである。先述したようにセーフティネットの弱体化を図る施策も行われているので、今後の動向を注視していく必要があるだろう。

第4章 福祉政策におけるニーズと資源

1 需要とニーズの概念を整理し、その関係性を理解する。

2 福祉ニーズの分類や把握方法などについて学び、社会福祉の援助を支えるしくみを理解する。

3 資源の概念を整理し、現代社会に必要な資源について検討する。

4 資源開発の必要性や方法について理解を深める。

1. 需要とニーズの概念

A. 需要とは

需要
demand

必要
need

　「需要」という言葉は、何を意味するものであろうか。武川正吾は需要と必要とを対比し、次のように述べている[1]。

　何かに対して需要があるというのは、その何かを求めている人びとがいるということである。自動車の需要が存在するということは、自動車を欲しがっている人びとがいるということであろう。需要とは、個人ないし集団が、主観的な欲求に基づいて、何らかの資源を入手したいと思っている状態のことを指す。一方、「何かが必要である」といった言葉は、何らかの資源が求められているという点においては、「何かの需要がある」と同じであるが、その何かが求められる理由が異なる。需要の場合には、何らかの望ましい状態を実現するために、それらが求められているのに対して、必要といった場合には、ある種の価値判断によって望ましい状態が想定され、それを実現するために欠けている（不足している）ものを求めるといった思考の手続きが前提とされるのである。

　この解釈に立てば、需要は個人の欲求に基づく主観的な概念であるが、必要は単に個人の欲求を充たすといった恣意的なものではなく、何らかの価値判断を含んだ客観的な概念となる。さらに、武川の指摘を借りれば、「需要は人びとの欲望に基づいているのに対して、必要はそうした欲望を超えた何らかの道徳に基づいている。また、需要はその実現の有無が快・苦につながるという意味で利害と関連するのに対して、必要はその実現の有無が正・不正につながるという意味で善悪に関連している」[2]ということになろう。

B. ニーズとは

[1] 福祉ニーズ

ニーズ
needs

福祉ニーズ

社会的ニーズ

　「ニーズ」という言葉は、福祉の分野に限らず、多方面で聞かれ馴染みの深いものであろう。周知の通りニーズとは、「必要」「欲求」「要求」などと訳されるが、「福祉ニーズ」といった場合には少々異なる側面をもつ。

　福祉ニーズの大きな特徴の1つとして「社会的ニーズ」であることが挙

げられる。つまり、社会福祉の領域におけるニーズとは、単に個人の欲求を充たすといった恣意的なものではなく、その時代の経済・社会情勢や文化的背景などの視点を含んだ社会生活を営む上で必要とされるものの充足を指す概念と解釈されるのである。

この社会的ニーズについて、三浦文夫は「社会的ニードとは、『ある種の状態が、一定の目標なり、基準からみて乖離(かいり)の状態にあり、そしてその状態の回復・改善等を行う必要があると社会的に認められたもの』というぐらいな操作的概念として捉えておくことにしたい。そして、『ある種の状態が、ある種の目標や一定の基準からみて乖離の状態にある』ものを仮に依存的状態あるいは広義のニードと呼び、この依存的状態の『回復、改善等を行う必要があると社会的に認められたもの』を要援護性あるいは狭義のニードと呼ぶことにしておく」(3)と論じている。さらに「厳密な意味での社会的ニードは、依存的状態を前提としながらも、依存的状態と同じものではなく、ある依存的状態があってもそのニードの充足が必要かどうかの社会的判断なり、認識がなければ、その依存的状態は社会的ニードに転化されないことも当然おこりうるのである」(4)と解説している。

依存的状態
広義のニード
要援護性
狭義のニード

この解釈に立てば、「依存的状態」を「社会的ニード」に転化させる社会的判断、言い換えれば政策課題として取り上げられるか否かという視点が重要となるのである。以下、高齢者の介護を例に考えてみよう。

近年、社会福祉の課題として大きく取り上げられているものに「介護」がある。介護問題の解決のためにさまざまな施策が講じられ、そのサービスも充実しつつある。では、なぜ今「介護」なのだろうか。確かに高齢者人口は年々増え続け、それに伴い要介護高齢者の存在がクローズアップされるようになったことは事実である。しかし、それ以前から介護問題は存在していたはずである。現在ほど介護サービスが充実していない時代に、多くの高齢者が適切な介護を受けられずに日々の生活を送っていたことは想像に難くない。中には食事も満足にできない者もいたであろう。汚れた布団に横たわる者もいたであろう。そのような状況は、私たちの考える最低生活の基準からは「乖離」した状態であるといえる。であるならば、三浦のいう「依存的状態」あるいは「広義のニード」が存在していたということになるだろう。しかし、それらは直接介護にかかわる者には認識されていたものの、政策課題として取り上げられるには至らなかった。つまり、「依存的状態」を「社会的ニード」に転化する判断がなされず、社会福祉の対象として認識されなかったのである。ひるがえって、昨今では「介護」は単に個人やその家族の問題としてではなく、社会全体の問題として語られ、福祉の政策課題の中心を占めるようになり、さまざまな制度やサ

ービスが確立されてきている。それは「介護」という問題が「社会的に認められた」結果であると考えてよいだろう。つまり、「社会的ニード」として、「福祉ニーズ」として判断されたのである。

「介護」が社会問題として取り上げられた背景には市民の努力が存在する。そのような私たちの「動き」「働き」があってこそ制度化や政策化が実現していくのである。一例として介護問題を取り上げたが、それだけに限定されることではなく、多くの「依存的状態」をいかにして俎上に載せていくのか、種々のレベルでの働きかけや福祉運動が重要な役割を果たすことが考えられる。福祉ニーズとは「要援護性」「援助の必要性」と捉えればよい。

[2] 福祉ニーズの変遷

貨幣的ニーズ
monetary needs

非貨幣的ニーズ
non-monetary needs

福祉ニーズは時代とともにどのように変化してきたのであろうか。「貨幣的ニーズ」と「非貨幣的ニーズ」をキーワードに概括してみよう。

戦後、わが国の国民生活は貧しい状態にあり、いかに生存を保障していくのかが大きな課題であった。この時代では、生理的欲求を含む基礎的ニーズが主であり、その充足のために金銭が用いられたのである。これを貨幣的ニーズと呼ぶ。つまり貨幣的ニーズとは、金銭給付によって充たすことができるものであり、その充足は貧困や低所得に起因する生存のために必要な生活基盤をつくることを目指すものであったと理解してよい。

金銭給付

その後、高度経済成長期になると、完全雇用と所得の向上によって状況が変わり、金銭給付だけでは充たすことのできないニーズが浮上してくる。たとえば、寝たきりや認知症の高齢者、障害者に対する介護である。これらは決して金銭のみで解決されるものではなく、対人福祉サービスの給付（現物給付）によって充足が可能となるものである。そのようなニーズは非貨幣的ニーズと呼ばれ、わが国ではその充足のために社会福祉施設が多く活用されたのである。

現物給付

1970年代の半ば以降、国民の生活構造や生活意識に変化がみられるようになり、それに伴い対人福祉サービスのあり方も、それまでの施設福祉で対応するニーズから、在宅福祉で対応するニーズへと移行する。高齢者も障害者も、誰もが「住み慣れた地域で愛する家族とともに生活する」といった考え方が主流となったのである。

さて、以上のようにわが国におけるニーズは、貨幣的ニーズから非貨幣的ニーズへと移行してきたといえる。しかし、現代の私たちの生活を見つめるとき、両者を明確に区分することに困難を覚えるのもまた事実である。ここで再び高齢者の生活を考えてみよう。

介護を必要とする高齢者がいる。彼は自らの介護、すなわち非貨幣的ニーズの充足のためにサービス（対人福祉サービス）を利用するが、彼の収入は少額の年金のみであり、満足なケアを受けることができない。そればかりか、そのような生活が続けば、彼は困窮状態に陥るだろう。

　つまり、表立った部分では介護という非貨幣的ニーズが見て取れるのだが、その裏側には貨幣的ニーズが隠されているということである。したがって、これら2つのニーズは不可分な関係にあり、密接に絡み合っていると捉えるべきであろう。この例は、時代の流れに伴って、ニーズそのものが複雑化・多様化してきたことを端的に表しているのである。

[3] 福祉ニーズの分類

　福祉ニーズは、たとえば「貨幣的ニーズ」と「非貨幣的ニーズ」のように充足手段による分類や、「診断的ニーズ」と「処方的ニーズ（サービス・ニーズ）」のように品詞による分類など、さまざまな方法で区分される。ここでは、ブラッドショーによって示されたニーズ概念を確認しよう[5]。

診断的ニーズ
diagnostic needs

処方的ニーズ
prescriptive needs

ブラッドショー
Bradshaw, Jonathan

(1) ノーマティブ・ニード（規範的ニード）

　この概念は、ニーズを抱える本人ではなく、専門家や行政職員、あるいは研究者などが判断するニーズであり、望ましい基準と現状とを比較して、ある個人や集団がその基準から乖離した状態にある場合にニーズが存在すると判断するものである。ノーマティブとは「規範的」という意味であり、ニーズ判断の基準が、その社会の規範となっている望ましさの価値判断に基づいたものだという意味である。

ノーマティブ・ニード（規範的ニード）
normative need

(2) フェルト・ニード（感得されたニード）

　この概念は、サービスの必要性を個人が自覚したニーズを指し、欲求（want）に該当する。つまり、第三者がサービスを必要か否かを客観的に判断するのではなく、本人がサービスを利用したいか否かという点に基準が置かれるのである。この場合、一般的に考えて望ましくない生活であっても、それに適応してしまい、自分が問題のある生活を送っていることに気づかないというケースも考えられる。

フェルト・ニード（感得されたニード）
felt need

(3) エクスプレスト・ニード（表明されたニード）

　この概念は、個人がニーズを自覚し、実際にサービスの利用を申し出たニーズを指し、需要もしくは要求（demand）に該当する。つまり、自分は何らかのサービスを利用したほうがよいのではないかと考えたとき、それはフェルト・ニードであるが、サービスの利用を申し出た段階でエクスプレスト・ニードへと変化するのである。

エクスプレスト・ニード（表明されたニード）
expressed need

(4) コンパラティブ・ニード（比較ニード）

コンパラティブ・ニード
（比較ニード）
comparative need

　この概念は、サービスを利用している人と比較して、それと同じ特性をもちながらもサービスを利用していない人がいた場合に、ニーズがあると判断するものである。つまり、他との比較によってニーズの存在を確認するものであり、個人だけではなく、地域のニーズを把握する際にも適用される概念である。

　以上、ブラッドショーの示した4つのニーズ概念を概観したが、これらの概念はそれぞれ課題を抱えており、1つの方法を用いるだけでは正確なニーズ把握を実現することは難しい。したがって、より正確なニーズ把握のためには、これらの方法を組み合わせて考えることが必要となるのである。

［4］福祉ニーズの臨床的把握

　社会福祉実践のねらいはニーズの充足にある。それを実現するためには、援助を必要とする者のニーズを的確に把握することが必要となる。では、どのようにニーズを把握するのであろうか。

　第1に、「どこがニーズを把握するのか」という点である。言い換えれば「対象把握の機構」である。社会福祉の援助を必要としている対象者の把握は、主に地方自治体の福祉関係機関で行われている。中でも福祉事務所（社会福祉法）は、生活困難な状態にある対象者を把握する主要な機関であるが、その他にも、さまざまな福祉関連法律に基づき、児童相談所（児童福祉法）、身体障害者更生相談所（身体障害者福祉法）、知的障害者更生相談所（知的障害者福祉法）、婦人相談所（売春防止法）などがそれぞれの目的に応じて設置されている。しかしながら、これらの相談機関だけで多様化・複雑化するニーズを把握することには限界がある。そのため地域における団体や個人との連携・協力が不可欠となるのである。具体的には、社会福祉協議会やボランティア団体、町内会や自治会、民生委員・児童委員などを通して情報を収集し、対象者の把握に努めるのである。

アウトリーチ
out reach

　また、アウトリーチの技法も重要である。これまで各種相談機関は、対象者からの申請を待つケースが多くあった。しかし、それでは援助を受けることに対して消極的な者や否定的な感情を抱く者のニーズを発見することは困難である。加えて、潜在的ニーズを掘り起こすことなど不可能である。そのような本人が自覚しつつも表明されないニーズ、あるいは本人の自覚はないが客観的にみて解決が必要とされるニーズなどを表面化させていくことも大切な作業である。たとえば、配偶者から暴力を受けている女性がいる。彼女は日々苦しみや悲しみを耐え忍び生きている。しかし周囲

潜在的ニーズ

に相談することはない。もちろん相談機関に出向くことなど考えられない。この場合、彼女がニーズを自覚していようがいまいが、何らかの援助が必要であることは明らかである。仮に彼女がニーズを自覚していたとしても、そのような問題を相談機関にもちかけることには、かなりの勇気と相応の決意が必要となる。つまり、援助を必要とする者が公的機関を含めた第三者に相談するということは、大きな不安を抱えながら幾重にも存在するハードルを乗り越えなければならず、生活に支障が生じれば即座にサービスの申請をするといった単純な図式は成り立たないのである。対象者のニーズ把握には、地域社会の連帯とアドボカシーの機能を備えたソーシャルワーカーの積極的な姿勢が不可欠なのである。

アドボカシー
advocacy

　第2に、「誰がニーズを判定するのか」という点が挙げられる。前にも述べたように、現代社会では対象者の抱えるニーズは多様化・複雑化され、同時に求められるサービス水準も高くなっていることから、より正確なニーズ判定を行うためにも、専門家や専門家チームの存在が不可欠である。周知の通り、介護保険法に基づく介護サービスを利用するためには要介護認定を受けなければならない。つまり、介護が必要か否か、あるいは介護が必要であるならばどの程度必要なのかなどが話し合われるのである。要介護認定は、保健・医療・福祉の専門家で構成される介護認定審査会によって決定するものである。一方、実際にサービスを受ける段階においては、一人ひとりのニーズを把握した上でサービス計画（ケアプラン）が作成されるわけであるが、その立場として介護支援専門員（ケアマネジャー）が存在する。介護支援専門員になるためには、医師や看護師、理学療法士や作業療法士、社会福祉士や介護福祉士などの資格要件と一定の業務従事期間を満たし、都道府県知事が行う試験に合格し、実習研修を修了することが条件となる。以上のことから、ニーズ判定には専門的な知識や技術、それに裏づけされた実践の経験が必要であることが理解できよう。

　第3に、「どのようにニーズを把握するのか」「ニーズ判定の基準をどこに置くのか」という問題がある。通常、法律に基づく福祉サービスを利用する際には、各法律の一定の資格要件を満たすことが必要となる。ここでは高齢者や障害者のサービス利用についての判断基準を考えてみよう。資格要件の一般的な項目として、以下のものが挙げられる。

①基本的属性：年齢・性別・居住地などの把握
②身体・ADLの状況：身体的自立度などの把握
③精神の状況：性格・対人関係・問題行動などの把握
④健康状態：疾病・障害・生活意欲などの把握
⑤経済的要件：資産・所得などの把握

側注：ニーズ判定／要介護認定／介護認定審査会／介護支援専門員（ケアマネジャー）care manager

⑥家族・介護者の状況：介護者の有無・介護者の健康などの把握
⑦環境要件：生活の場の設備などの把握

　これらの要件の多くは相対的なものであり、明確な基準を定めることは難しい。いかに客観的な基準を設け、ニーズ判定の公平性を確保していくのか、福祉関係者に与えられた大きな課題である。

　以上のように福祉ニーズは把握されるのであるが、ここに1つの危険性の存在を指摘しておこう。確かに客観性や普遍性の観点からニーズを捉えるのであれば、専門職による判断が重要となることは間違いない。しかし、そこには専門職による判断、すなわちパターナリズムに陥る危険性をはらんでいることも否定できないであろう。ここで、経済学者で倫理学者でもあるセンの潜在能力理論を参考に、ニーズ把握について再び考えてみよう。この理論では、「ある個人の潜在能力は、財やサービスなどの資源（より厳密には、財やサービスなどの資源のもつ『特性』）を利用して達成可能となる諸機能（すなわち、様々な行いや在りよう）の集合として定義される。潜在能力の中から何を実際に選ぶかは、本人が『価値をおく理由のある生』をもとに決められるとしても、選ぼうと思えば選べたはずの諸機能が不足していると判断された場合には、社会的に補塡する手立てがとられなくてはならない。最終的に選ぶのは、本人だという枠組みを残しつつも、実際に選ぶことを可能とする条件を整えることは、社会の義務とされる」(6)としている。つまり、選択主体と利益主体をともに尊重する枠組みを示しているのである。センの潜在能力理論は、「社会的選択の視座を伴って、個人の社会性を尊重しながら福祉を保障する手立てを決定し、福祉を保障する手立てを講じながら個人の主体性を尊重する」(7)というものである。それゆえ、潜在能力アプローチに内在している行為主体としての利用者（主権）にニーズ把握の支点をおくことは、ニーズ充足の課題すなわち真のエンパワメントに重要な示唆を与えるものである。

　さて、最後に「臨床的にニーズを把握する」ことについて触れておこう。これまで社会福祉の援助は、諸科学の影響を受けながら専門化の道を歩んできた。もちろん、そのことは否定されるべきではない。しかし一方では、その弊害として、社会福祉の援助（技術）が高度に精密化されるほど、その対象はモノ化されていくという現象が生じている。たとえば「老い」や「障害」は、人とともにある老い、人とともにある障害として理解されるべきであるが、現実的には老いというモノ、障害というモノとして捉えられている。すなわち、そこに存在する「人」と「課題」とが区別され語られているのである。しかし本来、多くの指摘があるように、両者は不可分なものとして認識されなければならない。臨床的なニーズ把握とは、人と

パターナリズム
paternalism

セン
Sen, Amartya
1933〜

潜在能力
capability

潜在能力アプローチ
capability approach

臨床的なニーズ把握

人が抱える課題とを不可分なものとして捉える立場に他ならない。つまり、アセスメントにより浮き彫りにされた課題のみに着目するのではなく、対象者が営む生活の全体像を見つめるということ、そしてその対象者を「今を生きる生活の主体者」として捉え、心と身体、人と人、人と環境とがつながりあった存在として全人的に理解していくことであるといってよいだろう。

アセスメント
assessment

全人的理解

C. 需要とニーズの関係性

　繰り返しになるが、需要とは個人の欲求に基づいた主観的な概念であり、ニーズとは単に個人の欲求を充たすといった恣意的なものではなく、その時代の経済・社会情勢や文化的背景などの視点を含んだ社会生活を営む上で必要とされるものの充足を指す概念である。需要とニーズとでは、そのような違いがあるものの、全くの無関係というわけではない。それは、多くの場合、需要を通してニーズが表出されるからである。言い換えれば、自分が必要であると感じたものを需要として表現するということである。

　この点において、京極髙宣は「社会福祉における需要とは、福祉ニーズに裏づけられつつも、それが社会的意識の表層面に現れた部分ということができるでしょう」[8]と述べている。つまり需要は、供給との相対関係に存在するものであるから、供給体制の整備が伴わなければ表面化されず、体制の整備によりニーズの掘り起こしを行うことで表れてくるものであって、いわば氷山の一角として福祉ニーズの一部が要援護者の要求という形で顕在化したものだというのである。

　さらに、京極の論を借りれば、「福祉ニーズは、複雑な客観的位相的な構造であり、加えて経済社会の構造変化にしたがい長期動態的に変動するものである。一方の福祉需要は、ニーズに比べて、特定のサービスなどへの要求量としてシンプルな性格を持つものであり、かつ短期静態的に決定される性格を併せ持っている。したがって、たとえば社会福祉施策の短期的計画では、主に需要概念に基づいた需要の測定を行い、需給関係を的確に把握することが肝要となるが、中長期的あるいは根本的な計画では、ニーズ概念が主たる役割を担い、ニーズの実態把握と測定予測などが極めて重要となる」[9]のである。

2. 地域福祉と資源

A. 資源とは

資源
resource

制度的資源

社会資源
social resource

フォーマルな資源

インフォーマルな資源

　資源とは何であろうか。まずは資源の概念について整理しよう。一般的に資源といった場合、天然資源や人的資源、制度的資源あるいは文化資源などが考えられるが、社会福祉の領域で語られる資源（社会資源）とは、生活ニーズを充足するために活用される人材や物資の総称をいう。具体的には、社会福祉機関・施設、個人・集団、制度、資金、知識・技能などが挙げられ、それらはフォーマルなものとインフォーマルなものとに区分されるのである[10]。前者は行政機関や社会福祉法人、医療法人、あるいは企業など、サービス提供の権限と責任が公的に認められているものを指し、後者は家族や友人、近隣住民などのゲマインシャフト的関係を基盤にしたものを指す。フォーマルな資源は、画一的・硬直的で、手続きに時間がかかるが、一定の基準を満たす専門的なサービスが確保できるという特徴をもち、一方のインフォーマルな資源は、柔軟な対応が可能であるが、専門性にやや欠けるという特徴をもつものである[11]。したがって、それぞれの資源の役割と限界を理解した上で、ニーズに応じて相互補完的に機能させていくことが望まれるのである。

　次に、ソーシャルワーカーの役割と資源との関係について触れておこう。ソーシャルワーカーは、利用者のパーソナリティに対する直接的な働きかけと、利用者を取り巻く環境に働きかけるとともに、課題の解決に有効な資源を活用するといった間接的な方法を用いて援助を展開する。その際、利用者のニーズに合わせた適切なサービスを提供するわけであるが、そのためにはさまざまな資源を整備していく必要がある。したがって、ソーシャルワーカーには既存の資源に関する豊富な知識の獲得は当然のこととして、新たな資源の開発や確保、維持や改善などに努めることが求められる。さらにソーシャルワーカーは、利用者の内面にある問題解決の力や動機づけも資源であることに気づかなければならない。つまり、さまざまな外的資源を動員しながら、利用者の内的資源を刺激し、活用することで、利用者の自律性を高めることを目指すのである。

B. 地域福祉における資源の必要性

地域福祉とは、住民一人ひとりが自立した生活を送ることができるよう、地域の住民や行政、民間の福祉サービス事業者やその他の企業などが連携・協調して、自分たちの町を暮らしやすくする取組みである。より具体的にいえば、地域には「高齢や障害で介護を必要とする人」「子育てや介護で悩んでいる人」「一人暮らしで寂しさを感じている人」「転居してきたばかりで不安を抱えている人」などがおり、そのような人たちを支えるためのネットワークを形成するということである。ネットワークとは、「連帯と協力を基調に『共に生きる社会』の実現を目指して、個人・集団・機関などを組織化していくものであり、課題を抱えている者を取り巻く社会環境を再編成し、より重層的な地域福祉の展開を期待するものである」[12]から、その活動には必然的にフォーマル、インフォーマルな資源が要求される。つまり、地域にさまざまな資源がなければ、ネットワークを形成することは難しく、また地域福祉を実践することも困難となるのである。

さらに、今日の地域福祉実践において重要な役割を果たす援助技術として「ケアマネジメント」が挙げられる。ケアマネジメントとは、①利用者（とその家族）との面接を通して、②個別的だが包括的なアセスメントを行うことで、③利用者の潜在的・顕在的ニーズを明確にし、その充足のために④フォーマルおよびインフォーマルな社会資源を活用して、⑤コミュニティにおける利用者の生活を支えていくことを意味するものである[13]。したがって、この点においても、フォーマルおよびインフォーマルな資源を総合的に組み合わせたネットワークの重要性が語られるのである。ここに地域福祉の展開における資源の必要性を確認することができよう。

地域福祉

ネットワーク
network

ケアマネジメント
care management

3. 現代社会と資源―地域ケアシステムの視点から

A. 現代社会の抱える課題

1960年代以降、わが国は他国を追随する勢いで経済成長を遂げ、昨今「ワーキングプア」や「格差社会」などの言葉が指し示す新たな貧困が語られてはいるが、物質的に豊かな社会を築いてきたといってよかろう。しかしながら、現代社会が精神的に豊かであるかという問いに対しては、多

ワーキングプア

格差社会

孤立死

くの指摘があるように、素直にうなずけるわけではない。現代社会が抱える課題は、経済、社会、教育、環境、心の問題など多岐にわたるが、ここではその1つとして「孤立死」について考えてみよう。

孤立死という言葉を耳にすると、私たちは「高齢者に多くみられるもの」と考えがちである。しかし最近では、若い世代や家族の孤立死の事例が相次いで報告されている。たとえば、2015年1月に愛媛県松山市のアパートで30代とみられる一人暮らしの男性の遺体が発見された。また8月には京都府京都市で、40代の姉と弟の死亡が確認された。さらには2016年2月、埼玉県川越市で60代の夫婦が亡くなっているのが見つかった。

若い世代や家族の孤立死が相次ぐ背景には2つの問題が考えられる[14]。1つめは支援の手が届きにくいという点である。多くの自治体では、一人暮らしの高齢者に対する見守り活動が中心に行われ、同居の家族がいる場合はその活動対象から外れがちである。また、働き盛りの世代であった場合、適切なセーフティネットを受けられずに放置されることも考えられる。そして、地域の中で周囲に気づかれることなく孤立死していくのである。2つめは自治体の不十分な対応である。前の京都市のケースでは、姉と弟は二度にわたり役所に対してSOSを発信したという。最初は2012年6月、京都市右京区の保護課を訪ね生活保護についての相談をしたが、そのときは「生活が苦しい」との内容であったため申請には至らず、実際には姉に生命保険の解約を提案し、就労の支援制度を紹介したとされている。その後、姉は保健センターで就労や医療面での相談をしたが、センターの担当者は緊急性があるとの記録を残さず、具体的な支援や経過観察につながらなかった。2人が次に保護課を訪れたのは2015年1月であった。このときは「保険解約金が底を尽き始めた」との訴えがあり、生活保護の申請を打診されたという。しかし、当時の弟のアルバイト賃金と障害年金によって生活保護給付基準の収入額を上回ったため、ここでも申請に至ることはなかったのである。そして、滞納されていた水道料金の徴収に訪れた市の職員が異臭に気づき、2人の死亡が確認されたのであった。このケースは、自治体における担当部署の垣根を超えた情報の共有と検討の必要性を強く訴えているといってよかろう。

さて、このような孤立死を防ぐためには何が必要なのであろうか。次に行政による取組みと地域活動の事例から、現代社会に必要な資源とその開発について考えてみよう。

B. 現代社会に必要な資源とその開発

　前述のような孤立死にまつわる事例は、全国各地から報告されており、現代社会に暗い影を落としている。そのような状況を単に個人のものとして、あるいは一家族のものとしてではなく、社会全体の問題として真正面から受け止め、迅速に確実に対応していくことが求められる。そのためにも、必要な資源を整備し、システムとして機能させていかなければならないのである。

　課題を抱えた者を適切に支えていくためには、フォーマルな資源とインフォーマルな資源とが相互補完的に機能していくことが不可欠である。まずは行政による取組みから見てみよう。

　東京都新宿区は、シンポジウムの開催や単身高齢者への情報紙の訪問配布事業を展開している。シンポジウムの開催は、地域住民が孤独死の問題を自分のこととして捉え、「都会の中で孤独死は誰にでも起こりうること」という共通認識をもち、それを防止するためには何が大切かをともに考える機会が必要であるとの判断から進められたものである。まず「高齢者の孤独死を考えるシンポジウム」を開催したところ、会場に入りきれないほどの人が集まり、会場内でのやりとりも「地域の死は地域で引き受けていくべき」など、行政への要望を超えた意見が多かった。そのような議論を踏まえつつ、その後は「孤独死は高齢者だけの問題ではない」という視点を入れてシンポジウムを開催したところ、前回を上回る人が参加し、地域住民の関心の高さをうかがわせたという。

　また、情報紙の訪問配布事業は、従来からの見守り活動に加え、75歳以上の一人暮らしの者へ、月に2回「ぬくもりだより」という職員手づくりの高齢者向け情報紙を手渡しで配布することによって安否の確認をするものである。これまでに異変に気づいた配布員の通報がきっかけで、衰弱した高齢者を医療機関に搬送した事例や、在留期間が切れて地域で孤立していた外国人を帰国につなげた事例などが報告されている。

　さらに別の自治体、たとえば千葉県千葉市の美浜区では、孤立死防止対策として、美浜区と千葉西署、美浜区民生委員児童委員協議会の3者で「高齢者の安全・安心確保に関する協定」を締結し、①事件や事故の防止のための啓発活動、②災害時の迅速な対応、③社会参加の促進、などで情報の共有を強化している。

　以上のように、社会の中で孤立した者を救うべく、多くの自治体においてさまざまな取組みがなされている。しかし、制度（行政）だけでは対応できない部分が存在することも事実である。どれほど社会福祉の制度が整

孤独死

えられたとしても、必ず制度と制度との間には隙間が生じる。言い換えれば、どれほど制度が張り巡らされたとしても、それは網の目でしかないのである。近年、その網の目を埋める活動の存在がますます重要になってきているのである。

次に網の目を埋める役割を担う地域活動について確認しよう。埼玉県上尾市の尾山台団地では、団地内のレストランの空き店舗を借り、自治体が設立したNPOが「ふれあい食堂」を開業した。配食サービスでは食事を1人で摂ることになるため、食堂の形態で見守ることを選択したのである。

支え合いマップづくり　また、全国各地で実施されている「支え合いマップづくり」も注目される。近隣の人たちが集まって、一人暮らしの者や高齢者、その他高いリスクを抱える者など、気になる住民の情報を持ち寄り、地図に落とし、同時にサポートのできる者がどこにいるのかもチェックする。気になる住民が、誰とどのような付き合いをしているのかを調べ、どのようなルートでのかかわりが可能なのかを考えるといった試みである。マップづくりをいち早く始めた神奈川県川崎市のある地区では、認知症の母親を抱えて自宅にこもっていた男性が地域活動の担い手になったり、変わり者扱いされていた一人暮らしの高齢者が近所の食事会に参加するようになったりと、孤立した者を地域につなぐ力になっているという[15]。

小地域ネットワーク活動　その他、社会福祉協議会が実施する「小地域ネットワーク活動」も孤立化の防止を担う代表的な活動である。小地域ネットワーク活動とは、高齢者や障害者一人ひとりに対して、3〜4人程度のボランティア（多くは近隣住民）が見守りや生活支援などを行うものであり、ボランティアだけで解決できない問題は、専門職（組織）につなぐしくみをもつものである。

現代社会において社会福祉の制度は必要不可欠であり、その制度をさらに充実させていかねばならないことは明らかである。しかし、それと同時に制度的限界を補う活動を展開していくこともまた重要である。つまり、さまざまな福祉課題に対し、行政主導ではなく、住民一人ひとりが自主的に参加し、住民が福祉の担い手として活躍することが期待されているのである。

さて、これまで地域における資源とネットワークの重要性について述べてきた。前に紹介した地域のように、その理念を活動として実践につなげている場もあるが、理念の重要性について理解はしているものの、具体的なシステムとして機能していない地域が存在することも事実である。単なる理想論、絵に描いた餅に終わらせないためには何が必要であろうか。小坂田稔は、地域ケアシステムの構成要素（求められる機能）として次の5つを挙げている[16]。

地域ケアシステム

(1) ニーズの早期発見機能

生活上の危機は、誰の身にも起こりうるものであるから、限界をもったしくみではなく、必ずその状態やニーズを早期に発見できるしくみが必要とされる。それを実現するためには、①普遍、平等の対応（誰のニーズでもキャッチ）、②多様かつ個別対応（何でも耳を傾けキャッチ）、③接近性の対応（どこでも、すぐにキャッチ）、④緊急性、24時間の対応（いつでも、すぐにキャッチ）、⑤複合的、包括的対応（トータルにキャッチ）、という5つの原則を踏まえた取組みが必要となる。これらの原則に合ったニーズ発見が可能なのは、要援護者と同じ生活圏の中で暮らしている地域住民である。ニーズの早期発見には、地域住民を中心に据え、さまざまな方法を組み合わせたしくみを考えていくことが求められる。

(2) ニーズへの早期対応機能

どれほど早くニーズが発見されたとしても、その対応（支援）が遅れたならば、その意味は失われてしまう。したがって、早期にネットワーク支援を開始することが必要となるが、要援護者やその家族の心（意識）の中に「他人の世話になることへの抵抗感」「恥ずかしいという意識」「申し訳ないという意識」が存在し、それらが早期対応（支援）を阻む大きな障壁となっている。そのため、この障壁を取り除く役割を担う地域ケアマネジメント機関およびワーカーが必要となる。ワーカーは、要援護者や家族が機関に来るのを待つのではなく、積極的に要援護者宅を訪問し、情報を届けるとともに、信頼関係（ラポール）を形成し、意識の壁を解消していくのである。つまり、この点においては、地域住民の見守りによるニーズの早期発見と、専門職の積極的な訪問活動（アウトリーチ）による早期対応という2つの活動をシステム化していくことが求められる。

> ラポール
> rapport

(3) ネットワーク機能

ニーズを発見していく過程、要援護者との信頼関係を形成していく過程、援助計画を検討していく過程、援助を展開していく過程など、いずれにおいてもネットワークは欠かせない。ネットワークをしくみとしてもつ支援システムでは、単に「手をつなぎあいましょう」ではなく、要援護者への自立支援に向けて、必ず地域ケアマネジメント機関によってネットワークが早期に形成されていくしくみであることが必要とされる。

(4) 困難ケース対応機能

在宅ケアを進めていく上では、さまざまな援助困難ケースに遭遇する。その際、ワーカーが気軽に検討・相談でき、的確な助言・指導を得ることのできる場や機能が必要である。そのような場や機能を備えたシステムがあることで、ワーカーは安心して、的確に援助を行うことができると同時

に、検討しあうプロセスを通して援助方法などについての力量を相互に高めあうことができる。

(5) 社会資源の「改善・改良」「開発」機能

> 社会資源の「改善・改良」「開発」機能

地域福祉においては、資源の活用とともに、改善・改良、開発の機能が必要とされる。しかし実際には、改善・改良、開発の必要性を感じていても、なかなか行動として表せず具体的な形になっていないのが現状である。したがって、ネットワークの関係者が協働して、日頃の援助活動における資源の整理・確認・見直し・評価を行い、市町村などの関係機関に改善・改良、開発を提案・要望し、地域の抱える課題を施策につなげる機能をしくみとしてもったシステムが必要となる。

地域におけるケアを実践するためには、これらの機能をシステムの中に組み込むことが必要であり、そうすることで、たとえば高齢者の「住みなれた地域で暮らしたい」という願いに応えることができるのである。

C. 資源の開発とボランタリズム

これまで孤立（死）をテーマに、資源の必要性、資源のあり方について述べてきた。ここでは、さらに孤立から発せられるニーズに対する地域住民の姿勢（物的資源と人的資源の接点）について言及し、まとめとしたい。

資源の開発は「ただ創ればよい」といった短絡的なものではない。住民の集う場所を、あるいは障害者や高齢者を支えるシステムを創ることは当然必要である。しかし、ただ場所を創ったり、システムを創るだけでは不充分であって、根本的な解決にはならない。それは、その場所やシステムを運営するのは人（人的資源）であり、その人の心のもちようによって、その資源が活かされるか否かが決定するからである。

> 孤立
> 孤独

ここで、今後の住民意識のあり方を明確にするために、孤立と孤独について触れてみたい。孤立とは、「家族や友人を失ったらどうしようか」「病気になって倒れたらどうなるのだろうか」「寝たきりになったら誰が世話をしてくれるのだろうか」などの不安から生じるものである。この社会から切り離された状態（社会的孤立）から人間を守るものが福祉（制度）であろう。つまり、福祉（制度）が充実すればするほど、私たちは孤立という問題から解き放たれるのである。しかし、どれほど福祉（制度）が充実したとしても解決できない問題が孤独である。孤独とは、「単に独りでいることを意味するのではなく、大勢の人の中に身をおいていても、あるいは他者との交流があっても、自分が誰からも『受け容れられていない』『理解されていない』と感じている主観的な状況をいう」[17]ものである

から、場所を創る、あるいはシステムを創るという行為だけでは孤独からは解放されない。つまり、そのような行為のみでは、孤独ではなく、孤立から守るものにしかならないのである。

　では、孤独からの解放を実現するためには何が必要であろうか。孤独という課題の解決には、他者とのつながりが必要であることは間違いないが、それに加えて、どのようにつながっているのかが重要になってくるのではないか。つまり、そのつながりの中に「人格的な関係」が形成されているか、「ふれあい」が存在するかということである。ここに「ボランタリズム」という思想の必要性を確認することができる。ボランタリズムとは、社会福祉の実践を問題によっては国家が直接行うより、自由で自主的な意志をもつ民間団体や市民が行うほうがよいと考える思想のことで、無報酬で時間や労働を提供するボランティアの根源となる思想でもある[18]。そして、ボランティアは制度だけでは充たすことのできない個別的なニーズに応えることが可能なものであり、その活動は人格的な関係を創造する営みであって、それにより対象となる者の生活に潤いをもたらすのである。ここに孤独を乗り越えるヒントが隠されている。人格的な関係を育むことによって、リスクを抱えた個人や家族を孤独から守ることはできないであろうか。前にも述べたように、孤独とは自分が誰からも「受け容れられていない」「理解されていない」と感じている主観的な状況をいう。であるならば、人格的な関係（人と人とのふれあい）を成立させることによって、少なからず問題の軽減や解消につながるのではないだろうか。

　いささか非科学的ではあるが、孤独という課題に対応できるのは私たちの心でしかない。ともに悩む以外に方法はないのである。地域福祉が叫ばれる昨今、地域住民が福祉の受け手として存在するだけではなく、福祉の担い手としての自覚と責任をもつことが求められている。そのような認識が形成されることによって、人格的な関係が構築され、孤独からの解放につながるのではないだろうか。

　ここでは、孤立と孤独を取り上げ論じてきたが、どのような課題に対しても、フォーマルな資源とインフォーマルな資源とが有機的に結合することが望まれる。それらの資源とそれを活用し支援する者の心とが重なり合って初めて、本当の意味での地域福祉が実現するのである。

（側注）
ボランタリズム
voluntarism
voluntaryism

ボランティア

注）
(1)　武川正吾『福祉社会―社会政策とその考え方』有斐閣，2001，pp.23-24 を要約．
(2)　前掲書（1），pp.25-26．
(3)　三浦文夫『増補改訂社会福祉政策研究―福祉政策と福祉改革』全国社会福祉協議会，1995，pp.60-61．

(4) 前掲書（3），p.61.
(5) 定藤丈弘・坂田周一・小林良二編『社会福祉計画』これからの社会福祉8，有斐閣，1996，pp.120-122を要約.
(6) セン，A.・後藤玲子共著『福祉と正義』東京大学出版会，2008，p.19.
(7) 前掲書（6），p.22.
(8) 京極髙宣『改訂社会福祉学とは何か―新・社会福祉原論』全国社会福祉協議会，1998，p.55.
(9) 前掲書（8），p.58を要約.
(10) 福祉臨床シリーズ編集委員会編『社会福祉士国家試験対策用語辞典』弘文堂，2013，p.225.
(11) 佐藤克繁・星野政明・増田樹郎編『社会福祉援助技術論（理論編）―対人援助の本質を問う』新課程・国家資格シリーズ4，黎明書房，2003，pp.110-111.
(12) 佐藤克繁・山田州宏・星野政明・増田樹郎編『社会福祉援助技術論（応用編）―対人援助の豊かさを求めて』新課程・国家資格シリーズ5，黎明書房，2003，p.116.
(13) 前掲書（12），p.202.
(14) 後藤千恵「時論公論―相次ぐ孤立死　どう防ぐ」NHK解説委員室，解説アーカイブス，2012年3月16日（http://www.nhk.or.jp/kaisetsu-blog/100/114532.html）.
(15) 前掲（14）.
(16) 小坂田稔『社会資源と地域福祉システム』明文書房，2004，pp.162-171を要約.
(17) 増田康弘「シニアボランティアのもつ可能性―老いの孤独からの解放」『高齢者の生きがい対策と人材活性化』聖徳大学生涯学習研究所，2008，p.45.
(18) 中根千枝・山本七平・大塚久雄・李進熙・高崎宗司・粕谷甲一・阿部志郎・小柳伸顕『日本人と隣人』日本YMCA同盟出版部，1981，p.199.

ロールズ
Rawls, John
1921～2002

ドゥウォーキン
Dworkin, Ronald
1931～2013

サンデル
Sandel, Michael
1953～

セン
Sen, Amartya
1933～

■理解を深めるための参考文献
●仲正昌樹『集中講義！ アメリカ現代思想―リベラリズムの冒険』NHK出版，2008.
1970年代の初めに台頭し世界的に影響を与えたリベラリズム系の「正義論」について、わかりやすく解説している。ロールズの「正義論」を中心に、ドゥウォーキンやサンデル、センなどの理論についても語られている。

●筒井孝子『地域包括ケアシステム構築のためのマネジメント戦略―integrated care の理論とその応用』中央法規出版，2014.
地域包括ケアシステムを考えるにあたってintegrated careやintegrationに着目し、それを戦略的に進めるための方法やマネジメントを検討している。

●コミュニティソーシャルワーク実践研究会編『コミュニティソーシャルワークと社会資源開発―コミュニティソーシャルワーカーからのメッセージ』全国コミュニティライフサポートセンター，2013.
コミュニティソーシャルワークの実践に不可欠な社会資源開発に焦点を当て、各地で生まれた実践知について現役のソーシャルワーカーたちが語り合う。制度では対応できない課題にどう向き合うかを問いかけている。

●中沢卓実著／結城康博監修『常盤平団地発信孤独死ゼロ作戦―生きかたは選べる！』本の泉社，2008.
千葉県松戸市常盤平団地における孤独死対策の実践報告。団地内で発生した孤独死をきっかけに展開された「孤独死ゼロ作戦」の取組みを紹介し、そこから学ぶべきもの、これからの課題について語っている。

●阿部志郎『福祉の哲学（改訂版）』誠信書房，2008.
長年、地域福祉の実践に携わってきた著者が、福祉とは何か、福祉は何を目的とするのか、人間の生きる意味は何かを、自身の経験を交えながら語りかけている。

ジェネリックポイント

「子どもの貧困」という言葉を耳にします。「子どもの貧困」にはどのような問題があるのでしょうか。また、どのような対応が必要なのでしょうか。

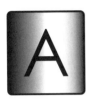

現代の格差社会において、子どもの生活が厳しい状況におかれるケースが存在します。子どもの貧困は、①生活に必要な資源の欠如、②ソーシャル・キャピタルの欠如、③ヒューマン・キャピタルの欠如が要因とされ、この3つが重なる部分が最も困難を抱えた層となります。子ども時代の貧困は、学力や学歴の格差に影響し、それが就職や収入の格差につながり、貧困が再生産されるといった負のスパイラルが生じることになり、さらに問題が深刻化する傾向にあります。ソーシャルワーカーとしては、まずは貧困のしくみについて理解し、個々の貧困問題、その当事者の個別性へと働きかけ、積極的に介入していくことが求められます。また、格差社会の是正に取り組むことも必要です。住民運動や市民運動などと連携しながら、ソーシャルアクションの技法を用いて改善に努めるべきでしょう。

ソーシャル・キャピタル
social capital
つながりやネットワークなどの社会的資本。

ヒューマン・キャピタル
human capital
健康や教育などの人的資本。

近年、ボランティアの重要性が語られていますが、ボランティアとはどのような活動なのでしょうか。

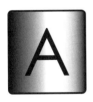

よく知られているように、ボランティア活動は自分が高い場所から優越感をもって手を差し伸べるといったものではありません。お互いが立ち並び、手を取り合い、弱さを分かち合う活動です。ボランティア活動に従事するということは、基本的には他者の成長を助けることと考えられますが、ボランティア活動を行う者にとっても大きな意味をもちます。それは他者を助けることによって自分自身の成長が実現するということです。つまり、他者への支援行為に返礼を期待せず、お互いの存在価値を認め合い、支え合う関係の中で共にあるということを実現する活動といえるのです。

コラム　障害を受容するということ

　以下は、筆者の知るソーシャルワーカーが語ったエピソードである。

　「私の娘は聴覚に障害があります。娘の異変に気づいたのは昨年の秋のことでした。遊んでいる娘に後ろから声をかけても振り向かない。そのときは『遊ぶことに夢中になっていて、私の声が耳に入らないのだろう』というくらいに考えていました。卒園を控えたある冬の日に、娘の通う幼稚園で発表会が行われました。私は娘の晴れ舞台を記録に残そうと、ビデオカメラで撮影をしていました。いよいよ娘の出番になり、合唱が始まりました。娘は大きな声で歌っているようでした。しかし、様子がおかしい。ビデオカメラを通して見る娘は、周りの友だちの顔をキョロキョロと見ながら歌っていました。そう、この頃すでに娘の聴力は失われていたのです。だから、どのタイミングで歌い出せばよいのか、自分の発しようとする言葉（歌詞）が間違っていないのかを確認するために、友だちの口の動きを見て真似ていたのです。私はソーシャルワーカーですから、娘の障害を真正面から受け止め、これから起こり得るであろう困難を予測し、娘を家族をどう守っていけばよいのかを考えようとするわけですが、これがなかなか難しいもので……私は逃げちゃいました。今は娘の障害を受け止め（受け止めているつもりかもしれません）前向きに生きていますが、そのときは自分の弱さを感じながらも、娘の障害から目をそむけていました。障害を受容するって難しいものですね……障害をもったのは娘なのに……」

　彼の娘は現在、ろう学校に通っている。娘をろう学校に入学させるため、家族にかかるストレスを感じながらも、引っ越しをした。これまでの時間の経過の中で、また元気に学校に通う娘の姿を見て、今、彼は娘の障害を受けとめ、少しずつではあるが手話を学んでいるという。最近会った彼は「僕ね、娘の障害を知ったとき、仕事帰りの満員電車の中で涙を流したことがあったんですよ。あれは何だったんですかね」「手話を覚えることで、これまで自分の知らなかった世界が見えてくるような気がするんです」と晴れやかな顔で話す。これまで専門書を通してでしか考えなかった「障害受容」という課題と真剣に向き合う彼は、以前とは少し違った視点で、そして温かなまなざしをもって、今日もクライエントとともに歩んでいる。

第5章 福祉政策の課題

1 わが国の福祉政策の課題として、近年その存在意義が見直されてきている貧困者の政策課題を理解する。

2 人口高齢化が進行するわが国の高齢者の政策課題を理解する。

3 障害者総合支援法の成立により、大きく制度が変わりつつあるわが国の障害者の政策課題を理解する。

4 少子化に伴い、変貌しつつあるわが国の児童関連の政策課題を理解する。

5 わが国の福祉政策の課題と、各国の福祉政策の課題を理解する。

1. 貧困者の政策課題

A. 生活保護制度の動向と課題

[1] 生活保護の状況

　生活保護は、わが国の公的扶助の中核をなす制度であり、日本国憲法25条に規定された、健康で文化的な最低限度の生活を保障するという生存権について、具体的に対処する制度である。なおかつ、他法では救済できない最後のセーフティネットの手段として、経済的貧困に陥った人びとの救済手段として最も重要な制度であるといえる。

　生活保護受給者数である被保護人員は、そのときの社会情勢に大きく影響を受けることになる。2014（平成26）年度の被保護人員は、1ヵ月平均で214万5,438人にのぼっている。これは、国民の約100人に1人が生活保護を受給していることになる。

　一般的に経済状況が好景気のときには保護率は下降し、不景気に転じたときには上昇する。しかし、市郡別に被保護実人員をみると、市部は上述の景気の状況に連動して被保護実人員が変化しているのに対し、郡部ではあまり影響を受けない傾向にある（図5-1）。これは、景気変動の影響が少ない農林水産業などの第1次産業が中心の郡部と、景気の状況に左右され

セーフティネット
安全網。何らかの危機に直面した場合の日常生活維持に必要な衣食住など、最低限必要な物資や生活環境維持のための施策やその集合体。

（生活）保護率
その年の人口千人当たりの生活保護受給者の割合。

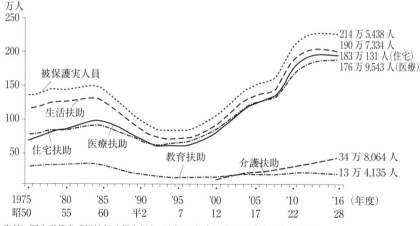

図5-1　扶助別被保護実人員の推移（1ヵ月平均）

資料）厚生労働省「福祉行政報告例」，平成24年度以降は同「被保護者調査」
出典）厚生労働統計協会編『国民の福祉と介護の動向 2018/2019年』厚生労働統計協会，2018，p.197.

る工業の第2次産業、サービス業である第3次産業が多い市部との格差がますます拡大していることを意味している。

　被保護世帯数は、2016（平成28）年度で、163万7,045世帯であり、単身者世帯が78.1％、2人世帯が15.6％であり、被保護世帯の平均世帯人員は1.33である。このような世帯人員の減少が、被保護世帯数の増加傾向につながっているものと思われる。

　世帯類型別では、高齢者世帯が51.4％にものぼっていることが注目される。以下、傷病者・障害者世帯が26.4％、母子世帯6.1％という順である（表5-1）。

　生活保護受給期間でも、10年以上が28.2％、5年以上10年未満が27.5％と、受給期間が長期化する傾向にある。

表5-1　世帯類型別にみた被保護世帯と一般世帯の推移

	総数	高齢者	母子	その他		
				総数	傷病・障害者	その他
被 保 護 世 帯 構 成 割 合（％）						
昭和50年（'75）	100.0	34.3	9.5	56.3	46.1	10.2
60（'85）	100.0	32.5	14.4	53.1	43.6	9.5
平成7（'95）	100.0	43.7	8.6	47.8	42.3	5.5
17（'05）	100.0	43.5	8.7	47.8	37.5	10.3
27（'15）	100.0	49.5	6.4	44.0	27.3	16.8
28（'16）	100.0	51.4	6.1	42.5	26.4	16.1
一 般 世 帯 構 成 割 合（％）						
昭和50年（'75）	100.0	4.9	1.1	93.9	…	…
60（'85）	100.0	8.4	1.4	90.3	…	…
平成7（'95）	100.0	13.8	1.2	85.0	…	…
17（'05）	100.0	17.7	1.5	80.8	…	…
27（'15）	100.0	25.2	1.6	73.2	…	…
28（'16）	100.0	26.6	1.4	72.0	…	…
世 帯 保 護 率（‰）						
昭和50年（'75）	2.07	14.41	17.35	1.24	…	…
60（'85）	2.04	7.95	21.68	1.20	…	…
平成7（'95）	1.42	4.51	10.37	0.80	…	…
17（'05）	2.21	5.41	13.10	1.31	…	…
27（'15）	3.22	6.31	13.16	1.94	…	…
28（'16）	3.26	6.31	13.89	1.93	…	…

資料）厚生労働省「被保護者全国一斉調査」（平成7年以前），「福祉行政報告例」（平成17年度），「被保護者調査」（平成27年度以降），「厚生行政基礎調査」（昭和60年以前），「国民生活基礎調査」（平成7年以降）

注）被保護世帯の世帯類型は平成17年度から，一般世帯の世帯類型は平成9年から，定義が変更されているが，本表の平成7年以前の数値は旧定義によっている。

出典）厚生労働統計協会編『国民の福祉と介護の動向2018/2019』厚生労働統計協会，2018，p.199.

［2］生活保護運用の動向

　生活保護の予算は、前述のように経済状況の悪化により、不景気と呼ばれる時代にあっては、保護率の上昇を余儀なくされる。これにより、生活保護にかかる経費についても上昇が見込まれるものの、近年の基礎構造改革および国家財政の緊縮化の方向性により、保護費の上昇を抑えるために、保護の適正化が叫ばれるようになっている。近年は、保護率が上昇傾向にあるにもかかわらず、予算の伸びは抑制傾向にある（表5-2）。

表5-2　国の予算と生活保護費（当初予算）の年次推移

（単位：億円）

	年度	昭40	50	60	平7	17	23	24	25	26	27	28	29	30
予算額	一般会計予算　（A）	36,581	212,888	524,996	709,871	821,829	924,116	903,399	926,115	958,823	963,420	967,218	974,547	977,128
	一般歳出予算　（B）	29,199	158,408	325,854	421,417	472,829	540,780	517,957	539,774	564,697	573,555	578,286	583,591	588,958
	社会保障関係費（C）	5,184	39,282	95,740	139,244	203,808	287,079	263,901	291,224	305,175	315,297	319,738	324,735	329,732
	厚生労働省予算（D）	4,787	39,067	95,028	140,115	208,178	289,638	266,873	294,321	307,430	299,146	303,110	306,873	311,262
	生活保護費　　（E）	1,059	5,347	10,815	10,532	19,230	26,065	28,319	28,614	29,222	29,042	29,117	29,211	29,046
生活保護費に占める割合	対一般会計予算比（E/A）	2.9%	2.5%	2.1%	1.5%	2.3%	2.8%	3.1%	3.1%	3.0%	3.0%	3.0%	3.0%	3.0%
	対一般歳出予算比（E/B）	3.6	3.4	3.3	2.5	4.1	4.8	5.5	5.3	5.2	5.1	5.0	5.0	5.0
	対社会保障関係予算比（E/C）	20.4	13.6	11.3	7.6	9.4	9.1	10.7	9.8	9.6	9.2	9.1	9.0	8.8
	対厚生労働省予算比（E/D）	22.1	13.7	11.4	7.5	9.2	9.0	10.6	9.7	9.5	9.7	9.6	9.5	9.3

出典）生活保護制度研究会編『保護のてびき（平成30年版）』第一法規，2018，p.50．

　1981（昭和56）年、当時の厚生省社会局保護課長通知として全国の福祉事務所を管轄する都道府県や市に出された「生活保護実施の適正化について」（いわゆる123号通知）では、当時暴力団などによる不正受給問題が多発したことから、生活保護受給の審査を厳正に行うことが求められた。しかしその後、1987（昭和62）年の札幌母親餓死事件に代表されるように、全国で保護の申請の門前払いや保護受給の打ち切りなどにより、餓死者や自殺者を出す事態となっている。

　近年でも、半強制的な保護の打ち切りにより連続して餓死者を出した北九州市や、刑務所刑務官出身の職員を生活保護窓口に配置し、申請を制限していた高松市など、露骨な保護費抑制を図ろうとした自治体にも非難が集中した。また、芸能人の家族に対する保護の不正受給の疑いが、マスコミにより取り上げられ、話題となった。

　これには、地方分権化の流れの中で、本来の国の業務である生活保護に関するさまざまな事務が、法定受託事務として都道府県と市の業務となっ

札幌母親餓死事件
1987年、札幌市内の市営アパートに住む母子家庭の母親がアルバイト就労を理由に生活保護を打ち切られ、その後体調不良で仕事に就けず、3人の子どもを残して餓死した事件。

ている一方、保護の相談については、都道府県などの自治事務として規定されているといったような行政面の複雑な構造が背景にある。

また、受給者の公平化を図るという視点から、平成18年度に老年加算廃止、平成21年度までで母子加算廃止という大胆な給付カットが行われている。

ニーズの増大と、国家財政の危機からくる負担の抑制という、二律背反的な命題を、生活保護制度は突きつけられている。

B. 生活保護制度運用の見直し

[1] 生活保護基準の検証

生活保護における給付の基準については、特に生活扶助基準における一般国民の消費生活水準との均衡が図られるよう、5年に1度専門家による検証が行われることとなり、2007（平成19）年度に初めて「生活扶助基準に関する検討会」が開催された。

また、これまで明確な基準が示されていなかった本人の稼働能力については、平成20年度からの生活保護制度運用の見直しによって、以下の3つの用件をもとに判断基準の基本的な事項が明記されている。

①稼働能力の有無
②稼働能力を活用する意思の有無
③稼働能力を活用する就労の場の取得の可能性

保護の申請時においても、福祉事務所の保護開始の申請時の適切な対応方法が明記されるとともに、受給者からの保護辞退の申し出があった場合の取り扱いについても、その適切な取り扱いが徹底されることとなった。

今後は、要保護者の生活状況などに応じた援助方針の策定や、被保護者の自立助長を支援するための関係機関との連携のあり方が模索されていくこととなる。

2011（平成23）年に、社会保障審議会の下に「生活保護基準部会」が設置され、その検討結果をふまえた報告書が2013（平成25）年にまとめられた。それにより、3年間にわたり生活扶助基準額等が段階的に引き下げられるとともに、各種基準の見直しが行われた。

[2] 就労支援対策との連携

被保護世帯の増加や、生活問題の多様化・複雑化に対処するため、2005（平成17）年度から、経済的支援に加えて被保護世帯の自立と就労を支援する「自立支援プログラム」が導入されている。また、ハローワーク

自立支援プログラム
福祉事務所などの生活保護実施機関が、管内の非保護世帯全体の状況を把握し、個々の状況や自立阻害要因を類型化し、それぞれに取り組むべき自立支援の具体的内容や手順などを定め、これにより組織的な支援を行うもの。

（公共職業安定所）と福祉事務所との連携によって被保護者の就労支援を行う「生活保護受給者等就労支援事業」も同年から実施された。なお、この事業は、2011（平成23）年に「福祉から就労」支援事業と名称変更され、地方自治体（福祉事務所等）と公共職業安定所（ハローワーク）が、就労に関する支援要請について協定を結ぶことにより、生活保護受給者等を対象とした自立の実現を目指す緻密な就労支援を行っている。

2008（平成20）年度後半からは、100年に1度とも言われる世界的な不況に見舞われており、非正規雇用労働者の多くが、契約を打ち切られるばかりではなく、社員寮などからの退去といった生活の場も失われている。

このような雇用の不安は、大手企業の正規職員にも広がっており、日常生活のリスクも増大していると言わざるを得ない。特に生活保護世帯に対しては、地域によってはいまだに偏見・差別の対象となっており、社会的排除に向かう感情が根強い。本来人間のもつヴァルネラビリティの認識が、社会福祉の充実にどうかかわるのか、わが国でも福祉国家としてのあり方が問われる根本問題の1つであるといえる。社会的包含も、わが国では地域包括支援（ソーシャル・インクルージョン）の考え方が、高齢者や障害者福祉を中心に語られる機会が多く、貧困者に対する社会連帯の議論には至らない場合が多い。

> **ヴァルネラビリティ**
> 人間が本来もつ脆弱性、傷つきやすさ。
>
> **ソーシャル・インクルージョン（地域包括支援）**
> 包含、包括と訳され、高齢者、障害者、要保護児童など、援助が必要な人びとが地域社会から差別されることなく、さまざまな支援対策に包み込まれ日常生活維持を実現するための援助の考え方とその実践。

北欧などの福祉先進諸国は、完全雇用が国の施策の中心に据えられており、わが国の雇用対策についても、狭い範囲の社会保障・社会福祉対策の検討ではなく、全国民的な緊急性の高い政治的問題でもある。その点からは、わが国の政治体制や民主主義のあり方が大いに注目されているといえる。

2013（平成25）年、「生活困窮者自立支援法」が制定された。この法律は、生活保護に至る前の段階の自立支援策の強化を図るもので、自立相談支援事業や住宅確保給付金の支給などが規定されている。

C. 子どもの貧困対策

わが国の子どもの相対的貧困率は、OECD（経済協力開発機構）によると、加盟34か国中10番めに高く子どもがいる現役世代のうち大人が1人（ひとり親等）の世帯の相対的貧困率は、OECD加盟国の中で、最も高くなっている。このことは、母子世帯や父子世帯等の貧困問題の顕在化と、その対策の必要性を意味している。

> **相対的貧困率**
> 世帯収入から子どもを含む国民一人ひとりの所得を仮に計算し、順番に並べたとき、真ん中の人の額（中央値）の半分（貧困線）に満たない人の割合。

2013（平成25）年、「子どもの貧困対策の推進に関する法律」が成立し、翌年1月から施行されている。この法律は、子どもの将来がその生育環境に左右されることのないよう（いわゆる「貧困の連鎖」）、貧困の状態にあ

る子どもが健やかに育成される環境を整備するとともに、教育の機会均等を図り、子どもの貧困対策を総合的に推進するものである。具体的には、経済支援、教育支援、生活支援、就労支援という4つの具体的な支援対策の有効な実施が求められている。

この法律により、内閣府、厚生労働省、文部科学省等の政府機関の連携・協力のもと、子どもの貧困対策を総合的に推進するために、子どもの貧困対策に関する大綱を定めるととともに、内閣府に内閣総理大臣を会長とする「子どもの貧困対策会議」を設置することとなっている。

2014（平成26）年8月、「子どもの貧困対策に関する大綱」が定められ、子どもの貧困対策に関する基本的方針、子どもの貧困に関する指標、指標の改善に向けた当面の重点施策等が明示されている。

2. 高齢者の政策課題

A. 介護保険制度見直し

[1] 介護保険制度の検証

1997（平成9）年に介護保険法が制定され、2000（平成12）年度より開始された介護保険制度も、12年が経過し、当初は想定していなかったさまざまな問題が露呈する結果となっている。

まず、予想を超えた急激な高齢化により、65歳以上の第1号被保険者は、2000年4月に2,165万人だったものが、10年後の2010（平成22）年4月には2,895万人と、730万人増加している。要介護認定者の数も、この10年間で218万人から487万人と、ほぼ倍増し、2017（平成29）年には、633万人に達している（表5-3）。また、介護保険によるサービスを受給した者も10年間で149万人から403万人と2倍以上の大幅な増加となっている。介護保険制度が目指した「介護の社会化」は、従来家族や近隣の助け合いといった相互扶助と、社会的入院など、医療に大きく依存していた状況に変化をもたらしたともいえる。

このような介護ニーズの増加は、サービス提供体制の拡充によってもたらされたともいえる。介護保険のサービス提供は、市場原理を積極的に取り入れ、規制緩和を推進した結果であり、従来の社会福祉法人に加えて、シルバーサービスと呼ばれる民間営利企業や民間非営利団体（NPO）に

表5-3　要介護度別認定者数の推移

(単位　千人)　　　　　　　　　　　　　　　　　各年4月末

	平成12年('00)	22('10)	27('15)	29('17)
総　　　数	2,182	4,870	6,077	6,331
要　支　援	291	.	.	.
要　支　援1	.	604	874	890
要　支　援2	.	654	839	867
要　介　護1	551	852	1,176	1,263
要　介　護2	394	854	1,062	1,106
要　介　護3	317	713	793	836
要　介　護4	339	630	730	768
要　介　護5	290	564	604	601

資料）厚生労働省「介護保険事業状況報告月報」．
出典）厚生労働統計協会編『国民の福祉と介護の動向2018/2019』厚生労働統計協会，2018，p.162．

図5-2　受給者数と保険給付額の状況

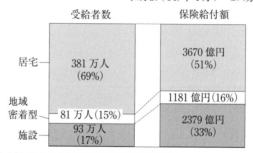

資料）厚生労働省「介護保険事業状況報告月報」．
注）四捨五入の関係で100%とならない．
出典）厚生労働統計協会編『国民の福祉と介護の動向2018/2019年』厚生労働統計協会，2018，p.162．

よるサービス事業者が急増した．

　介護保険にかかる総費用は，2000年の3.6兆円から，2010年度では7.8兆円と，2倍以上の伸びになっている．65歳以上の第1号保険料も，3年ごとに改正されているが，平成12～14年度の第1期から，平成15～17年度の第2期には13%の値上げ，さらに平成18～20年の第3期には24%の値上げとなっている．平成21年からの第4期は，第1期から比べると，約40%の伸びとなっている．

　以上のような介護保険の財政は，ニーズの増大とサービスの拡大に伴い，国家財政や国民の負担にも大きな重圧となってのしかかっている．

　介護保険のサービス別受給者では，居宅サービスが2000年4月に97万人の利用だったものが，11年後の2013（平成25）年4月には348万人と3倍近く増加，施設サービス利用も52万人から89万人の増加となってい

る。しかし、居宅サービス利用者が74％、施設サービス利用者が18％という現状に対し、保険給付額は居宅サービス55％、施設サービス35％というように、施設サービスへの保険給付額が高い割合を示している。（図5-2）。この利用人数に比べた財政上のバランスをどう考えるかというのも、大きな検討課題である。

［2］介護保険制度改革

3年に1度の見直しが行われている介護保険制度であるが、2006（平成18）年度から実施されている改革では、特に、認定者の多い要支援と要介護1段階の状態区分の見直しや、地域包括支援センターでの一括した介護予防支援計画（介護予防プラン）の作成などが行われた。この背景には、大手民間事業者による介護報酬の不正請求や基準違反などが続発し、以前から指摘されていた事業の透明性や公平性に関して、実態に即した規制を強めたものと思われる。

ただし、予防重視型のシステムへの変換とはいえ、事業所やサービス内容の地域格差も是正されておらず、リハビリテーション関連の居宅サービスでは新たに期限を切られるなど、真に利用者本位のサービス体系が確立されているとはいえない現状が指摘されてきた。

2011（平成23）年6月、「介護サービスの基盤強化のための介護保険法等の一部を改正する法律」の成立を受けて、平成24年度からの介護報酬の改定では、以下の点が盛り込まれている。

①医療と介護の連携等の強化：日常生活圏域ごとの介護保険事業の策定、24時間対応の定期巡回・随時対応型訪問介護・看護サービスの創設、複数の居宅サービスや地域密着型サービスを組み合わせて提供する複合型事業所の創設、介護療養病床の転換期限の猶予
②介護人材の確保とサービスの質の向上：介護福祉士等によるたんの吸引、介護福祉士の資格取得方法の見直し、介護事業所における労働法規遵守の徹底、事業所指定の欠格要件・取消し要件への労働基準法違反者の追加
③高齢者の住まいの整備等：有料老人ホーム等の利用者保護規定の追加、サービス付き高齢者住宅の供給の促進
④認知症対策の推進：市民後見人の活用等、高齢者の権利擁護の推進
⑤保険料の上昇の緩和：安定財源化基金の取り崩しによる介護保険料軽減策等

2015（平成27）年4月からの改訂では、①予防給付と地域支援事業の再編、②通所介護の地域密着型への移行、③特別養護老人ホーム（介護老

> **地域包括支援センター**
> 2005（平成17）年の介護保険制度改正により規定された、人口2万～3万人ごとに設置され、介護予防、総合相談、権利擁護、介護支援専門員（ケアマネジャー）の支援を行う市町村の事業。

人福祉施設）への入所を原則要介護3以上にすること、などが行われた。

[3] 介護人材確保

仕事がきつい、汚い、給料が安いという、労働条件の悪いいわゆる「3K」職場の代名詞であった介護の現場では、「ワーキングプア」という、一生懸命働いても、一定の給与所得に達しないという状況を生み出していた。この背景には、民間の事業者の参入促進や、財源の負担を抑えるために、介護報酬が低い水準に抑えられていたことが指摘されている。

慢性的に不足している介護現場における人材を確保するための政策の1つとして、協定を結んだ国から人材を受け入れ、研修の実施や資格取得の上で介護現場の労働力とする方向性が示されていたが、2008（平成20）年その第1陣として、インドネシアから400名あまりの看護師、介護福祉士の候補生が来日している。彼らは、語学や実務の研修を積み、今後4年以内に国家資格の所得を目指すのだが、もし国家試験に合格できなかった場合には、帰国を余儀なくされることとなる。

皮肉なことに、好景気のときには人材不足に陥る介護の現場でも、昨今の経済不況と雇用情勢の悪化により、介護の人材不足も解消される方向にあるという。しかし、好況・不況といった景気変動にかかわりなく、必要な介護サービスの提供のために欠くことのできない人材を確保させることなしに高齢者福祉の充実はありえない。今後の介護保険の改正時に予定されている介護報酬の引き上げや、介護職員の労働条件の向上に関する具体策の効果が期待されている。

> ワーキングプア
> 常勤的な労働に就いていても、その労働収入が同等な人の生活保護基準以下であるような状態。

B. 高齢者虐待問題への対応

[1] 家庭における養護者からの虐待への対応

「高齢者虐待の防止、高齢者の養護者に対する支援等に関する法律」いわゆる高齢者虐待防止法により、高齢者の生命または身体に重大な危険が生じている場合、虐待の発見者には市町村への通報義務が課せられている。市町村は、虐待に関し高齢者や養護者に対する相談、助言、指導を行うことになっており、実用に応じて事実確認、一時的な保護のための施設入所、必要な居室の確保などの措置をとる。

しかし、市町村が虐待の事実をどう把握し、どのような措置をとるかには、課題が多い。市町村に通報がありながら、必要な措置がとられる前に死亡したりする例もある。市町村や地域包括支援センターなどの相談職員でも判断に戸惑うケースが多い場合には、適切な判断、措置に結びつく支

援体制が必要となる。日本弁護士連合会と社団法人日本社会福祉士会は、協力して都道府県単位で「高齢者虐待対応（専門職）チーム」の設置を進めている。法律の専門職とソーシャルワークの専門職が協力し、地域の虐待問題へ対処することで、大きな効果が期待されている。

［2］施設職員などによる虐待への対応

施設などの職員は、勤務する施設での虐待を発見した場合、高齢者の生命または身体に重大な危険が生じている場合、市町村への通報義務がある。市町村は、その内容を都道府県に報告し、市町村長または都道府県知事は、介護保険法などによる監督権限を行使する。

前述の介護保険制度改革により、市町村長や都道府県知事の監督権限が強化されており、都道府県知事は毎年度、虐待の状況、とった措置、虐待を行った施設のサービス種別、虐待を行った従事者などの職種を公表する。この場合でも、虐待への適切な対応の内容が問われており、前述の高齢者虐待対応（専門職）チームなど、専門職の連携とともに、地域の社会資源の協力が求められる。

> **高齢者虐待対応（専門職）チーム**
> 高齢者の虐待の防止・発生予防から、発生時の迅速・適切な対応を目指し、地域の弁護士や社会福祉士が協力してチームを編成、市町村などと行政と連携をとるしくみ。

C. 高齢者医療制度

［1］後期高齢者医療制度（長寿医療制度）

これまでの老人保健法が2008（平成20）年4月から題名改定され、「高齢者の医療の確保に関する法律」に変更され、新たに後期高齢者医療制度（長寿医療制度）が開始された。この制度は、75歳以上の後期高齢者を既存の医療保険制度から独立させ、新たに市町村が加入する都道府県単位の後期高齢者医療組合（広域連合）を組織し運用させるものである。

医療給付の内容は、療養の給付、入院時食事療養費の支給、入院時生活療養費の支給、保険外併用療養費の支給、訪問看護療養費の支給、特別療養費の支給、移送費の支給、高額療養費の支給等である。

また、高額介護合算療養費の支給という、1年間の医療保険の患者負担と介護保険の自己負担の合計額が高額になったとき、自己負担額に上限が設定される新たな仕組みも導入されている。

国民医療費の増加が政治課題となり、現実に高齢者医療が国民医療費全体の3割にも上ることから、その解決が、与野党間の政治のかけひきにも取りざたされている。

高齢者医療の安定した財源の確保のみならず、高齢者が利用しやすく、医療という生命にも重大な影響を与える制度の行方について、全国民的な

> **後期高齢者医療制度（長寿医療制度）**
> 高齢者の医療の確保に関する法律により、75歳以上の後期高齢者を対象とし、各都道府県後期高齢者医療広域連合が運営する制度。自己負担は一般で1割、現役並み所得者は3割。

議論が必要になるものと思われる。

[2] 保健・医療・福祉の連携

保健・医療・福祉の連携については、古くからその議論が行われてきたが、介護保険制度による居宅介護支援（ケアマネジメント）体制の確立により、利用手続きの統一性が図られることとなった。

しかし、居宅サービスの種類の中でも、医療系のサービスは、その利用にあたっても医師の指示が必要になったり、他のサービスと比べて費用単価が高い場合が多く、利用にも制限が多い場合があった。また、介護保険施設でも、療養病床が縮小され、他の施設への転換が促進されるなど、医療面でのニーズをサービスがカバーできるのか、地域の社会資源の整備も問題視されている。特に低所得層で、医療ニーズの高い高齢者のケアについては、質・量双方の面からの整備検討が急務である。

D. 認知症対策

[1]「認知症施策推進5か年計画（オレンジプラン）」

認知症高齢者数は、2015（平成27）年に345万人と推計されており、65歳以上に対する比率は10.2％となっている。2025（平成37）年には470万、比率も12.8％に達すると予測されている。

このような認知症高齢者の増加に対応するため、厚生労働省内の認知症施策検討プロジェクトチームは、2012（平成24）年、「今後の認知症対策の方向性について」という報告書をまとめた。この内容は、認知症になっても、本人の意思が尊重され、できる限り住み慣れた地域のよい環境で暮らし続けることができる社会の実現をめざすものである。その具体策の一つとして、認知症の状態に応じた適切な医療や介護サービス提供の流れを表した「認知症ケアパス」を構築することが今後の認知症対策の基本目標とされた。

これらの動きを踏まえて、2012（平成24）年に、2013（平成25）年度からの5年間の具体的な計画である「認知症施策推進5か年計画（オレンジプラン）」が策定された。

[2]「認知症施策推進総合戦略（新オレンジプラン）」

2015（平成27）年、厚生労働省は、「認知症施策推進総合戦略〜認知症高齢者等にやさしい地域づくりに向けて〜（新オレンジプラン）」を策定した。

まず、認知症への理解を深めるための普及・啓発の推進が挙げられ、キャンペーンの実施、認知症サポーター養成と活動の支援、学校教育等における高齢者への理解の推進が規定されている。

中心的な施策として、認知症の容態に応じた適時・適切な医療・介護等の提供があり、医療・介護等の有機的な連携、認知症疾患医療センター等の整備や認知症初期集中支援チームの設置や認知症ケアパスの積極的活用、認知症地域支援推進員の配置が挙げられている。

その他、若年性認知症施策の強化、認知症の人の介護者への支援、認知症の人を含む高齢者にやさしい地域づくりの推進、認知症の予防法、診断法、治療法、リハビリテーションモデル、介護モデル等の研究開発およびその成果の普及の推進、認知症の人やその家族の視点の重視が規定されている。

3. 障害者の政策課題

A. 障害者自立支援法の影響

［1］障害者自立支援法の課題

障害者福祉分野の制度は、近年相次いで改定が行われている。2003（平成15）年度から、それまでの措置制度に代わり、障害者とサービス事業者が直接サービスの利用契約を結び、市町村が利用するサービスに応じた支援費を支給する制度が開始された。さらに、2005（平成17）年に制定された障害者自立支援法により、翌年度から以下のような制度改定が行われた。

①障害の種類にかかわらず、一元的にサービスを提供するしくみの創設
②障害種別ごとに規定されていた施設・事業体系の再編
③新たな就労支援事業の創設や、福祉と雇用の連携強化による就労支援策の強化
④支援の必要度に関する客観的な尺度である障害程度区分の導入
⑤利用者負担の見直しと国の費用負担の義務化により国民全体で支えるしくみへの見直し

障害者自立支援法における新体制への移行は、施行後5年以内とされ、それまでの間は、身体障害者福祉法、知的障害者福祉法、精神保健及び精

神障害者福祉に関する法律という従来の3障害ごとの法体系によるサービスが残る結果となった。

特に給付の内容は、これまでの居宅サービス、施設サービスという従来の枠組みを超えて、障害者のニーズに応じた、「介護給付」「訓練等給付」「地域生活支援事業」といったサービスの内容に基づく分類に再編された。また、障害者福祉の種別により、都道府県と市町村といったように実施主体がまちまちであったものを、市町村に統一化し、国と都道府県は広域的な調整・支援を行うこととなった。

ここで課題として挙げられたのは、まず従来の3つの障害種別ごとに規定されていた施設サービスの対応である。施設では、サービスが具体的なサービス内容を主に昼間のサービスである「日中活動事業」と夜間のサービスである「居住支援事業」に分類され、24時間生活の基盤として衣食住にかかわるサービスを提供してきた施設でも、昼間の日中活動は選択できるようになり、障害の種類に関係なくサービスが受けられるようになっていた。しかし、現実的には異なった障害の種類の利用者を受け入れるための設備の更新や対応職員の確保など、法施行後の対応に大きな問題を抱えた状態での新体制への移行に戸惑った施設も少なくなかった。

2つめの課題は、新たな障害程度区分とサービスの受け方である。これは、介護保険制度と同様に、訪問調査とかかりつけ医の意見書をもとに市町村に学識経験者からなる障害区分認定審査会を設置し、これまでの障害者手帳制度などの区分とは別の基準で障害のレベルを認定するものである。介護的なサービスの必要度を測る客観的な尺度ということで規定されているものの、介護給付の必要性に関する認定がどうしても中心的な位置づけになっており、訓練等給付や地域生活支援事業との関係性がどうしても弱くなってしまう。そもそも、市町村により格差が大きい障害者サービス全体に対し、障害程度区分に応じたサービス提供ができているかどうかの検証が必要であった。

3つめの課題は、障害者の医療が再編された「自立支援医療」である。障害者自立支援法施行前までは、公費負担医療である主に身体障害者対象の「更生医療」と障害児対象の「育成医療」、精神障害者の精神通院医療が存在していた。これら障害児・者対象の医療制度も、原則1割負担の自立支援医療制度に統合されたため、医療の内容によっては、自己負担が増えて利用者の経済的な負担が増す結果となった。

[2] 障害者総合支援法の成立

2012(平成24)年6月、政府・与党の障がい者制度改革推進本部等に

(障害者自立支援法の)
介護給付
居宅介護(ホームヘルプ)、重度訪問介護、行動援護、療養介護、生活介護、児童デイサービス、短期入所(ショートステイ)、重度障害者等包括支援、共同生活介護(ケアホーム)、施設入所支援を規定。

訓練等給付
自律訓練、就労移行支援、就労継続支援、共同生活援助(グループホーム)を規定。

地域生活支援事業
市町村ごとに実施される、相談支援事業、コミュニケーション支援事業、日常生活用具給付等事業、移動支援事業、地域活動支援センター機能強化事業およびその他の事業を規定。

自立支援医療
2006年度の障害者自立支援法の施行に伴い、児童福祉法上の育成医療、身体障害者福祉法上の更生医療、精神保健及び精神障害者の福祉に関する法律上の精神通院医療を統合し、一律患者自己負担1割を規定した医療制度。

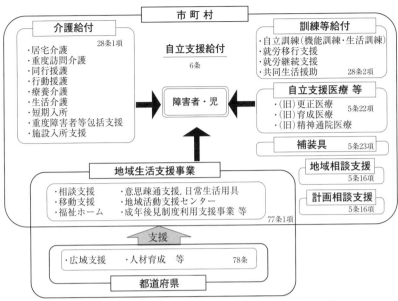

図 5-3 総合的なサービスの体系

注）自立支援医療のうち旧育成医療と，旧精神通院医療の実施主体は都道府県等．
出典）厚生労働統計協会編『国民の福祉と介護の動向 2015/2016 年』厚生労働統計協会，2015，p.123.

おける検討を踏まえた、「地域社会における共生の現実に向けて新たな障害者保健福祉政策を講ずるための関係法律の整備に関する法律」が成立した。これにより、障害者自立支援法は、「障害者の日常生活及び社会生活を総合的に支援するための法律（障害者総合支援法）」に改められることとなった。

この法律は、法に基づく日常生活・社会生活の支援が、共生社会を実現するための社会参加の機会の確保および地域社会における共生、社会的障壁の除去に資するよう、総合的かつ計画的に行われることを新たに基本理念に掲げている。

障害者自立支援法に比べ、以下の点が障害者に対する支援として新たに盛り込まれることとなった（図5-3）。

①重度訪問介護の対象拡大：重度の肢体不自由者等であって常時介護を要する障害者として厚生労働省令で定める者
②共同生活介護（ケアホーム）と共同生活援助（グループホーム）への一元化
③地域移行支援の対象拡大：地域における生活に移行するため重点的な支援を必要とする者であって厚生労働省令で定める者を追加
④地域生活支援事業の追加：障害者に対する理解を深めるための研修や啓発を行う事業、意思疎通支援を行う者を要請する事業等

[3] 障害者の就労支援の課題

　障害者自立支援法により、障害者の就労支援が強化されている。これは、養護学校（特別支援学校）を卒業しても福祉施設に入所する場合が多いという現状の他、就労の意欲や能力があったとしても、周囲の無理解・偏見や社会資源の少なさにより就労支援が難しいという、社会全体の障害者受け入れというノーマライゼーションの根本的な問題がある。

　また、長期化する経済不況の影響により、健常者の場合でも非正規雇用の増加や労働契約打ち切りなどが、大きく社会問題として取り上げられるようになっている。障害者の雇用状況についても、景気の変動による影響が大きく、障害者の雇用創出への行政主導による対策が求められる。

B. 発達障害者支援の課題

[1] 発達障害者支援法の制定

　2004（平成16）年、発達障害者支援法が制定され、翌年4月から施行されている。自閉症、高機能汎用性発達障害（アスペルガー症候群など）、注意欠陥/多動性障害（AD/HD）、学習障害（LD）などの発達障害児・者の対策については、児童福祉法、知的障害者福祉法、精神保健及び精神障害者の福祉に関する法律（精神障害者保健福祉法）といった複数の法律により規定されていたものを統合し、一貫した支援体制を確立させることとなった。

[2] 発達障害者の社会参加の課題

　発達障害者の生活支援の推進のために、各都道府県や政令市を中心に「発達障害者支援センター」が設立されており、乳幼児期から成人期に至るまでの相談支援、発達支援および就労支援などを実施することになっている。このセンターでは、地域の医療機関や教育機関、公共職業安定所（ハローワーク）、その他NPOなどの民間支援団体とのネットワークを形成し、保健・医療、教育、福祉など、各種サービスの総合的な連携を目指している。

　このような取組みも、まだ開始後時間経過が少ないため、今後の実績の積み重ねが必要となる。

C. 難病患者等の課題

[1] 難病患者の障害者福祉サービスの利用

　難病等の患者は、医療の対象者であり、症状の診断にも不確定要素があ

高機能汎用性発達障害（アスペルガー症候群など）
asperger syndrome
自閉的傾向を示す広汎性発達障害。対人関係、意思伝達などの障害、社会的、職業的不適応などの状態がみられる。

注意欠陥/多動性障害
attension-deficit/
hyperactivity disorder:
AD/HD
落ち着きがない、注意散漫、衝動性、暴力性、学習障害などがみられる児童期の精神疾患。

学習障害
learning disabilities:
LD
知能は正常範囲内だが、読み、書き、計算など、特定個別の学習能力に困難な状態。

発達障害者支援センター

ることから、障害者からは除外されることが多く、福祉サービスの利用についても制限があった。障害者自立支援法から障害者総合支援法への移行により、障害者の定義に、新たに難病等が追加されたことにより、難病患者等にも障害者福祉サービスが提供されるようになった。

[2] 難病の患者に対する医療等に関する法律

2014（平成26）年、「難病の患者に対する医療等に関する法律」が制定され、翌年から施行されている。難病とは、同法第1条に、「発病の機構が明らかでなく、かつ、治療方法が確立していない希少な疾病であって、当該疾病にかかることにより長期にわたり療養を必要とすることとなるものをいう」と定義されている。

この法律は、厚生労働大臣による難病にかかる医療や施策の総合的な推進のための基本的な方針を策定することや、難病にかかる新たな公平かつ安定的な医療費助成、難病の医療に関する調査及び研究の推進、難病相談支援センターの設置など療養生活環境整備事業の実施が規定された。110の指定難病が定められており、今後追加されていく方向にある。

4. 児童関連の政策課題

A. 少子化対策の課題

[1] 少子化対策

わが国人口の予想以上のスピードで進行している少子高齢化に対応するため、2003（平成15）年に「少子化社会対策基本法」が制定された。また、その翌年には「少子化社会対策大綱」（図5-4）を策定し、3つの視点に基づく4つの重点課題を明示している。その具体策として、「少子化社会対策大綱に基づく重点施策の具体的実施計画について」（子ども・子育て応援プラン）が策定されている。

2007（平成19）年2月に閣僚と学識経験者により発足した「『子どもと家族を応援する日本』重点戦略検討会議」では、わが国社会の「就労」と「結婚・出産・子育ての二者択一」的な構造の問題点を指摘している。そこで、「働き方の見直しによる仕事と生活の調和の実現」と「仕事と子育ての両立と家庭における子育てを包括的に支援する仕組みの構築」を車の

図 5-4　少子化社会対策大綱

- 少子化の流れを変えるための総合的な施策展開の指針として少子化社会対策大綱を策定
- 大綱の重点施策の具体的実施計画として「子ども・子育て応援プラン」を平成 16 年 12 月に策定

3 つの視点

Ⅰ　自立への希望と力
　若者の自立が難しくなっている状況を変えていく

Ⅱ　不安と障壁の除去
　子育ての不安や負担を軽減し、職場優先の風土を変えていく

Ⅲ　子育ての新たな支え合いと連帯
　―家族のきずなと地域のきずな―
　生命を次代に伝えはぐくんでいくことや家庭を築くことの大切さの理解を求めていく、子育て・親育て支援社会をつくり、地域や社会全体で変えていく

4 つの重点課題

Ⅰ　若者の自立とたくましい子どもの育ち
- 就業困難を解消するための取り組み、豊かな体験活動の機会の提供

Ⅱ　仕事と家庭の両立支援と働き方の見直し
- 企業の行動計画策定・目標達成の取り組み
- 勤務時間の短縮等の措置、再就職支援

Ⅲ　生命の大切さ、家庭の役割等についての理解
- 生命の尊さを実感し、社会とのかかわりなどを大切にすることへの理解を深める

Ⅳ　子育ての新たな支え合いと連帯
- 子育て支援施策の効果的な実施、身近な地域でのきめ細かな子育て支援の取り組み、児童虐待など特に支援を必要とする子どもとその家庭に対する支援
- 妊娠、出産、子どもの育ちにかかわる保健医療

→ 重点課題に取り組むための 28 の具体的行動

出典）厚生統計協会編『国民の福祉の動向 2008 年』厚生統計協会，2008，p.77.

両輪として推進していく方向性を示している。

　また、自民党から民主党への政権交代後の鳩山内閣時の 2010（平成 22）年 1 月、少子化対策基本法に基づく施策の大綱として、「子ども・子育てビジョン」が閣議決定されている（**図 5-5**）。その後、自民党に再び政権交代した後もこのビジョンの方向性が少子化対策に生かされている。

［2］保育対策

　保育対策は、特に子育てをしやすい環境整備のための重要な対策として少子化対策の中心的な課題となっている。女性の育児と労働の両立を実現されるためには、保育対策の質・量の充実は不可欠である。
　子どもの数が減少している中、保育所を利用する児童数は確実に増加してきており、特に低年齢児の増加が著しい（**表 5-4、表 5-5**）。
　政治的には、保育所待機児童を解消することが優先的な課題とされ、保育所の定員要件の緩和（30 人以上から 20 人以上へ）や不動産の自己所有

図5-5　子ども・子育てビジョン

平成 22（'10）年 1 月 29 日閣議決定

子どもと子育てを応援する社会	家族や親が子育てを担う〈個人に過重な負担〉 ⇒ 社会全体で子育てを支える〈個人の希望の実現〉 ●子どもが主人公（チルドレン・ファースト） ●「少子化対策」から「子ども・子育て支援」へ ●生活と仕事と子育ての調和
基本的考え方	1　社会全体で子育てを支える ○ 子どもを大切にする ○ ライフサイクル全体を通じて社会的に支える ○ 地域のネットワークで支える 2　「希望」がかなえられる ○ 生活、仕事、子育てを総合的に支える ○ 格差や貧困を解消する ○ 持続可能で活力ある経済社会が実現する
3つの大切な姿勢	○ 生命（いのち）と育ちを大切にする ○ 困っている声に応える ○ 生活（くらし）を支える

目指すべき社会への政策 4 本柱と 12 の主要施策

1　子どもの育ちを支え、若者が安心して成長できる社会へ
(1) 子どもを社会全体で支えるとともに、教育機会の確保を
　●子ども手当の創設
　●高校の実質無償化、奨学金の充実等、学校の教育環境の整備
(2) 意欲を持って就業と自立に向かえるように
　●非正規雇用対策の推進、若者の就労支援（キャリア教育、ジョブ・カード等）
(3) 社会生活に必要なことを学ぶ機会を
　●学校・家庭・地域の取り組み、地域ぐるみで子どもの教育に取り組む環境整備

2　妊娠、出産、子育ての希望が実現できる社会へ
(4) 安心して妊娠・出産できるように
　●早期の妊娠届出の勧奨、妊婦健診の公費負担
　●相談支援体制の整備（妊娠・出産、人工妊娠中絶等）
　●不妊治療に関する相談や経済的負担の軽減
(5) 誰もが希望する幼児教育と保育サービスを受けられるように
　●潜在的な保育ニーズの充足も視野に入れた保育所待機児童の解消（余裕教室の活用等）
　●新たな次世代育成支援のための包括的・一元的な制度の構築に向けた検討
　●幼児教育と保育の総合的な提供（幼保一体化）
　●放課後子どもプランの推進、放課後児童クラブの充実
(6) 子どもの健康と安全を守り、安心して医療にかかれるように
　●小児医療の体制の確保
(7) ひとり親家庭の子どもが困らないように
　●児童扶養手当を父子家庭にも支給、生活保護の母子加算
(8) 特に支援が必要な子どもが健やかに育つように
　●障害のある子どもへのライフステージに応じた一貫した支援の強化
　●児童虐待の防止、家庭的養護の推進（ファミリーホームの拡充等）

3　多様なネットワークで子育て力のある地域社会へ
(9) 子育て支援の拠点やネットワークの充実が図られるように
　●乳児の全戸訪問等（こんにちは赤ちゃん事業等）
　●地域子育て支援拠点の設置促進
　●ファミリー・サポート・センターの普及促進
　●商店街の空き店舗や学校の余裕教室・幼稚園の活用
　●NPO 法人等の地域子育て活動の支援
(10) 子どもが住まいやまちの中で安全・安心にくらせるように
　●良質なファミリー向け賃貸住宅の供給促進
　●子育てバリアフリーの推進（段差の解消、子育て世帯にやさしいトイレの整備等）
　●交通安全教育等の推進（幼児二人同乗用自転車の安全利用の普及等）

4　男性も女性も仕事と生活が調和する社会へ（ワーク・ライフ・バランスの実現）
(11) 働き方の見直しを
　●「仕事と生活の調和（ワーク・ライフ・バランス）憲章」および「行動指針」に基づく取り組みの推進
　●長時間労働の抑制および年次有給休暇の取得促進
　●テレワークの推進
　●男性の育児休業の取得促進（パパ・ママ育休プラス）
(12) 仕事と家庭が両立できる職場環境の実現を
　●育児休業や短時間勤務等の両立支援制度の定着
　●一般事業主行動計画（次世代育成支援対策推進法）の策定・公表の促進
　●次世代認定マーク（くるみん）の周知・取り組み促進
　●入札手続等における対応の検討

出典）厚生労働統計協会編『国民の福祉の動向 2011/2012 年』厚生労働統計協会，2011，p.50.

表 5-4　保育所数・定員・入所児童数の推移

各年4月1日現在

	保育所数	定員（人）	入所児童数（人）
昭和60年（'85）	22,899	2,080,451	1,770,430
平成 2（'90）	22,703	1,978,989	1,637,073
7（'95）	22,496	1,923,697	1,593,873
12（'00）	22,195	1,923,157	1,788,425
17（'05）	22,570	2,052,635	1,993,796
22（'10）	23,069	2,158,045	2,080,072
27（'15）	23,537	2,263,323	2,165,603
28（'16）	23,440	2,246,362	2,138,487
29（'17）*	23,414	2,234,336	2,113,333

資料）厚生労働省「福祉行政報告例」.
注）＊は概数である.
出典）厚生労働統計協会編『国民の福祉と介護の動向 2018/2019 年』厚生労働統計協会，2018，p.87.

表 5-5　保育所入所児童（0歳児、1・2歳児）数の推移
（単位　人）　　　　　　　　　　　　　　　　各年4月1日現在

	平成7年（'95）	17（'05）	27（'15）	28（'16）	29*（'17）
0歳児	52,364	78,755	113,612	117,568	119,462
1・2歳児	370,527	553,322	713,069	710,401	710,605
低年齢児計	422,891	632,077	826,681	827,969	830,067

資料）厚生労働省「福祉行政報告例」.
注）＊は概数である.
出典）厚生労働統計協会編『国民の福祉と介護の動向 2018/2019 年』厚生労働統計協会，2018，p.87.

制限の緩和などにより認可保育所をつくりやすくするとともに、認可外保育施設への助成とともに指導監督を強化している。

　また、既存の幼稚園、保育所の教育・保育の総合的な提供の試みとして、2006（平成18）年に「就学前の子どもに関する教育、保育等の総合的な提供の推進に関する法律」が制定され、幼児教育と保育を総合的に提供し、地域の子育て支援機能を加えた都道府県知事の認定による「認定こども園」制度が創設された。なお、幼保一元化のなおいっそうの推進のため、2012（平成24）年に制定された「子ども・子育て関連3法」により、「認定こども園」の改善を目指す動きが具体化されている。

[3] 教育支援など

　学校教育法の規定により、経済的理由で就学が困難な場合、市町村が学用品費や通学交通費等の支給を行う。特別支援学校や特別支援学級への就学についても、教科用図書購入費や給食費などの援助が行われている。

　また、地方自治体により、地域の「ひきこもり」の状態にある若者を支

援している NPO 法人などと連携をとり、就学援助や家族を支援するなどの具体的対策を行っているところもある。

B. 要援護児童対策の課題

[1] 児童養護対策

通常は家庭において、保護者から養育される児童が、保護者の事情により家庭における養育が困難な場合が起こり得る。わが国の児童福祉対策として児童養護は、通常の家庭に代わり、乳児院や児童養護施設といった施設型養護と、里親家庭への養育委託という2つの大きな流れによる対応がとられている。

乳児院、児童養護施設ともに、保護者からの虐待などによる入所理由が増加しており、施設によっては半数以上を何らかの虐待で入所を余儀なくされている児童が占めている場合がある。

わが国では、施設養護に比べて、里親制度に代表される家庭型養護の取組みが遅れている。欧米各国では、里親などの家庭型養護を補完するための施設という位置づけであるため、家庭型養護が児童養護対策の基本となっている。

そんな中、わが国でも2002(平成14)年から従来の里親制度の他、新たに「専門里親」と「親族里親」を加えた。専門里親は、虐待など専門的な対応が必要な児童を養育するために、研修を受けて認定された者である。一方の親族里親は、三親等内の親族に対し、養育費などの支弁を認めたものである。

今後は、あらゆる児童問題に専門的に対応できるような人材と機関の整備がなお一層求められていくものと思われる。

里親制度
保護者のない児童または保護者に監護させることが不適当であると認められる児童の養育を希望する者に委託する制度。養育里親、親族里親、短期里親、専門里親の4種類が厚生労働省令で規定されている。

[2] 児童虐待対策

2000(平成12)年に「児童虐待の防止等に関する法律」(児童虐待防止法)施行前の1999(平成11)年度に全国の児童相談所に寄せられた児童虐待に関する相談件数は、1万1,631件であった。それが、15年後の2016(平成28)年度には12万2,575件と、約11倍の増加となっている(表5-6、図5-6)。同法は2007(平成19)年に制度改定され、児童の安全確認のための立入調査などの強化、保護者に対する面会・通信などの制限の強化、保護者に対する指導に従わない場合の措置の明確化が規定され、翌年度から実施されている。

現在の児童虐待の基本的な考え方は、以下のような点である。

児童虐待の防止等に関する法律
2000年に制定され、児童虐待の定義と禁止規定、国および地方公共団体の責務、児童虐待を発見した者の通告義務、児童福祉法上の措置等が規定されている。

表5-6 虐待の内容別相談件数

	平成12年度 ('00)	17 ('05)	22* ('10)	27 ('15)	28 ('16)
総　　数	17,725	34,472	56,384	103,286	122,575
身体的虐待	8,877	14,712	21,559	28,621	31,925
ネグレクト	6,318	12,911	18,352	24,444	25,842
性 的 虐 待	754	1,052	1,405	48,700	63,186
心理的虐待	1,776	5,797	15,068	1,521	1,622

資料）厚生労働省「福祉行政報告例」.
注）＊は、東日本大震災の影響により、福島県を除いて集計した数値である。
出典）厚生統計協会編『国民の福祉の動向2008年』厚生統計協会，2008，p.60.
　　厚生労働統計協会編『国民の福祉と介護の動向2018/2019』厚生労働統計協会，2018, p.99.

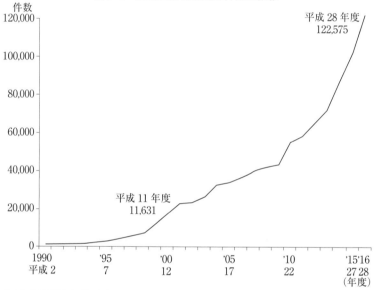

図5-6　児童虐待相談対応件数の推移

資料）厚生労働省「福祉行政報告例」.
注）平成22年度は，東日本大震災の影響により，福島県を除いて集計した数値である．
出典）厚生労働統計協会編『国民の福祉と介護の動向2018/2019年』厚生労働統計協会，2018, p.98.

①虐待の発生予防から被虐待児の自立に至るまでの一貫した対応
②虐待が危惧される家庭への積極的な支援
③家族の養育機能の見直しと親と子双方への支援
④市町村における要保護児童対策地域協議会の設置促進など

　児童虐待への対応は、児童相談所における専門的な対応と併せ、地域における発見から支援に至るまで、地域包括支援センターにおける発見・通報など初動的な対応から、地域社会の連携・協力支援のネットワーク構築が急務であるといえる。

[3] 母子・父子及び寡婦福祉対策

2015（平成27）年に実施された国勢調査では、全世帯の1.2％にあたる約75万4,724世帯が母子世帯であり、5年前の調査から約30％の減少となっている。母子世帯となった理由は、約8割が離婚である（**表5-7**）。また、81％の母親が就業しているものの、常勤雇用は約4割に留まり、年間平均年収も243万円と、一般世帯550万円の約4割である。

母子家庭の母親は、子育てと家計の維持という二重の負担を1人で背負わなければならないため、各種の支援対策は重要である。子どもが成人した後の母親や、配偶者と死別・離別し養育する子がいない母親が「寡婦」であるが、生活の困難さは母子世帯と大きな差はないものと思われる。

一方、父子世帯は、約8万4,000世帯で、雇用状況の不安定さから、生活苦に直面している場合も多いものと思われる。

一般的には、母子・父子家庭などのひとり親家庭については、日常生活の経済面や情緒面での不安定さから、児童に対する健全育成のための対策と、親に対する日常生活の安定のための対策が講じられてきた。今後もこのような母子世帯と寡婦の自立と生活の安定が大きな課題となる。

表5-7 母子世帯と父子世帯の状況

平成28（'16）年度

	母子世帯	父子世帯
世帯数（推計値）（万世帯）	123.2 (123.8)	18.7 (22.3)
ひとり親世帯になった理由（％）離婚	79.5 (80.8)	75.6 (74.3)
死別	8.0 (7.5)	19.0 (16.8)
就業状況（％）	81.8 (80.6)	85.4 (91.3)
就業者のうち正規の職員・従業員	44.2 (39.4)	68.2 (67.2)
うち自営業	3.4 (2.6)	18.2 (15.6)
うちパート・アルバイト等	43.8 (47.4)	6.4 (8.0)
平均年間収入（万円） （母または父自身の収入）	243 (291)	420 (455)
平均年間就労収入（万円） （母または父自身の就労収入）	200 (181)	398 (360)
平均年間収入（万円） （同居親族を含む世帯全員の収入）	348 (291)	573 (455)

資料）厚生労働省「全国ひとり親世帯等調査」．
注）（ ）内の値は、前回（平成23年度）の調査結果を表している．
　　「平均年間収入」および「平均年間就労収入」は、平成27年の1年間の収入である．
出典）厚生統計協会編『国民の福祉と介護の動向2018/2019』厚生統計協会, 2018, p.105.

従来の母子及び父子並びに寡婦福祉法によるさまざまな支援対策や児童扶養手当制度、母子福祉資金貸付制度などに加えて、2003（平成15）年度から、都道府県・指定都市・中核市などに母子家庭等就業・自立支援センターが設置されている。ここでは、母親の就業相談や、講習会の実施、

母子家庭等就業・自立支援センター
母子家庭の母親に対する就業相談、就業支援講習、就業情報の提供といった一貫した就労支援サービスを提供する都道府県の事業。事業内容について、社会福祉法人やNPO団体などへの委託実施が可能。

就職情報の提供などのサービスが行われており、母子家庭の抱える専門的な相談支援体制が整えられつつある。

[4] 少年非行対策

警察庁発表の「平成29年中における少年の補導及び保護の概況」によると、2003（平成15）年度の刑法犯少年は、14万4,404件であったものが、2017（平成29）年には2万6,797件と減少している。不良行為についても、

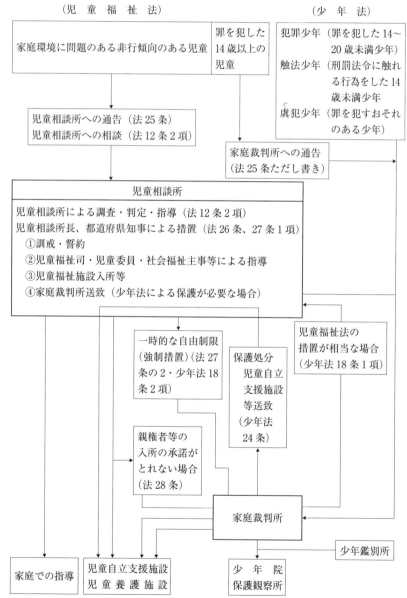

図5-7　非行傾向のある児童への福祉的対応

出典）厚生統計協会編『国民の福祉の動向2008年』厚生統計協会，2008，p.63.

129万8,568件から47万6,284件と減少している。特に複数回の少年法改正による刑事責任年齢の引き下げや厳罰化の傾向が強まったことが影響したものと考えられる。

児童福祉分野における少年非行への対応は、児童相談所での対応が中心となっている（図5-7）。2016（平成28）年度における児童相談所での非行関係相談は、1万4,398件となっており、児童や保護者の訓戒、誓約書の提出や、児童福祉司による指導、里親委託や児童自立支援施設などへの入所、家庭裁判所への送致などの措置がとられる。1997（平成9）年に児童福祉施設の教護院が児童自立支援施設と改められ、入所児童への対応のみならず、児童の家庭環境の対応や退所後のフォローアップなどの機能が強化されている。

少年非行への対応についても、早期発見から社会復帰教育へ至るまでの地域社会における一貫した支援体制が求められている。

5. 福祉政策の課題と国際比較

A. 欧米諸国の動向

[1] ヨーロッパ各国の動向

イギリスでは、第2次世界大戦中から、戦後の福祉国家の構築を目指した1942年の「社会保険及び関連サービス」いわゆるベヴァリッジ委員会報告で指摘された「5つの巨人悪」の克服を基盤とした対策が講じられる。その具体策は、「家族手当法」「国民保険法」「国民保険サービス法」「国民扶助法」という4つの社会保険制度を基盤として、「ゆりかごから墓場まで」といわれる福祉国家構築の指標として掲げられてきた。

しかし、1970年代の石油危機（オイルショック）を発端として、増え続ける社会保障関係費と経済の低成長という相反する事態に直面することとなり、「大きな政府」の見直しが、福祉国家の見直しにつながり、当時のサッチャー首相による「サッチャリズム」と呼ばれる政治・経済の改革が行われている。それに前後して、従来の施設ケア中心のサービス体系に替わり地域社会におけるサービス提供を原則とするコミュニティケアが制度化されている。1990年の「国民保健サービス及びコミュニティケア法」では、ケアマネジメントシステムの導入、地方自治体によるコミュニティ

5つの巨人悪
1942年『ベヴァリッジ委員会報告』で指摘された、5つの生活困難要因（five giant evils）で、貧窮（want）、疾病（disease）、無知（ignorance）、不潔（squalor）、怠惰（idleness）をさす。

ケア計画の策定、民間サービスの積極的な活用等が実施されている。

第2次世界大戦で戦場とならず、鉄鉱石の産出と独自の技術力で国民の生活水準を高め、福祉を推進してきたスウェーデンでは、1980年代に入ると人口高齢化に伴う費用負担の増大、医療や福祉従事者の人手不足に直面した。そこで、1992年に「エーデル改革」を実施、「社会サービス法」を制定し、県レベルから市レベルへの長期ケア施設や医療などに関する権限委譲が実施されている。この法律は、年齢に関係なくすべての者を対象としており、基礎自治体であるコミューンの介護ニーズ判定員が要介護度の判定やサービスのアセスメントを行い、必要なサービスを提供するものである。デンマークでも、国民の「完全雇用」を柱とし、子育てや疾病、障害、介護などのサービス提供に民間事業者の導入も踏まえながら、高水準の福祉サービスの維持に努めている。

ドイツでは、1994年以降介護保険制度を本格的に実施し、かつてビスマルクが創設した疾病金庫を元に、社会保険制度基盤とした医療や福祉サービス推進している。ただし、人口高齢化に伴う利用者増と財政の支出増加は、州政府の財源を圧迫しているのも事実である。

高水準の家族手当制度に代表されるフランスでも、2007年の大統領選挙の結果当選した経済推進優先派のサルコジ大統領による社会保障制度の見直しによる給付水準の後退がほぼ決定的な状況となっている。2017年に誕生したマクロン政権下でも経済の立て直しによる社会保障制度改革が模索されている。

[2] アメリカの動向

アメリカでは、1935年「連邦社会保障法」を成立させ、当時の世界恐慌をニューディール政策による積極的な経済支援により克服したものの、第2次世界大戦以降は、ヨーロッパ諸国に比べて、目立った福祉対策をとってこなかった。その中で、「メディケア」と呼ばれる連邦政府による高齢者・障害者の医療保険制度と、「メディケイド」と呼ばれる連邦および州政府の低所得層向けの医療費助成制度の2つが福祉対策として実施されてきた。経済の低成長化に伴い、「大きな政府」の弊害を縮小するための政治・経済改革は、1980年代のレーガン大統領による、いわゆるレーガノミックスによる大幅な福祉予算削減を断行している。

低所得者対策として、スーパーマーケットなどで利用できるプリペイドカードであるフードスタンプ（Food Stamp）が支給されている（1人1ヵ月平均約130ドル）。

なお、1960年代の「貧困との戦い」キャンペーンの一部として実施さ

エーデル改革
1992年、スウェーデンが行った高齢者・障害者福祉施策の改革。県単位で行われていたケアを基礎自治体（コミューン）に移管し、市場原理を導入、社会的入院の回避と在宅サービスの充実が図られた。

ビスマルク
Bismarck, Otto von
1815～1898

れてきた「ヘッドスタート（Head Start）計画」により、低所得者層の子どもの健康な発育や教育の支援のためのプログラムが用意されている。

　また、人口の高齢化はアメリカでも進行しており、1965年制定の「アメリカ高齢者法」と1976年の「社会保障法第20章（タイトルXX）」によるサービス提供が行われてきた。1980年代以降は、「PACEプロジェクト」と呼ばれる在宅高齢者を対象とした保健・医療・福祉の包括的なサービスが提供されている。

　2010年3月、オバマ政権下で、「医療保険改革法」が成立した。この制度は、低所得者に強制的に医療保険に加入させ、所得に応じた負担額の上限を設定し、上限を超えた部分を政府が負担するという仕組みである。

　なお、アメリカでは、いまだ人種差別等に起因する所得格差の問題が大きく存在していることに留意する必要がある。2017年に発足したトランプ政権下では、人種差別問題が再燃しており、その動向が注目されている。

B. アジア諸国の動向

　アジア諸国では、経済成長と民主主義化の事情が国により異なり、人口の高齢化も先進諸国ほどには進行していない。その反面、経済的な貧困問題や所得の格差は根強く、児童や障害者に対する福祉制度も極めて貧弱である国が多い。

　隣国韓国では、1960年代に生活保護法や児童福祉法を始め、医療保険や年金保険制度を整備し、80年代に老人福祉法や身体障害者福祉法を制定、1998年に国民皆保険を達成している。国民からの民主化の要求と、経済成長を基盤とした福祉サービスの充実は、人口高齢化対策にも向けられ、2007年「老人長期療養保険法」が制定された。これは韓国版介護保険制度として、65歳以上の高齢者を対象とした介護サービスの提供を規定したもので、2008年7月から実施されている。

　フィリピンでは、1975年に「児童・青少年福祉法」を、1992年に「障害者マグナカルタ」、1993年に「高齢者法」を制定している。しかし、政情不安と極めて少ない予算措置のため、制度は形骸化しており、特に大都市におけるスラム街の拡大や、ストリートチルドレンなどの低所得者支援の問題が顕在化している。これらの課題については、ユネスコ、ユニセフなど国連各機関による援助も行われてはいるものの、NGOなどの民間団体の援助が大きな役割を占めているのが現状である。

　タイは、1954年に社会保障法を制定しているが、未施行のまま1990年に新たな社会保障法が制定されている。1997年の憲法改正により、社会

的弱者の権利保障が明文化されてはいるものの、福祉サービスは未整備のままである。特に農村部の慢性的な経済的貧困と、バンコクなど都市部の貧富の差の拡大については、まだまだ海外からの援助活動に頼らざるを得ない部分が多い。

参考文献
- 秋山博介編『臨床に必要な社会福祉』弘文堂, 2006.
- 蟻塚昌克編『社会福祉原論』社会福祉選書1, 建帛社, 2001.
- 厚生統計協会編『国民の福祉の動向2011/2012年』厚生統計協会, 2011.
- 厚生労働省編『厚生労働白書(平成20年版)』ぎょうせい, 2008.
- 財団法人 長寿社会開発センター編『老人福祉のてびき(平成19年版)』2007.
- 内閣府編『高齢社会白書(平成20年版)』佐伯印刷, 2008.
- 中央法規出版編『社会保障の手引(平成20年1月改訂)』中央法規出版, 2008.
- 福祉士養成講座編集委員会編『新版社会福祉士養成講座1. 社会福祉原論(第4版)』中央法規出版, 2006.
- 山縣文治・柏女霊峰編『社会福祉用語辞典(第6版)』ミネルヴァ書房, 2008.

理解を深めるための参考文献

- 山下袈裟男編『転換期の福祉政策—在宅福祉サービスをめぐる検証』ミネルヴァ書房, 1994.
  地方自治体を基盤とした福祉サービスの推進が大きな転換点を迎えていた時代背景をもとに、特に地域福祉と在宅福祉のさまざまな課題を整理したものである。特に第1部の福祉政策・実践の理論編に続き、第2部の実践編では、当時の地域福祉のさまざまな現場における実践が紹介されており、「地方の時代」と呼ばれる政策転換の中での福祉実践のあり方についてまとめられている。

- 岩田正美『戦後社会福祉の展開と大都市最底辺』MINERVA社会福祉叢書1, ミネルヴァ書房, 1995.
  社会福祉の原点である「貧困」の問題に対し、第2次世界大戦後の東京を中心とした「不定住的貧困」の実態、いまで言うホームレスの問題を考察した著書。特に戦後社会の移り変わりと貧困者対策を整理し、貧困研究の課題を明確化している点では無二の力作である。

- 小坂善治郎『高齢社会福祉と地域計画—介護保険制度と新地域社会システム』中央法規出版, 1998.
  わが国の高齢社会の現状と諸問題について、特に地域別人口密度と高齢化の分析を取り上げており、地域計画とリンクさせて問題の明確化を図っている点がユニークである。介護保険制度と地域計画の問題について、高齢社会に対応する新しい地域社会システムに関する提言を述べている。

ジェネリックポイント

現代社会における「福祉国家」の考え方について、教えてください。

社会福祉や社会保障の発展は、民主主義の発展過程と比例しています。

　ヨーロッパにおいて中世以来、封建主義から名誉革命によりいち早く議会制民主主義を発展させてきたイギリスでは、資本主義の発展、産業革命を経て、着実に社会福祉を充実させてきました。特に労働者の処遇向上と貧困者対策を分離したり、ベヴァリッジ委員会報告に示された第2次世界大戦後の「福祉国家」の建設は、各先進国にも大きな影響を与えました。

　「福祉国家」の反対語は「戦争国家」です。世界の歴史上、戦争とその後の平和の維持と復興が繰り返されてきました。第1次世界大戦後、当時世界で最も民主的だと言われた「ワイマール憲法」を制定したドイツから、その後ナチスドイツが台頭したという歴史的事実があります。ホロコーストによりユダヤ人を弾圧し、周辺諸国を侵略したことはけっして評価できませんが、視点を変えれば、当時のドイツ国民にとってみれば、科学技術、生活水準の向上という福祉国家であったことも否定はできないと思われます。

　ただし、現代のわが国では、政治・経済的にも諸外国との交流なくしては成り立ちません。国際的には平和を維持しながら、すべての国民の生存権を保障し、生活の安定を実現することは、高度な政治的判断を必要とします。その根底には、民主主義の成熟度が大きく影響しています。立命館大学副総長であった社会保障学者の真田是は、「社会保障は、民主主義の学校である」と述べています。その国の民主主義のレベルは、その国の社会保障制度の充実度をみればわかると。はたして、国民一人ひとりは、わが国の民主主義や福祉国家のレベルについて、どのように考えているのでしょうか。

セーフティネットと社会福祉実践について

　100年に1度という世界的な経済不況に見舞われている昨今、非正規雇用者の契約打ち切りが、大きな社会問題になっている。

　年功序列や終身雇用といったわが国の労働慣行が、経済の自由化を妨げる要因の1つとして国際社会からも指摘されたことを受け、規制緩和の流れに乗ってわが国では人材派遣業者による派遣契約の労働者が増加した経緯がある。

　しかし、人材派遣の業界最大手であった企業が法に触れる不正な契約や労働を課していたことがきっかけとなり、行政指導を受け、その後廃業したり、不安定な雇用で家賃も捻出できない状態から「ネットカフェ難民」という言葉が生まれ、また、常勤的な労働に対しても、生活保護水準以下の給与しか支払われない「ワーキングプア」という言葉も一般化した。

　これら雇用情勢不安は、身近な貧困問題として、セーフティネットの不備が指摘されている。貧困対策としての生活保護制度は、まさに最後の救済手段となるのであるが、雇用支援から生活保護による救済に至るまでの福祉的対策が、意外にも少ない。ホームレスやネットカフェ難民を支援する活動の中心となっているものは、NPO団体やボランティアなどという印象が強い。さらに、食事の提供と寝る場所の確保という最低限の福祉の実践に対しても対応の遅れが指摘されている。公的対策の生活福祉資金貸付制度なども存在するものの、保証人や返済の問題もあって、思うように利用できない場合も見受けられる。

　労使交渉関係でも、オランダやニュージーランドなどで実践されてきた、労働者相互に仕事を分かち合い、極力失業者を出さないというワークシェアリングが注目されている。この活動は、企業や地域で包括的に生活支援を行うというソーシャル・インクルージョンの考え方に通じる部分も多い。

　このような現状からも、新たなセーフティネットの構築が急がれている。

第6章 福祉政策の構成要素

1 今日の福祉政策は、「福祉国家から福祉社会へ」「中央集権から地方分権へ」「依存から自立へ」「公助から自助・互助・共助へ」などの潮流がある。

2 福祉政策を理解するためには、「準市場」「参加とエンパワメント」「ジェンダー」「ソーシャル・インクルージョン」などの考え方を学ぶことが大切である。

3 福祉政策における政府・国民の役割は、今日大きく変化してきており、「公私協働」や「地域共生社会」などの考え方の理解が重要である。

4 福祉政策の構成要素では、「政策決定過程」「政策評価」「福祉供給過程」「福祉利用過程」などについても理解を深める。

1. 福祉政策の論点

　日本の福祉政策は、第2次世界大戦後の復興期、その後の高度経済成長期を経て法制化された社会福祉制度を中心に、今日まで社会政策を構成する重要な要素として推進されてきた。

　福祉政策とは、障害者や高齢者などの福祉ニーズを有する人びとが、地域社会において自立した生活を営めるように、国および地方自治体などが主体となって行う方策の総称である[1]。つまり、豊かな福祉社会の実現を目指して取り組む方策といえる。広義の福祉や「生活の質」の達成を目指す福祉政策の構成要素は、目標、手段、評価基準、および政策の対象（人間、階層、地域）、主体から成り立つものとされる[2]。

　社会政策とは、市場経済を前提条件として、市場行動によっては充足され尽くさない物的および社会的要求を充足する機会を作り出す政府の活動である[3]。社会政策は、社会福祉だけでなく、医療や公衆衛生、年金、教育、住宅、まちづくりその他の政策で構成されるものであり、互いに関連する部分を有し、その相互関連性を強めながら推進されてきた。

　そのため、社会福祉制度を中心とする政策は社会福祉政策とされ、狭義の福祉政策に位置づけられる一方、社会政策は広義の福祉政策と同義的に捉えられることがあり、福祉政策は、多義的に用いられるところがある。

　ここでは、これら福祉政策がどのように推進されてきたのか、その背景および論点を整理することとする。

A. 福祉政策推進の背景

　高度経済成長期には、措置制度を中心とした国家の責任で国民の生活を支える仕組みと、国民皆保険・皆年金制度といった社会保険制度の充実によって、福祉国家を目指す福祉政策が推進された。しかし、1990年代以降、経済の低成長に加え、急速な少子高齢化の進展によってますます社会保障費が増大していった。そのため、従来の福祉政策は財政主導型の政策にならざるを得ず、そのパラダイムの転換が求められることになった。これが社会福祉基礎構造改革である。福祉政策のパラダイム転換は、国・地方ともに政府としての役割を変化させるだけでなく、社会福祉法にみられるように、国民に新たな役割を担ってもらうことも明確にした。これは、「新

新しい公共

しい公共」として自助・共助・公助による福祉社会の構築、公私協働の地方自治を打ち出したものである。

このように、福祉政策は中央政府が福祉国家を目指す方策であったものから、広く国民全体で福祉社会を作り上げていく方策へとシフトしてきた。

B. 普遍主義と選別主義

普遍主義と選別主義

普遍主義は、全ての人を対象としてサービスを提供する方法である。社会民主主義レジームの国家では、福祉サービスが普遍主義的に提供されることが多い。一方、選別主義は、資力調査（ミーンズ・テスト）によって福祉サービスを必要とする人々を選別し、それらの人々に重点的にサービスを提供する方法である。資力調査等を伴うため、サービス利用者がスティグマを感じやすいが、自由主義レジームの国家では、福祉サービスが選別主義的に提供されることが多い。

レジーム
体制、政治形態、政権。

わが国の社会福祉制度は、児童福祉法や老人福祉法などおおむね法律によってその対象者が決められてきた。これは、その制度に基づく福祉サービスを利用する基準が設定されるということであり、福祉サービスの対象者が選別されていることを意味している。生活保護制度は、資力調査を伴うため、選別主義に基づく制度といえる。

しかし、社会福祉基礎構造改革以降は、福祉サービスについて国民誰もが利用しやすい仕組みへの転換が図られてきた。特に、2000（平成12）年4月にスタートした介護保険制度は、40歳以上のすべての国民が保険料を負担する仕組みであり、サービスを利用したい時に利用できる契約方式となっている。これは普遍主義に基づく制度といえる。

C. 必要と資源

福祉サービスの基本的理念は、社会福祉法3条に「福祉サービスは、個人の尊厳の保持を旨とし、その内容は、福祉サービスの利用者が心身ともに健やかに育成され、又はその有する能力に応じ自立した日常生活を営むことができるように支援するものとして、良質かつ適切なものでなければならない」と規定されている。福祉サービスは、広く国民がその必要性を理解したうえで制度化されることが求められる。そのため福祉政策は、市場に反映されない社会的なニードを把握し、それに対応したサービス提供ができるような計画を策定しなければならない。さらに、今日顕在化しているニーズだけでなく、潜在的なニーズ、さらには近い将来に予測できる

ニーズをいかに把握するかが重要となる。

福祉ニーズは、利用者の健康状態や生活水準などによって異なる。加えて、心身機能の状態が同じであっても、その状態に対する認識や背景、生活環境などはひとそれぞれ異なる。さらに、個人やその家族が感じ取った主観的ニードと、専門職によって判断された客観的ニードが異なる場合がある。そのため、サービスの必要量だけでなく、これら複雑・多様化しているニーズに対応するためのサービスの質を検討できるようなニーズ把握が求められるといえる。

そして今日の福祉政策は、どこに住んでいても利用できる全国統一的で普遍的な福祉サービスだけでなく、その地域性に応じた福祉サービスを社会資源として整備していくことが検討されてきている。

D. 効率性と公平性

福祉政策における効率性と公平性というのは、ときに両立しにくい。完全競争市場では、価格変動に応じてサービスの需要と供給が一致することで無駄のない状態が実現し、その無駄の無さが効率性につながる。その一方で、資本主義経済の生み出す所得格差の是正のために、税を使った所得の再分配などの機能がある。このような機能には、国民の間に社会的に許容される範囲以上に格差を広げないという国家的な公共性が存在し、ここに公平性の考えが内包されている。

福祉サービスの需給バランスを考えた場合、限られた資源配分の観点からは効率性を追求することが求められるものの、広く国民への適切な資源配分の観点からは公平性を堅持する必要がある。

今日、わが国の社会福祉事業は、市場原理を導入することで、その効率性の生み出す競争がサービスの無駄をなくし、経費削減効果をもたらすばかりでなく、競争によるサービスの質の向上も企図している。たとえば、地方自治体が公営施設を社会福祉法人や企業に委託するのは、直接運営するより経費削減になるからである。ただし、このねらいが必ずしも成功するとは限らない。受託した企業が、利潤追求の手段として人件費を抑制するなどして、サービスの質が低下するなどは起こりうることである。また、利潤の上がらない分野への企業の参入は見込めず、過疎地域での在宅サービスなど非効率的なサービスを余儀なくされる事業は、公営サービスが担わざるを得ない。

市場原理の導入

市場原理の導入は、従来の行政責任という公共性の原理に基づく福祉サービスに、一定の競争による効率性や質の向上などの効果をもたらすもの

である。こうした公共サービスにおける市場メカニズムの導入は、完全な競争原理が働くわけではないため、準市場や疑似市場と呼ばれる。

> **準市場（疑似市場）**
> 公的サービスの提供において部分的に市場メカニズムを取り入れること。サービス供給主体を競争させることでサービスの質の向上につなげる。

E. 自立と依存

　福祉サービス利用者の自立を助けるわが国の福祉政策は、第2次世界大戦後の生活保護法における基本原理以来、今日まで福祉制度に付随するソーシャルワークによって実践されてきた。国家責任による最低生活の保障の原理では、「国が生活に困窮するすべての国民に対し、その困窮の程度に応じ必要な保護を行い、最低限度の生活を保障するとともに、その自立助長を目的とするもので、この制度の実施に対する究極的責任は国がもつ」（生活保護法1条）とされている。このことは、社会福祉法における福祉サービスの基本的理念でも同様で、福祉サービスによる支援が自立を促進するものでなければならないとされている。自立助長を図る具体的な制度としては、公的扶助依存からの自立を目指す就労支援などがある。

　就労と福祉を結びつけるものとしては、ワークフェアがある。ワークフェアは、社会保障の給付を支給する条件として就労を義務づける政策である。ソフトのワークフェアとしては、教育訓練を通してエンプロイアビリティ（雇用可能性）を高め、労働市場への参加を強力に推進するなどがあり、ハードのワークフェアとしては、就労や職業訓練を義務づけ、強制や指導で就労に導く方法などがある。

> **ワークフェア**
> 勤労（ワーク）と福祉（ウェルフェア）の合成語。ワークフェアにより精神的自立と経済的基盤につながる技術の習得を目指す。

　かつてイギリスでは、行き過ぎた福祉国家体制を是正する手段の1つとして、国民の自助努力の強化を掲げ、「小さな政府」政策による福祉予算の削減を行った。この公助の後退は、自助・互助・共助を強調し、家族の負担増もみられたが、社会連帯やボランタリーな活動を促進させた。日本では、オイルショック後に政府が「日本型福祉社会」を構想したように、もともと家族に大きく依存する福祉政策を打ち出してきた。その後、核家族化や少子高齢化、女性の社会進出などにより、育児や介護などの家族機能の外部化が求められるようになると、それを支える公の福祉サービスだけでなく、新たにボランタリー活動などが生まれてきた。

> **日本型福祉社会**

　自立と依存は、中央集権的な福祉国家の建設と、地方分権による福祉社会の実現といった福祉政策の方向性によってもその考え方は変化する。今日の福祉ニーズは、個別性が高く、多様で複合的である。そのため身近な行政である地方自治体が中心となって柔軟に対応しなければならない。行政の即応性、柔軟性、総合性、効率性を高めるために地方分権が推進されるようになった。

F. 自己選択とパターナリズム

　社会福祉基礎構造改革において、福祉サービスの利用が契約方式へと変わった。この転換は、サービス利用者の権利性を確保するだけでなく、自己決定、自己選択が求められることとなった。従来は、利用者とサービス提供者や専門職との間には、利用者側が弱者としてみられ、自己決定や自己選択などが必ずしも重視されていなかった。ここには、専門的な判断に基づくサービス提供が優先されるパターナリズムがみられた。

　今日の福祉サービス需給体制においては、正確な情報提供によって、できるだけ利用者の自己選択が可能な環境を確保していくことが求められる。つまり、パターナリズムからパートナーシップへ意識的な転換が重要視されるようになったといえる[(4)]。

パターナリズム

パートナーシップ

G. 参加とエンパワメント

　福祉サービスに関する参加は、さまざまな場面で取り上げられる。まず、住民の多様な福祉ニーズに対応した福祉サービスの提供には、福祉多元主義の下で、行政だけでなく地域社会において企業やボランタリー活動などが関わるようになっており、これはサービス供給主体への参加という見方ができる。その他、利用者がサービスのマネジメントやプランニングに関わる、あるいは住民が福祉のまちづくりに加わるなども参加の一形態として捉えることができる。

　福祉政策における参加とは、上記のことを内包しつつも、政策決定・推進過程に行政以外が参加する意義を考えることを意味する。そのため、公私のパートナーシップによる協働や地方自治への住民参加などが期待されているといえる。特に、身近な存在である地方自治体の政策決定・推進過程に民間団体や住民が参加することは、市民としてのエンパワメントにもつながっていくこととなる。

　社会福祉法は、市町村地域福祉計画の策定において、住民や社会福祉に関する活動を行う者など、地域福祉を推進する主体の意見を反映させるために必要な措置を講ずることを定めている。計画策定委員会の公募委員、地域座談会への出席、パブリックコメントの募集時に意見提出など、計画策定段階でもさまざまな参画の機会がある。さらに計画実施段階においても評価の過程での参画が当然考えられる。これら福祉計画策定過程においては、住民・市民の参画が必要不可欠なものとなってきた。

福祉多元主義

エンパワメント

H. ジェンダー

　ジェンダーとは、生物学的な性差ではなく、社会的・文化的に形成される男女の性差をいう。ジェンダー概念は、政治・経済・教育・文化・家族など、社会生活のあらゆる領域で女性が男性とは異なる位置を占め、異なる役割を与えられていることの意味が問われるなかで注目されてきた[5]。このジェンダーに関する概念には、社会的・文化的に作られた男性・女性の役割であるジェンダー・ロールや、女性が特定の職業に就くように道筋を作る、教育制度の差別的構造を意味するジェンダー・トラック、男性・女性の生活空間を分離するジェンダー・セグリゲーション、男性が安定的に雇用され、女性が労働市場に参入しないことを標準とみなすジェンダー・バイアスなど、さまざま用いられている。

　これまでの福祉政策では、女性が育児や介護などの家族機能の担い手になることを前提として取り組まれてきているところがあり、さらに地域活動の担い手としても期待されてきた。男女平等参画や働き方改革など、さまざまな政策が打ち出されるなかで、このジェンダーの視点から、性差による差別や不平等などを起こさないことが求められている。1995年に北京で開催された第4回世界女性会議では、男女差別を解消するために、ジェンダー・メインストリーミングという考えが取り上げられた。さらに、女性が政治的・経済的・社会的活動に主体的に参加し、意思決定できるよう支援するジェンダー・エンパワメントの必要性が指摘されている。

> ジェンダー
>
> ジェンダー・メインストリーミング
> ジェンダー平等を実現するために、政策過程においてジェンダー視点を主流化すること。

I. 社会的排除と社会的包摂

　社会的排除（ソーシャル・エクスクルージョン）とは、現代社会で普通に行われている社会関係から、特定の人々が排除されている状態を指す。これは、多次元的な要因によって引き起こされるものであるが、そこに至る過程に注目した概念である。そもそも社会的排除は、1980年代にフランスで提唱され始め、1992年にEU（欧州連合）によって定義された概念である。社会環境のあり方が、人々の潜在能力（ケイパビリティ）の制約や、社会的排除による社会参加の機会の剥奪を生んだりすることがある。

　一方、社会的包摂（ソーシャル・インクルージョン）とは、差別や排除の対象となる人々を、社会的なつながりの構築により社会の構成員として支えあい、包摂するという考え方をいい、EU諸国で生まれた福祉政策の理念である。EUでは、リスボンにおける2000年の欧州理事会において、ソーシャル・インクルージョンの問題をEUレベルの政策協調過程に位置

> 社会的排除（ソーシャル・エクスクルージョン）
>
> ケイパビリティ
>
> 社会的包摂（ソーシャル・インクルージョン）

づけ、各国で国家行動計画を策定することとした。

わが国では、2000(平成12)年6月にソーシャル・インクルージョンを推進する地域福祉計画が法制化されるとともに、同年12月に厚生省(当時)の「社会的な援護を要する人々に対する社会福祉のあり方に関する検討会」報告書において、ホームレス、孤独死など社会的排除・社会的孤立の状況にある人びとを、「つながり」の再構築によって地域に包み込み支え合うソーシャル・インクルージョンの考え方が示された。また、日本社会福祉士会の倫理綱領の「社会に対する倫理責任」においても、ソーシャル・インクルージョンが規定されている。

福祉政策の理念であるソーシャル・インクルージョンを実現するためには、所得保障と就労支援の一体的な政策が必要とされる。その有効な方法としては、ベーシック・インカムや給付つき税額控除制度、ディーセント・ワークなどがある。

ベーシック・インカムは、最低限の収入が保障されるため、ホームレスや餓死者が少なくなるなどのメリットがある反面、その財源が膨大になるデメリットなどの指摘がなされる。給付つき税額控除制度については、税額控除と手当の両方の性格をもち、EU諸国やアメリカ、カナダ、ニュージーランド、韓国など10ヵ国以上が採用している。

ディーセント・ワークは、1999年のILO(国際労働機関)総会で21世紀のILOの中心的な目標として提案、支持された概念であり、仕事の創出、仕事での権利の保障、社会的保護の拡充、社会的対話の促進、といった4つの戦略目標と横断的目標である男女平等の実行を通じて達成しようとするものである。わが国におけるディーセント・ワークは、人びとが働きながら生活している間に抱く願望、すなわち、①働く機会があり、持続可能な生計に足る収入が得られること、②労働三権などの働く上での権利が確保され、職場で発言が行いやすく、それが認められること、③家庭生活と職業生活が両立でき、安全な職場環境や雇用保険、医療・年金制度などのセーフティネットが確保され、自己の鍛錬もできること、④公正な扱い、男女平等な扱いを受けること、の4つの願望の集大成とされている。

福祉サービスを必要とする地域住民が、偏見によって社会から排除されず、あるいは社会から孤立しないために、地域福祉の推進に対する住民の理解、協力が促進されなければならない。その使命を担う機関としては、住民主体原則によって地域組織化を図ってきた社会福祉協議会がある。今後も、福祉教育や小地域福祉活動などの推進によって、具体的なソーシャル・インクルージョンの実現を目指さなければならない。

ベーシック・インカム
最低限の収入を保障する所得保障政策。

給付つき税額控除制度
控除額が所得税額を上回る場合に、その差額を現金で給付するもの。

ディーセント・ワーク
働きがいのある人間らしい仕事。

2. 福祉政策における政府・国民の役割

　福祉政策は、豊かな福祉社会の実現を目指して取り組む方策であり、その立案および推進は主に国や地方自治体などの政府が担っている。わが国では、第2次世界大戦後以降、特に中央政府が中心となって、国民一人ひとりが安心して暮らせる福祉国家の建設の実現を目指した福祉政策が打ち出されてきた。1990年代以降は、地方政府である地方自治体もその地域社会の特性に応じてさまざまな方策を計画・推進するようになった。さらに2000（平成12）年の介護保険制度の創設をきっかけに、市場原理を活用した福祉政策の取組みもみられるようになっている。

　ここでは、福祉政策における政府、市場、国民の役割について押さえていくこととする。

A. 中央政府としての国の役割

　中央政府である国は、第2次世界大戦後、全国一律で福祉政策を推し進めてきた。この福祉政策は、国が制度化し、その行政事務を機関委任事務として地方自治体に任せ、その財源を国から地方自治体に渡すという方法で推進がなされてきた。これは、国家責任によって国民の生存権を保障するという国の役割がその基底にあったからである。

　中央集権的な福祉政策は、福祉六法を基本とする生存権保障としての社会福祉の制度化や国民皆保険・皆年金制度の確立など、戦後のわが国において、高度経済成長とともに福祉国家体制の整備には不可欠のものであった。その一方で、中央政府が制度化した福祉サービスを住民に身近な地方自治体としての市町村が実施する仕組みは、縦割り行政となって弊害も生じた。東京圏への人口の一極集中が加速化する中で、地方では過疎化や少子高齢化に伴う生活問題が深刻となり、中央集権的な福祉政策だけでは住民のニーズに対応することが難しくなってきた。

　そこで今日、中央政府はこれから推進していくべき福祉政策の方向性を示すことが大きな役割とされ、そのためにも、住民に身近な地方自治体としっかり連携しながら、根拠に基づく政策の立案が求められている。

B. 地方政府としての地方自治体の役割

　中央政府による中央集権的な福祉政策の推進は、急速な福祉国家体制の整備につながった。特に、1993（平成5）年に全国の市町村が一斉に老人保健福祉計画を策定して以降、多様な地域住民のニーズに適切に対応できるよう、各地方自治体は独自の福祉政策を打ち出すことが求められるようになった。さらに2000（平成12）年の介護保険制度の導入では、市町村が政策決定主体としての役割を担うこととなった[6]。

　地方自治においては、従来の制度の枠にとらわれることなく、現代社会の諸課題に横断的に対応し、組み換えをもたらす仕組みとして、行政と民間の福祉団体、NPO等の市民的活動、住民などが対等な関係の下で協働することを意味するガバナンスの必要性が指摘されている[7]。そして福祉政策では、従来のガバメントからガバナンスへの移行とともに、公私協働による政策決定・推進の仕組みが求められているといえる。

> **ガバナンス**
> 政府、市場経済、市民社会の3つのセクターが問題解決のため相互作用するプロセスとシステム[8]。

C. 市場の役割

　わが国の社会福祉基礎構造改革は、社会福祉事業に市場原理を導入し、競争によるサービスの効率性およびサービスの質の向上を高めるねらいをもって取り組まれた。つまり、今後ますます需要が増大する福祉サービスに対し、従来の地方公共団体や社会福祉法人だけでは不足する提供主体を多元化してサービス供給を充実させるだけでなく、市場原理の導入によって経費削減につなげようとしたのである。

　市場原理を公的セクターに導入する手法としては、ニュー・パブリック・マネジメント（NPM）があり、イギリス、アメリカ、ニュージーランド等で一定の成果を上げている。また民間でできることは民間に委ねる観点から導入された制度として、市場化テストがあるが、これは「競争の導入による公共サービスの改革に関する法律」に基づく施策である。その他、公共政策の手段の1つにバウチャーという方法があるが、この方法を導入することによって、供給者間の競争や品質の向上を促す効果が期待でき、利用者のニーズに合わないサービスは選択されにくくなる。

> **ニュー・パブリック・マネジメント（NPM）**
> 行政運営に企業の経営手法を導入し、効率化を図る手法。
>
> **市場化テスト**
> 国および地方自治体の公共サービスに関し、競争入札を行うことで、公共サービスの質の維持向上と経費削減を図る手続き。
>
> **バウチャー**
> 金券や利用券など、個人を対象とした補助金を交付する方法。一定の選択権は付与されるものの、その使途や他者への譲渡を制限するといった特徴をもつ。

D. 国民の役割

　わが国の地方分権は、国税が減り地方税が増える財源の移譲が進められる一方、地方交付税と補助金が削減され、基礎自治体である市町村は、福

祉の推進に責任をもって取り組まなければならなくなった。地方自治は、団体自治と住民自治によって成り立つものであり、地方自治体のみが担うものではない。そのため福祉政策では、公私協働による福祉社会の構築が強調され、国民もその役割を担うことが求められるようになった。

福祉政策における国民の役割が意識されるようになったのは、地域福祉の推進によるところが大きい。社会福祉法4条では、「地域住民、社会福祉を目的とする事業を経営する者及び社会福祉に関する活動を行う者は、相互に協力し、福祉サービスを必要とする地域住民が地域社会を構成する一員として日常生活を営み、社会、経済、文化その他あらゆる分野の活動に参加する機会が与えられるように、地域福祉の推進に努めなければならない」ことが規定されている。福祉サービスの供給だけでなく、ボランタリー活動等による社会連帯の強化など、広く国民の関わりが期待されるようになっているのである。

加えて、政策決定過程および推進過程へ市民として参加することが期待され、福祉社会の構築に向けた役割が今後ますます重要視されることとなる。

3. 福祉政策の手法と政策決定過程および政策評価

福祉政策は、社会政策の1つとして独自の領域があり、他の諸政策と併行したものと考えることができると同時に、その他のさまざまな諸政策とも密接につながっていることから、一般対策としての諸政策の不足分を補充するものとして位置づけることもできる。

介護保険制度の導入は、厳しい財政のなかで、増大する介護ニーズを充足させるために、国民が保険料を負担し合う共助によって支える手段を採用したものである。このような共助を取り入れた政策だけでなく、新たなセーフティネットの構築を目指した政策など各分野でさまざまな福祉政策が進められている。しかし、これら福祉政策における財源に関しては、国民の同意が十分なされているとは言い難い。今後、ますます厳しくなる財政において、福祉政策の決定、推進、評価の過程について、広く国民の同意・共通認識が得られるようにしていくことが求められている。

A. 福祉政策の方法・手段

　福祉政策は、豊かな福祉社会の実現に向けて取り組まれる方策であり、主に中央政府では社会保障制度の充実による福祉国家の建設を目標に掲げて取り組まれてきた。世界で最初に福祉国家と呼ばれたのはイギリスであり、次いでニュージーランド、北欧諸国である。イギリスでは、ベヴァリッジ報告で5つの巨人悪とされた貧窮、疾病、無知、不潔、怠惰に対して、国家の責任で予防することを福祉国家建設の目標に掲げて取り組んだ。年金や福祉サービス、保健医療サービス、義務教育の普及、雇用対策などがその内容であるが、これら福祉国家建設には、必要な法整備とともに財源を確保するための経済成長が求められた。

　わが国では、第2次世界大戦後の復興期に国家責任による国民の生存権、最低限度の生活保障の制度化に取り組み、高度経済成長期以降は、国民皆保険皆年金制度の確立など福祉国家建設を目標とする福祉政策を推進してきた。その背景には、ケインズ経済学に基づく国家的な経済への介入があり、競争に勝つために、義務教育の充実および高等教育の普及が進められるなど、社会政策の推進がなされてきたところがある。

　このように福祉政策は、社会福祉の充実だけでなく、社会政策の中の諸政策と密接に関連させて福祉国家の実現という大きな目標に向けて取り組まれるものであり、それ故、しばしば多義的にとらえられてきたのである。

B. 政策決定過程

　政策決定過程とは、一定の状況下における政策課題の認知、政策形成と決定、その政策の実施と評価という一連の過程をいう(9)。今日の福祉政策は、求められる福祉ニーズとそれに対応した福祉サービスの量・質を把握し、計画的に整備し、対応していこうとする計画行政の性格が強い。わが国では、1989（平成元）年の高齢者保健福祉推進十か年戦略（ゴールドプラン）策定以降、それまでの中央政府である国による中央集権的な福祉政策の決定および推進から、国が大きなビジョンを示し、地方政府である地方自治体が自ら福祉計画を策定し、推進していく傾向が強くなってきた。

　政策決定過程は、プロセスが明確で検証可能であることが求められる。言い換えれば、実証的で科学的な方法によって政策を立案し、評価する仕組みが必要である。福祉ニーズを明確にし、福祉サービスの必要性を明確化するためには、その社会の倫理観に基づいた福祉サービスの目的を国民が共有しておかなければならない。高齢者介護は家族が担うのか、国が担

ベヴァリッジ報告
1942年に「社会保険および関連サービス」としてまとめられた報告書。

うのか、地域社会や国民全体で支え合うのかといった、道徳的、人道的、さらには社会正義のあり方について国民が共有する必要性がある。介護保険制度は、それまで家族介護では支えられない要介護者を施設サービスや在宅サービスによって国が支える仕組みから、社会保険方式による国民の支え合いの仕組みに転換して創設されたものである。そこには、国民の最低限度の生活を保障する国家責任をどうするかなど、社会福祉学の分野からの価値判断だけで政策決定がなされるものではなく、将来増大する福祉サービスに対する財政問題も入れた総合的な判断が含まれている。今日の福祉政策は、福祉ニーズに基づく福祉サービスの必要量と質確保だけでなく、その財源確保も併せて検討していくことが求められるといえる。

C. ニーズの把握と計画立案手法

福祉ニーズの把握については、国全体だけでなく地方自治体単位での人口動態や高齢化率、要介護者比率などの既存統計に基づいて、将来の人口推計による需要予測から、必要な福祉サービス量の把握が行われる。それに加えて、アンケート調査や住民懇談会、住民会議などを通して、必要な支援など福祉サービスの質の把握が行われる。その一方で、福祉サービスを提供している専門職の状況などを踏まえ、求められるサービスの質を提供できる供給主体や人材の確保についても検討しておく必要がある。

計画立案手法は、国、地方自治体、地域住民などによって異なるが、国レベルでは、厚生労働大臣の諮問機関として厚生労働省に設置されている社会保障審議会において、各種社会保障制度や人口問題等に関する事項に対する調査審議が行われる。社会保障審議会は、介護給付費分科会や福祉部会など分野・制度ごとに分科会や部会が複数設置されており、学識経験者などの委員によるさまざまな議論がなされる。また都道府県および指定都市、中核市には、知事や市長の諮問機関として地方社会福祉審議会が設置され、その下に民生委員審査専門分科会や身体障害者福祉専門分科会などの分科会が置かれ、関連する事項についての調査審議がなされる。

市町村レベルでは、地方自治体が実施主体となる介護保険事業計画や地域福祉計画などの計画立案段階において、学識経験者や専門職、地域住民の代表などから構成される策定委員会と、その下に設置される部会やワーキンググループなどによって重層的な地域の福祉ニーズ把握を行うとともに、広く地域住民などから公聴会等でのパブリックコメントを聴収するなどの手法を用いて計画立案がなされている。

D. 政策評価

　政策評価については、何を評価するのか、誰が評価するのか、という2つの観点が問われる。何を評価するかということについては、その福祉政策の目的に沿って、関連する制度やサービスによってどの程度福祉ニーズに対応できたのかを評価することになる。ただし、福祉政策の評価は、他の政策評価とは異なり、広く福祉ニーズに対応できたのかという量的な側面だけでなく、人間の尊厳を守る生存権保障という質的な側面でも評価をしていくことが求められる。

　そのため、国の社会保障審議会や都道府県の社会福祉審議会などでは、政策決定過程だけでなく、政策評価としての役割が期待されることになる。また福祉政策の担い手としては、政府だけでなく、市場や国民にその役割が求められていることから、その政策評価についても市場や国民の関わりが期待されている。市場では、民間の提供主体が多く参入しやすいような要件緩和によるサービス量の確保だけでなく、持続的なサービス提供を適切に行っていける仕組みや、利用者の個別ニーズにも柔軟に対応できるサービス提供主体が評価され、選択されるような機能を担う役割が求められる。国民については、地域社会の身近な福祉ニーズにしっかり対応した福祉サービスの提供がなされているのかをチェックする役割が期待されると同時に、福祉サービスをより充実させるために政策主体へ意見を反映させる役割が求められる。

　政策評価とは、公共政策決定システムに新たな要素を加え、あるいは公共政策の一分野である福祉政策に直接作用して結果を変更しようとする試みである[10]。そして政策評価は、次の政策立案にもつながるものであり、福祉政策に基づいて決定し、実施されたサービスについて、その目的の達成を評価していくことが、将来の福祉政策の起点にもなっていくことになる。

　国の政策評価は、政府全体の基本方針と、府省ごとの計画に基づいて実施されるが、その基本となるのが各府省の自己評価である。政策評価制度における評価の基準は必要性、効率性、有効性、公平性、優先性であり、その必要性とは、社会のニーズに照らした妥当性、上位の政策に照らした妥当性、取組み主体の妥当性をいい、有効性は政策目的の達成度合い、優先性は政策に着手するタイミングの妥当性が含まれる[11]。

4. 福祉供給過程

　第2次世界大戦後の日本は、国、地方自治体などの行政と、社会福祉事業を担う社会福祉法人が中心となって福祉サービスを提供してきた。少子高齢化と経済低成長時代に入ると、増大する福祉ニーズに対して、従来のサービス提供主体だけでは対応できなくなる懸念が高まり、福祉供給主体についての議論が活発に行われるようになった。

　わが国は、福祉国家のもつ規制的手段を大幅に変更し、規制緩和を進め、社会全体で作り上げる福祉社会の道を選択した。そのため、今日の民間企業や生協、農協、あるいはNPO法人など多様な提供主体が福祉サービスに参入することとなった。加えて、人口の流動化や世帯人口の縮小化などによって失われつつあったコミュニティの回復に向けて、全国各地で福祉のまちづくりが推進されるようになってきている。

A. セクター論と福祉供給部門

　1970年代の2度のオイルショックによる世界同時不況は、経済のグローバル化を促進し、先進諸国の福祉国家にとっての深刻な財政問題を引き起こした。それに伴って、中央政府が国家責任によって福祉政策を推進していく大きな政府から、地方政府への分権化やボランタリー活動の促進、企業の福祉サービスへの参入促進など、多様な主体が福祉を推進する福祉多元主義に基づく福祉社会への転換が図られることとなった。

　わが国では、2000（平成12）年の社会福祉法において、国民も地域福祉を推進する担い手として規定され、市民・事業者・行政の協働による「新しい公共」が掲げられている。

　福祉の供給主体を考える際には、セクター論による整理が理解しやすい。図6-1は、福祉の総供給量を3つの円で示したものである[12]。政府部門（公的セクター）は、国家責任によって福祉サービスを供給することになるが、地方自治体も社会福祉法人も、この公共政策としての福祉サービス供給主体に含まれる。一方、市場部門（企業セクター）は、営利を目的に福祉サービス供給を担う。一般に市場は、需要と供給のバランスによって成り立つものであるが、福祉サービスの場合、その財源には社会保険料や税金などが当てられることが多い。このような市場は準市場、あるいは疑

公的セクター

企業セクター

市民セクター

似市場と呼び、市場メカニズムを取り入れるといった意味合いで用いられる。そして、インフォーマル部門（市民セクター）は、地域住民間の互助や自発的な意思によるサービス供給を担い、時には制度改善の運動を行ったりする。

福祉供給主体は、長く政府部門のみが担ってきており、従来、市場部門やインフォーマル部門は参入ができなかった。しかし、今日では福祉供給主体は多元化しており、市場やインフォーマル部門における多様な福祉サービスの供給が期待されているところである。

図6-1　福祉の供給（生産）とその主体

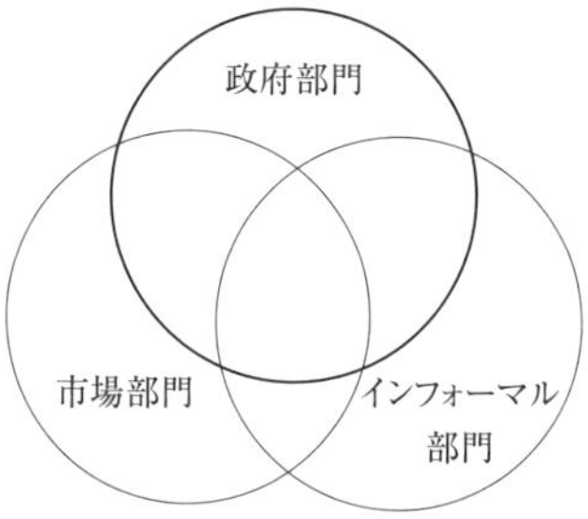

（政府部門・市場部門・インフォーマル部門のベン図）

B. 公私（民）関係

指定管理者制度
地方自治体が条例で定められた法人その他の団体に、公の施設の管理を委託することができる制度。

公私協働
行政、民間企業、非営利組織など多様な主体同士が共通の目的を達成するため、それぞれが果たすべき役割と責任を自覚し、相互に主体性を持ちながら協力、補完すること。

プライベート・ファイナンス・イニシアティブ（PFI）
公共サービスの効率的かつ効果的な供給を目指し、民間の資金、経営能力、技術的能力を活用して、公共施設などの建設や運営を行う方法。

日本国憲法89条は、「公金その他の公の財産は、宗教上の組織若しくは団体の使用、便益もしくは維持のため、又は公の支配に属しない事前、教育若しくは博愛の事業に対し、これを支出し、又はその利用に供してはならない」と定めている。これは、公私分離の原則として、社会福祉事業においても適用され、公による私（民間社会福祉事業）への助成金・補助金は禁止され、委託という方法をとっている。つまり、受託した法人は、その事業に関しては委託した国・地方公共団体の一機関としてその事務および福祉サービスを行うことになる。これら福祉サービスにおける公私関係は、法律に基づいて責任を有する公と、自発的に活動を行う私という、公と私の役割の違いを前提とした関係が長く続いてきた。

この公の私への業務委託については、2003（平成15）年に指定管理者制度の創設で新たな方法が導入され、社会福祉施設の管理を民間団体に委託する地方自治体が多くなっている。

さらに今日、公と私の間には、公私協働といった新たな関係性がみられる。その例としては、プライベート・ファイナンス・イニシアティブ（PFI）がある。PFIは、1990年代前半にイギリスで生まれた手法であるが、わが国でも1999（平成11）年に「民間資金等の活用による公共施設

等の整備等の促進に関する法律（PFI法）」が制定された。2002（平成14）年には、軽費老人ホームの一形態であるケアハウスの整備にPFIを活用する政府方針が出されるなど、地方自治体を中心に活用されるようになっている。

また近年、公的サービスだけでは安定的・継続的に住民の生活を支えることが困難な地域が出始めている。特に、福祉ニーズの多様化・複雑化などによって、従来の縦割り行政では対応できないという課題が浮き彫りになっている。こうした状況を背景に、地域住民や地域の多様な主体が、地域の課題に対し、「我が事」として参画し、世代や分野を超えて「丸ごと」つながることで、これからの地域を創っていこうとする「我が事・丸ごと『地域共生社会』づくり」の取組みが始まっている[13]。

> 我が事・丸ごと『地域共生社会』づくり
> 2016（平成28）年7月、厚生労働省は、「我が事・丸ごと」地域共生社会実現本部を設置。

C. 再分配と割当

福祉供給とは、福祉ニーズを満たすための財貨やサービスを何らかの手段で調達し、配分する機構である。その財源の調達手段は、基本的には税制あるいは社会保険制度等であり、政府が所得の垂直的再分配、あるいは水平的再分配という原理によって、社会保障制度を通じて必要な資源を分配することになる。その配分手段は、金銭によって購買力を提供するものと、生活支援サービスを直接提供するものに二分される。

一般の市場原理では、市場の価格メカニズムにより需給調整が行われるが、準市場である福祉供給においては、その価格メカニズムが有効に機能しないため、サービスの分配はラショニング（割当）によって行われる。介護保険制度における要介護度に応じた支給限度額の設定やサービスメニューの制限などは、限られた資源をできるだけ必要な利用者に提供するラショニングの一例といえる。

財やサービスは、一般的には市場を通じて供給される。福祉供給では、市場メカニズムだけでは所得の少ない人に供給されない事態が起こるなどのリスクも想定されることから、福祉サービスは非競合性・非排除性に特徴づけられる公共財として供給を行うことが多い。一方、消費者の意向にかかわらず、社会的に望ましい価値であると政府が判断して公共的に供給する財を価値財と呼ぶが、医療や教育などはその例といえる。

> 所得の再分配
> 所得を公平に配分するため、税や社会保障制度により高所得者層から低所得者層に所得を移動させること。垂直的再分配とは、高所得者層から徴収した税金を生活保護等で低所得者に分配すること等である。水平的再分配とは、所得は同じで階層の中でも、扶養家族のいない人から徴収した税をもとに、扶養家族のいる人の扶養手当に充当させること等をいう。

> ラショニング
> 必要量に対し資源が不足している時に、市場を通さずに資源供給を行う方法。ジャッジは、ラショニングを財政ラショニングとサービス・ラショニングの2つに分類している。

> 価値財
> 私的財の性質をもつと同時に、社会的に価値があると認められる財。

5. 福祉利用過程

　わが国は、1970年代の2度のオイルショック以降、経済が停滞していくなかで、世界の福祉先進国同様に、福祉国家を形成する政策から、規制緩和など社会全体で構築を目指す福祉社会を目指す政策へと変換した。その結果、社会福祉基礎構造改革では、福祉サービスの利用方法がそれまでの措置方式から契約方式へと大きく転換されることとなり、広く国民の福祉サービスに対する意識が変化した。

　福祉サービスは、介護保険制度のように広く国民で支え合う社会保険方式の仕組みであれば、利用への抵抗感はそれほど大きくないものの、生活保護制度などはマイナスイメージがあることから、必要な人であっても利用をためらってしまうなどの指摘がなされてきたところである。

A. スティグマ

　イギリスにおける救貧法の歴史以来、救済を受けることは、非人格的な待遇を受けることであった時代が長く続いた。貧困は、怠惰や不道徳な人格が招くものと見られていた。そのような歴史は、福祉サービスを受けることのイメージを悪くしてしまうとともに、福祉に対する社会の側の偏見となり、それをスティグマと呼んだ。スティグマは、福祉サービスを受けることは恥ずかしいことだというイメージをつくり、サービス利用を敬遠する要因ともなった。

　福祉政策においては、生存権の保障や生活の質の確保などを目的に掲げて創設される制度であっても、その利用者にとっては劣等イメージを持ちやすくなるため、いかにスティグマに注意しながらサービス提供を行っていくべきかが検討されてきた。そのため、生活保護制度など利用にスティグマの影響があるところには、ソーシャルワーカーが配置され、利用者が人間の尊厳を保持し、社会の中で生活していけるような支援の仕組みが整えられてきた。

> スティグマ
> 烙印、焼印、汚名、恥辱などの意。公的扶助や福祉サービスを受けることは不名誉であると考えられ敬遠された。

B. 情報の非対称性

　福祉サービスは、必要としている人にサービスの情報が伝わらず、利用

が困難になってしまう場合がある。福祉ニーズをもつ人とサービス提供者のもつ情報が共通であれば、適切にあるいは対等に利用契約を結べるが、それが大きく食い違って情報の非対称性があると、サービスとの不適合を起こす可能性が高まる。

そこで、ニーズを有する人びとに情報を伝えるための仕組みや、ケアマネジメントのように、代わりに社会資源の情報を収集し、利用しやすいように支援する仕組みなどが導入された。社会福祉法に規定されている利用者の援助や第三者評価、介護保険制度における介護サービス情報の公表制度なども情報の非対称性を是正するものである。

C. 受給資格とシティズンシップ

わが国では、福祉サービスの受給資格の大前提は日本国籍を有していることである。しかし国内には、歴史的に在日韓国人が多数居住し、外国人労働者として他の国の人びとも居住している。そうした人びとのシティズンシップ（市民権）を認めるか否かが問題となるケースは多い。

生活保護制度においては、在日韓国人は韓国籍のままで受給が認められている。それは、「出入国管理及び難民認定法」別表第二（永住者、日本人の配偶者等、永住者の配偶者等、定住者）の外国人について行政措置による保護を行っているからである。つまり、上記既定の範囲内で、他の外国人も保護が認められる。

また、その法改正が2012（平成24）年に行われ、外国人登録制度は廃止され、「外国人登録者」は「在留外国人」に置き換わった。新しい在留管理制度は、在留資格をもってわが国に中長期間在留する外国人を対象として、その在留状況を継続的に把握し、外国人の適正な在留の確保に資する制度である。在留資格の種類は、入管法別表に定められている。

D. 福祉サービスの利用者の利益の保護

今日の福祉政策は、福祉ミックスという方法が導入され、公的サービスに民間企業や市民団体が参入することになった。公的セクターとしての行政は、一方ではサービス供給の役割を減じたが、他方では新たな役割を担うことになった。それは、民間企業等が運営する公的サービスが利用者にとって使いやすいものであるのかの保障、あるいはサービスの量や質の確保、苦情が生じた場合の適切な対応など、利用者の利益を保護するための制度を推進する役割である。

受給資格
社会保険の受給にあたっての受給要件を満たした場合に発生する。生活保護では、資力調査などの保護の要否判定によって保護の受給が始まる。

福祉サービス利用者の利益を保護する仕組みとしては、日常生活自立支援事業や第三者評価制度、苦情解決制度など利用者の権利擁護のための方策が制度化されている。

注）
(1) 濱嶋朗・竹内郁郎・石川晃弘編『社会学小辞典（新版増補版）』有斐閣，2005，p.532.
(2) 三重野卓『福祉政策の社会学―共生システム論への計量分析』ミネルヴァ書房，2010，p.33.
(3) 前掲書（1），p.257.
(4) 北川清一・遠藤興一編『社会福祉の理解―社会福祉入門』ミネルヴァ書房，2008，p.123.
(5) 前掲書（1），p.218.
(6) 佐々木寿美『福祉政策論―高齢者施策の現状分析と問題解決』学陽書房，2007，p.52.
(7) 山本隆『ローカル・ガバナンス―福祉政策と協治の戦略』ミネルヴァ書房，2009，p.23.
(8) 前掲書（7），p.8.
(9) 前掲書（1），p.351.
(10) 窪田好男「福祉政治と政策評価」宮本太郎編『福祉政治』福祉＋α，ミネルヴァ書房，2012，p.113.
(11) 前掲書（9），p.119.
(12) 丸尾直美『日本型福祉社会』NHKブックス455，日本放送出版協会，1984，pp.173-174.
(13) 社会福祉の動向編集委員会編『社会福祉の動向2018』中央法規出版，2017，p.12.

理解を深めるための参考文献

● 岩田正美・上野谷加代子・藤村正之『ウェルビーイング・タウン　社会福祉入門（改訂版）』有斐閣アルマ，2013.
　この本は、社会福祉を初めて学ぶ人のための入門書とされているが、全体を、価値を考える、社会・制度を学ぶ・フィールドに取り組む、という3部に分け、社会福祉を多角的に捉えながら学んでいけるよう工夫されている。著名な社会福祉学研究者3人の著者による本書は、福祉政策に関連する事項をより深く理解するためにも有益な1冊である。

● 古川孝順『福祉ってなんだ』岩波ジュニア新書，2008.
　この本は、社会福祉の必要性や制度の仕組み、サービス提供や利用のシステム、社会福祉を支える専門職などについて、丁寧に説明がなされており、社会福祉をわかりやすく理解できる1冊である。

ジェネリックポイント

現在、福祉・介護の人材が不足していると言われていますが、今までにどのような対策がなされてきたのですか。

福祉人材の確保については、1992（平成4）年に「社会福祉事業法及び社会福祉施設職員退職手当共済法の一部を改正する法律（福祉人材確保法）」が制定されています。同法による方策としては、社会福祉事業従事者の確保を図るための措置として、基本指針を定め、福祉人材センターおよび福利センターの創設、無料職業紹介事業や研修の実施、福利厚生の充実などが図られてきましたが、福祉・介護分野では、高い離職率などによって常に求人募集がなされるなど、全国で人材不足が深刻化しました。

そのような状況下で、2007（平成19）年に福祉人材確保指針が見直され、福祉・介護分野が広く国民から選択される職業となるための方策として、①労働環境の整備の推進、②キャリアアップの仕組みの構築、③福祉・介護サービスの周知・理解、④潜在的有資格者等の参入の促進、⑤多様な人材の参入・参画の促進などが打ち出されました。

福祉人材確保指針は、社会福祉事業従事者を対象としたものでしたが、2016（平成28）年の社会福祉法改正により、関連する介護サービス従事者にまで対象範囲が拡大されています。また2017（平成29）年4月からは、離職した介護福祉士の届出制度や就業の促進、ハローワークとの連携強化、都道府県福祉人材センターの機能強化等が図られています。

2015（平成27）年の社会保障審議会福祉部会の報告書「2025年に向けた介護人材の確保—の好循環の確立に向けて」では、①持続的な人材確保サイクルの確立、②介護人材の構造転換（「まんじゅう型」から「富士山型」へ）、③地域の全ての関係主体が連携し、介護人材を育む体制の整備、④中長期的視点に立った計画の策定の4つの考え方に基づいて、量的・質的確保の同時達成に向けた取組みの提言が行われました。

近年では、福祉・介護分野への外国人労働者の参入促進のほか、「我が事・丸ごと『地域共生社会』づくり」や「地域包括ケアシステムの構築」など、公私協働による地域の支え合いの仕組みづくりが推進されています。

福祉・介護人材の確保は、今日の福祉政策を推進していく上で、切っても切り離せない重要な対策として取り組まれているのです。

コラム　生活の豊かさを測る

生活の豊かさは、一体どのように測ることができるのか。豊かさを測る指標で最もよく知られている「国民総生産」や「国内総生産」は、経済的な豊かさを測る指標である。わが国では、1970（昭和45）年から住む、費やす、働く、育てる、癒す、遊ぶ、学ぶ、交わるなどの生活領域ごとに測定した指標を総合化する「社会指標」の試みがなされてきた。1984（昭和59）年には「新社会指標（NSI）」、1992（平成4）年には「新国民生活指標（PLI）」など、名称を変えながら生活の豊かさを指標で捉える取組みがなされ、しばしば都道府県の相対的な位置を測るために用いられている。ただし、採用する指標によって結果が大きく左右されるなどの課題もあり、生活の豊かさを測ることの難しさはしばしば指摘されてきた。

国の豊かさを測る指標としては、国連開発計画（UNDP）が包括的な経済社会指標として設定した「人間開発指数（HDI）」や、ジェンダー格差を測定する「ジェンダー開発指数（GDI）」などがある。

さらに、社会の豊かさや幸福度を測る指標としては、2011年に経済協力開発機構（OECD）から出された「より良い暮らし指標（BLI: Better Life Index）」がある。この指標は、人びとの幸福を形成する多様な側面に着目し、物質的な生活条件と「生活の質」の両者を反映した項目で構成される。この指標で幸福に必要不可欠と特定している具体的項目は、住宅、収入、雇用、共同体、教育、環境、ガバナンス、医療、生活満足度、安全、ワーク・ライフ・バランスなど11項目のなかに経済的幸福と非経済的幸福が含まれている。

2016年版の「より良い暮らし指標」では、生活満足度の上位国はデンマーク、ノルウェー、その他北欧諸国と、スイス、ニュージーランド、カナダ、オーストラリアで、いずれも雇用水準、仕事の質、人々の健康状態で高い数値となっており、健康と良い仕事への就業が主観的幸福に関わる2大要素であることを明らかにしている。

生活の豊かさを測ることは、容易なことではないが、経済指標だけでは測れないことは世界共通の認識として定着している。今後も、生活の豊かさを測る試みは続けられるであろうが、それらを活用しながら、広く人びとが生活の豊かさを考え、追求していくことが福祉社会の実現につながっていくことになるはずである。

国民総生産
GNP: Gross National Product

国内総生産
GDP: Gross Domestic Product

社会指標
SI: Social Indicators

人間開発指数
健康、教育、生活水準などの3分野の平均達成度で測定。

ジェンダー開発指数
人間開発の達成度における女性と男性の間の格差を示す指数。

OECD（経済協力開発機構）
欧米諸国によって、国際経済全般について協議することを目的とした国際機関。

より良い暮らしイニシアチブ
OECDが出版しているマクロ指標を用いて社会状況を概観する試み。

第7章 福祉政策と関連政策

1 教育を受ける権利を理解した上で、特別支援教育制度、就学援助制度、スクールソーシャルワーカー配置政策、生涯学習等について理解を深める。

2 福祉政策の中でも生活に必要不可欠な住宅関係の法律を中心に公営住宅法、住生活基本法、住宅セーフティネット法等の各法律の目的と概要について理解する。

3 就労と福祉に関連する用語を学び、労働・雇用・福祉政策に関連する職業安定法、雇用対策法、高年齢者等の雇用の安定等に関する法律、男女雇用機会均等法、女性活躍推進法等の各法律の目的と概要について理解する。

1. 福祉政策と教育政策

A. 社会政策としての教育

[1] 教育を受ける権利

　教育は、機会の平等を実現するための社会政策という側面を持っている。世界人権宣言や国際人権規約（社会権規約）では、教育を受ける権利について、次のように定めている。

> **【世界人権宣言　第26条】**
> 1　すべて人は、教育を受ける権利を有する。教育は、少なくとも初等の及び基礎的の段階においては、無償でなければならない。初等教育は、義務的でなければならない。技術教育及び職業教育は、一般に利用できるものでなければならず、また、高等教育は、能力に応じ、すべての者にひとしく開放されていなければならない。
> 2　教育は、人格の完全な発展並びに人権及び基本的自由の尊重の強化を目的としなければならない。教育は、すべての国又は人種的若しくは宗教的集団の相互間の理解、寛容及び友好関係を増進し、かつ、平和の維持のため、国際連合の活動を促進するものでなければならない。
> 3　親は、子に与える教育の種類を選択する優先的権利を有する。

> **【国際人権規約（社会権規約）第13条1】**
> 　この規約の締約国は、教育についてのすべての者の権利を認める。締約国は、教育が人格の完成及び人格の尊厳についての意識の十分な発達を指向し並びに人権及び基本的自由の尊重を強化すべきことに同意する。更に、締約国は、教育が、すべての者に対し、自由な社会に効果的に参加すること、諸国民の間及び人種的、種族的又は宗教的集団の間の理解、寛容及び友好を促進すること並びに平和の維持のための国際連合の活動を助長することを可能にすべきことに同意する。

　これらの規定に基づき、世界では多くの国家が、すべての国民に対して、平等に基礎的教育を保障するため、国民の権利もしくは義務として公教育を制度化している。

　わが国では、日本国憲法26条1項において、「すべて国民は、法律の定めるところにより、その能力に応じて、ひとしく教育を受ける権利を有する」とし、さらに2項にて、「すべて国民は、法律の定めるところにより、その保護する子女に普通教育を受けさせる義務を負ふ。義務教育は、これを無償とする」と謳っている。国の責務として、国民に「教育を受ける権利」「教育を受けさせる義務」「義務教育を無償とすること」を保障し、小

世界人権宣言
人権および自由を尊重し、確保するために、すべての人民とすべての国とが達成すべき共通の基準を宣言したもの。1948年12月10日の第3回国連総会において採択された。

国際人権規約
1966年の国連総会において、世界人権宣言の内容を踏まえて、条約化したもの。人権諸条約の中で最も基本的かつ包括的なものである。社会権規約を国際人権A規約、自由権規約を国際人権B規約と呼ぶ。日本は1979年に批准した。

日本国憲法26条

学校・中学校における義務教育の無償を制度化している。この日本国憲法の精神にのっとって、1947（昭和22）年に教育基本法ならびに学校教育法が制定され、小学校6年間と中学校3年間の合計9年間における義務教育制度が発足し、現在に至っている。このように、社会政策としての教育は、身分や性別等で差別せず、基礎的教育の公教育、義務化を図り、教育機会の均等と平等を実現してきた。

［2］教育の目的と教育の機会均等

1947（昭和22）年に教育基本法が制定された。教育基本法では、教育の目的と機会均等について次の通り定めている。

> 【教育基本法　第1条】
> （教育の目的）
> 　教育は、人格の完成を目指し、平和で民主的な国家及び社会の形成者として必要な資質を備えた心身ともに健康な国民の育成を期して行われなければならない。

> 【教育基本法　第4条】
> （教育の機会均等）
> 第1項　すべて国民は、ひとしく、その能力に応じた教育を受ける機会を与えられなければならず、人種、信条、性別、社会的身分、経済的地位又は門地によって、教育上差別されない。
> 第2項　国及び地方公共団体は、障害のある者が、その障害の状態に応じ、十分な教育を受けられるよう、教育上必要な支援を講じなければならない。
> 第3項　国及び地方公共団体は、能力があるにもかかわらず、経済的理由によって修学が困難な者に対して、奨学の措置を講じなければならない。

《側注》教育基本法／教育の機会均等

教育基本法の中でも、教育が人としての成長・発達のために欠かせないものとして位置づけられ、わが国における教育政策は、障害や経済的理由によって、修学困難な者であっても、教育を受ける権利を保障していることが明らかである。

B. 特別支援教育制度

社会政策として教育の機会均等の確保ということを考えると、障害の有無による教育差別がない状態を作っていくことも重要な課題といえる。特別支援教育を推進することは、障害のある児童生徒と障害のない児童生徒が共に学ぶという共生社会の実現や子どもたちの豊かな心を育成するという視点からも重要である。

1947（昭和22）年に教育基本法と同時に公布された学校教育法によって、

《側注》共生社会
これまで必ずしも十分に社会参加できるような環境になかった障害児や障害者等が、積極的に社会参加・社会貢献していくことができる社会をいう。誰もが相互に人格と個性を尊重し支え合い、人びとの多様な在り方を相互に認め合える全員参加型の社会のことである。

《側注》学校教育法

障害のある児童生徒を対象とした盲学校、聾学校、養護学校が制度化された。この時、視覚障害児は盲学校、聴覚障害児は聾学校への就学が義務づけられたが、養護学校に関しては義務化されず、重度障害児に対しては就学免除、就学猶予の措置がとられ、ほとんどの場合で就学が許可されなかった。重度障害児は、自宅や施設にいるという状況で、教育の機会から遠ざけられていたが、1979（昭和54）年に養護学校の義務化が行われ、都道府県に養護学校の設置義務、保護者に就学義務が課せられた。これによって、重度障害児や重複障害児も養護学校に就学することができるようになり、学校に通学することが困難な児童生徒には、教員が児童生徒の自宅に出向いて授業を行うなどの訪問型教育も始まった。

　2007（平成19）年、障害児教育をより充実させるため、学校教育法の改正が行われた。これまでの特殊教育が「特別支援教育」に改められ、盲学校、聾学校、養護学校に区分されていた学校制度が「特別支援学校」に一本化された。特殊教育では、障害の種類や程度に応じて、特別な場で教育が行われていたが、特別支援教育では、知的な遅れのない発達障害も含めて、障害により特別な支援を必要とする児童生徒が在籍する幼稚園、小学校、中学校、高等学校、中等教育学校および特別支援学校の全ての学校において実施されることになった。

　学校教育法72条では、特別支援学校について次の通り規定している。

> 【学校教育法　第72条】
> 　特別支援学校は、視覚障害者、聴覚障害者、知的障害者、肢体不自由者又は病弱者（身体虚弱者を含む。以下同じ。）に対して、幼稚園、小学校、中学校又は高等学校に準ずる教育を施すとともに、障害による学習上又は生活上の困難を克服し自立を図るために必要な知識技能を授けることを目的とする。

　特別支援教育を推進するためには、①特別支援教育に関する校内委員会の設置、②児童生徒の実態把握、③特別支援教育コーディネーターの配置、④「個別の教育支援計画」の作成と活用、⑤「個別の指導計画」の作成と活用、⑥教員の専門性の向上、⑦関係機関との連携等の体制整備をし、一人ひとりの特別な教育的ニーズに応える取組みがなされなければならない。学級担任や教科担任が担うだけでなく、必要に応じて校内支援体制を構築し、少人数指導や習熟度別指導、ティーム・ティーチングなどによる授業の実施が必要となる。スクールカウンセラーやスクールソーシャルワーカーなど心理職、福祉職と連携した体制整備も求められており、子どもの最善の利益を念頭に多職種で連携しながら子どもを支えるチーム学校の構築が求められている。

特別支援教育
障害のある幼児児童生徒の自立や社会参加に向けた主体的な取組みを支援するという視点に立ち、幼児児童生徒一人ひとりの教育的ニーズを把握し、その持てる力を高め、生活や学習上の困難を改善又は克服するため、適切な指導および必要な支援を行うもの。

特別支援学校

特別支援教育コーディネーター
障害のある児童生徒への適切な支援のために、校内や福祉、医療等の関係機関との連絡調整役や保護者に対する学校の窓口として、校内外の関係者をつなぐ役割を担う教員を指す。

ティーム・ティーチング
複数の教員が役割を分担し、協力し合いながら指導計画のもとに指導にあたる方式のことをいう。複数の教員の視点から子どもたちを見ることで、よりきめ細やかな指導ができるようになる。

C. 就学援助制度

　日本国憲法26条2項では、義務教育の無償を規定し、また、国際人権規約（社会権規約）13条2においても「初等教育は、義務的なものとし、すべての者に対して無償のものとすること」と謳っている。世界的にも義務教育は無償とし、すべての人々に教育の機会を保障することが求められているのである。わが国の場合、小学校・中学校を義務教育とし、無償化している。しかしながら、実際に無償とされているものは授業料と教科書に限られている現状にあり、自宅から学校までの通学費や学校給食費などは各家庭での負担となっている。また、就学するために必要な制服、通学鞄、体操服や学習に必要なノート、筆記用具などの文房具に係る費用、修学旅行費、生徒会費、PTA会費などの負担も必要となる。さらに、課外活動やクラブ活動をする場合には、それらの活動に係る費用についても必要になる。このように授業料と教科書以外に各家庭で負担すべき費用が必要となるが、保護者の経済的理由により就学に必要な費用を負担することが困難な場合、その家庭への支援として、就学援助制度を設けている。学校教育法19条では、「経済的理由によつて、就学困難と認められる学齢児童又は学齢生徒の保護者に対しては、市町村は、必要な援助を与えなければならない」とされており、市町村の義務として、低所得世帯に対し、児童生徒の就学に必要な援助をしなければならない。就学援助制度の概要については、**表7-1**を参照してほしい。

　このように就学援助制度が設けられているが、実際の学校現場においては、すべての保護者に周知されているとはいえない。教育委員会によっては、十分な広報をしていなかったり、学校によっては制度自体を十分に理解していないこともあり、本来は支給を受けられる世帯にも関わらず、制

義務教育の無償

就学援助制度

表7-1　就学援助制度の概要

実施主体	市町村
対象者	①要保護者（生活保護法第6条第2項に規定する要保護者） ②準要保護者（市町村教育委員会が生活保護法第6条第2項に規定する要保護者に準ずる程度に困窮していると認める者とされ、その認定基準は各市町村が規定する）
補助の対象品目	学用品費、体育実技用具費、新入学児童生徒学用品費等、通学用品費、通学費、修学旅行費、校外活動費、医療費、学校給食費、クラブ活動費、生徒会費、PTA会費
費用負担	・市町村が就学援助事業として援助する。 ・要保護者に対する就学援助事業に対しては、国が2分の1補助する。 ・準要保護者に対する事業については、2005（平成17）年度より国庫補助を廃止し、各市町村が単独で実施する。

要保護者

準要保護者

度の利用につながらないことがある。就学援助制度が活用され、保護者に必要な援助がなされることで、すべての子どもたちに差別なく十分な教育を受けられるようにし、保護者の経済的な格差が、そのまま子どもたちの教育格差に直結することを緩和されるようにしていくことが必要である。

D. スクールソーシャルワーカーの配置

現代社会においては、子どもや学校を取り巻く環境が多様化し、貧困、いじめ、虐待、不登校、非行、親の精神疾患など、多様な問題が生じている。これらの問題は、子どもに対する働きかけでは解決することができない。保護者はもちろんのこと、何らかの問題を抱える子どもを取り巻くさまざまな環境への働きかけを行い、学校、地域、関係機関と連携しながら解決する必要がある。

文部科学省は、2008（平成20）年から「スクールソーシャルワーカー活用事業」を開始し、全国的にスクールソーシャルワーカーの配置が広がっている。政府は、ニッポン一億総活躍プランの中で、すべての子どもが希望する教育が受けられる環境の整備を行うことを目的に、2019（平成31）年度までに、スクールソーシャルワーカーを全ての中学校区（約1万人）に配置するという目標を掲げている。スクールソーシャルワーカーは、教育と福祉をつなぎ、先にあげた貧困、いじめ、虐待、不登校など多様な問題を抱えている子どもの生活をサポートするとともにその子どもを取り巻く環境に働きかける役割を担っている。教育委員会や学校に配置されることが多く、活動形態は、配置型、派遣型、巡回型に分類される（表7-2）。

> **スクールソーシャルワーカー**
> 学校教育法施行規則65条の3において、スクールソーシャルワーカーは、小学校における児童の福祉に関する支援に従事すると規定している。
>
> **ニッポン一億総活躍プラン**
> 女性も男性も、お年寄りも若者も、一度失敗を経験した方も、障害や難病のある方も、家庭で、職場で、地域で、あらゆる場で、誰もが活躍できる、全員参加型の一億総活躍社会を実現するためのプランである。2016（平成28）年6月2日閣議決定された。

表7-2　スクールソーシャルワーカーの活動形態

分類	活動形態の概要
配置型	特定の小学校や中学校に配置される。 配置された学校のクラスの様子を見守ったり、教職員と子どものことについて話し合ったり、家庭訪問に出かけたり、関係機関と調整したりする。
派遣型	教育委員会、教育相談センターなどに所属し、派遣要請があった学校に随時派遣される。 保護者や教員が困ったというときに派遣要請が入ることが多い。
巡回型	いくつかの担当学校をもち、担当した学校を順番に訪問する。 支援を必要とする子どもの状況やそれぞれの学校の状況に応じて、各担当校の訪問回数や時間を調整することもある。

スクールソーシャルワーカーとして働くためには、幅広い福祉制度についての知識はもちろん、子どもや家族のメンタルヘルスに関する基礎的な

理解が必要となる。そのため、近年、多くの自治体では、社会福祉士や精神保健福祉士の国家資格を有していることが採用条件となっている。同時に学校という現場に入りながら、子どもの支援を行わなければならないため、福祉に関する知識のみならず、わが国の教育行政の仕組みや学校組織の理解、学校内での教職員の役割の仕組み等、学校教育についての基本的知識も必要となる。

> 社会福祉士
>
> 精神保健福祉士

E. 生涯学習の振興とリカレント教育の推奨

[1] 生涯学習の振興

わが国の教育政策は、若年層だけでなく、中年層や高齢層も含め、生涯にわたって学習することができる社会の実現を目指している。教育基本法3条では、生涯学習の理念について定められており、教育を広く国民に保障しようとしていることが明らかである。

> 生涯学習
> 家庭教育、学校教育、社会教育、個人の自学自習など、人びとが生涯にわたって取り組む学習のことをいう。

【教育基本法　第3条】
（生涯学習の理念）
　国民一人一人が、自己の人格を磨き、豊かな人生を送ることができるよう、その生涯にわたって、あらゆる機会に、あらゆる場所において学習することができ、その成果を適切に生かすことのできる社会の実現が図られなければならない。

1990（平成2）年、わが国で初めて生涯学習に関する法律が制定された。法律の名称は、生涯学習振興のための施策の推進体制等の整備に関する法律（生涯学習振興法）である。国民が生涯にわたって学習する機会があまねく求められている状況にかんがみ、生涯学習の振興に資するための都道府県の事業に関しその推進体制の整備その他必要な事項を定め、および特定の地区において生涯学習に係る機会の総合的な提供を促進するための措置について定めるとともに、都道府県生涯学習審議会の事務について定める等の措置を講ずることにより、生涯学習の振興のための施策の推進体制および地域における生涯学習に係る機会の整備を図り、もって生涯学習の振興に寄与することを目的としている（1条）。

> 生涯学習振興のための施策の推進体制等の整備に関する法律（生涯学習振興法）

また、都道府県においては、地域における住民の生涯学習の振興に資するため、社会教育に係る学習（体育に係るものを含む）および文化活動その他の生涯学習に資する諸活動の多様な機会の総合的な提供を民間事業者の能力を活用しつつ行うことに関する地域生涯学習振興基本構想を作成できることを定めている。

> 地域生涯学習振興基本構想

[2] リカレント教育の推奨

　リカレント教育は、めまぐるしく変化する現代社会において、教育は、すべての人々にとって生涯にわたって必要であるという考え方を基礎としている。これは、生涯学習が示す理念と基本的に共通するものであるが、現在のわが国の教育政策の中では、生涯にわたって制度化された教育を継続的に提供することを保証するのは困難である。こうした前提に立った上で、長期的な視野の下での教育変革を通じて、個々人が必要なときに、必要なところで、必要に応じた学習の機会を得ることを目指すリカレント教育は、現実的な教育政策といえるだろう。

　医学の進歩に伴い寿命が延びたことによって、人生が100年になり、多様な働き方が求められる現代社会においては、学校を卒業して就職し、同じ会社で一生を終えるというこれまで当たり前であったことが難しくなる。また、人口減少が進む中で、政府は、現在仕事をしていない女性や高齢者等を労働力として活用していきたいという意図もあり、働き方改革から派生した人生100年時代構想会議において、リカレント教育を推奨する方針を示し、人びとの再教育・再就職につなげていきたいと考えている。

> **リカレント教育**
> スウェーデンの経済学者レーン（Rehn, G.）によって最初に提唱された生涯教育の形態である。義務教育や基礎的教育を終えている者が、必要に応じて、生涯にわたり教育と就労を繰り返していく教育システムをいう。

> **人生100年時代構想会議**
> 人生100年時代を見据えた経済・社会システムを創り上げるための政策のグランドデザインを検討する会議のことである。

2. 福祉政策と住宅政策

A. 公営住宅法

[1] 公営住宅の役割

　住宅は人びとにとって重要な生活の基盤となるものである。何らかの理由で住宅に困窮する低額所得者の居住の安定を図ることは、公平な所得分配の達成や社会と経済の持続的発展の実現等の観点から、住宅政策の大きな柱として位置づけられ、公営の住宅供給というかたちで進められてきた。

　公営住宅制度の始まりは、第2次世界大戦後にわが国が抱えた住宅量の全体的な不足の問題が背景となっている。わが国は、第2次世界大戦の影響によって国土が焦土と化し、戦後、全国において住宅不足が生じていた。戦後の住居不足を解消すべく、国は住宅政策に取り組むことになり、1951（昭和26）年、公営住宅法が制定された。国と地方公共団体は、この公営住宅法に基づいて、健康で文化的な生活を営むのに足りる住宅を住宅に困窮する者に供給し、住宅のセーフティネットとして、国民の住宅の安定

> **公営住宅法**

に大きな役割を果たしている。

[2] 公営住宅法の概要

公営住宅法1条では本法律の目的が示されており、国および地方公共団体（市町村および都道府県）が協力して、健康で文化的な生活を営むに足りる住宅を整備し、これを住宅に困窮する低額所得者に対して低廉な家賃で賃貸し、または転貸することにより、国民生活の安定と社会福祉の増進に寄与することが定められている。ここで出てくる住宅に困窮する低額所得者は、最低居住水準の住宅を住宅市場において自力で確保することが困難な者と定義される。2条では、①地方公共団体、②公営住宅、③公営住宅の建設、④公営住宅の買取り、⑤公営住宅の建設等、⑥公営住宅の借上げ、⑦公営住宅の設備、⑧公営住宅の供給、⑨共同施設、⑩共同施設の建設、⑪共同施設の買取り、⑫共同施設の建設等、⑬共同施設の借上げ、⑭共同施設の整備、⑮公益住宅建替事業、⑯事業主体といった16種類の用語の定義がなされており、3条においては、地方公共団体は、常にその区域内の住宅事情に留意し、低額所得者の住宅不足を緩和するため必要があると認めるときは、公営住宅の供給を行わなければならないことが定められている。

日本国憲法25条では、すべての国民は、健康で文化的な最低限度の生活を営む権利を有することおよび国はすべての生活部面について、社会福祉、社会保障および公衆衛生の向上および往診に努めなければならないことを規定しているが、公営住宅法は、この生存権を最終目的として制定されたものである。

公営住宅
公営住宅は、①地方公共団体が、建設、買取りまたは借上げを行って管理すること、②低額所得者に賃貸し、または転貸するための住宅およびその附帯施設であること、③この法律の規定による国の補助に係るものであること、といった3つの要件を満たす必要がある（附帯施設とは、住宅に附帯して設置する電気、ガス、給水その他住宅本来の機能を保持するために必要な施設をいう）。

共同施設
児童遊園、共同浴場、集会所その他公営住宅の入居者の共同の福祉のために必要な施設であり、国土交通省令で定めるものをいう。

B. 住生活基本法

2006（平成18）年、住宅政策における初めての基本法となる住生活基本法が施行された。この法律は、住生活の安定の確保および向上の促進に関する施策について、基本理念を定め、ならびに国および地方公共団体ならびに住宅関連事業者の責務を明らかにするとともに、基本理念の実現を図るための基本的施策、住生活基本計画その他の基本となる事項を定めることにより、住生活の安定の確保および向上の促進に関する施策を総合的かつ計画的に推進し、もって国民生活の安定向上と社会福祉の増進を図るとともに、国民経済の健全な発展に寄与することを目的としている（1条）。住生活基本法で掲げる基本理念ならびに基本理念を実現させるために進められなければならない基本的施策は次の通りである。

住生活基本法

【基本理念】
①現在及び将来における国民の住生活の基盤となる良質な住宅の供給等（第3条）
②良好な居住環境の形成（第4条）
③居住のために住宅を購入する者等の利益の擁護及び増進（第5条）
④居住の安定の確保（第6条）

【基本的施策】
①住宅の品質又は性能の維持及び向上並びに住宅の管理の合理化又は適正化（第11条）
②地域における居住環境の維持及び向上（第12条）
③住宅の供給等に係る適正な取引の確保及び住宅の流通の円滑化のための環境の整備（第13条）
④居住の安定の確保のために必要な住宅の供給の促進等（第14条）

　住生活基本法では、従来の住まいだけを考えるのではなく、住まいの周辺環境や購入の際の流通市場、安定供給なども含めた住環境の質の向上が盛り込まれており、中でも特徴的なものは、福祉や環境、まちづくり、防災などの対策の必要性について明示されていることである。

C. 住宅確保要配慮者に対する賃貸住宅の供給の促進に関する法律（住宅セーフティネット法）

> 住宅確保要配慮者に対する賃貸住宅の供給の促進に関する法律（住宅セーフティネット法）
>
> 住宅確保要配慮者
> 低額所得者、被災者、高齢者、障害者、子育て世帯、住宅の確保に特に配慮を要する者として国土交通省令に定める者をいう。
>
> 賃貸住宅供給促進計画
>
> 住宅確保要配慮者に対する賃貸住宅の供給促進に関する法律の一部を改正する法律

　2007（平成19）年に住宅確保要配慮者に対する賃貸住宅の供給の促進に関する法律（住宅セーフティネット法）が施行された。住宅セーフティネット法は、住生活基本法の基本理念にのっとり、住宅確保要配慮者に対する賃貸住宅の供給の促進に関し、国土交通大臣による基本方針の策定、都道府県および市町村による賃貸住宅供給促進計画の作成、住宅確保要配慮者の円滑な入居を促進するための賃貸住宅の登録制度等について定めることにより、住宅確保要配慮者に対する賃貸住宅の供給の促進に関する施策を総合的かつ効果的に推進し、もって国民生活の安定向上と社会福祉の増進に寄与することを目的としている（1条）。ここでいう住宅確保要配慮者とは、低額所得者、被災者、高齢者、障害者、子育て世帯、住宅の確保に特に配慮を要する者として国土交通省令に定める者とされている。

　2017（平成29）年4月、「住宅確保要配慮者に対する賃貸住宅の供給促進に関する法律の一部を改正する法律」が成立された。この法改正の背景には、住宅確保要配慮者の増加が大きく関係している。住宅セーフティネットの根幹は公営住宅であり、その供給は極めて重要なものであるが、今後加速する人口減少や厳しいわが国の財政状況から、大幅な増加は見込むことができない現状である。一方で、低額所得者、高齢者、障害者、ひとり親家庭等の要配慮者については、家賃の滞納、孤独死、騒音等のリスク

があることから、家主から入居を拒まれるケースがある。また、わが国の住宅ストック現状をみると、人口減少等を背景に、今後空き家・空き室は増加することが見込まれており、これらを有効活用していくことが求められている。こうしたわが国の住宅セーフティネットを取り巻く環境の変化から、民間の空き家・空き室を有効活用し、要配慮者の入居を拒まない賃貸住宅の登録制度を創設するなど、重層的な住宅セーフティネット機能の強化を図ることで、安心して生活することができる社会を実現しようとするものである。この新たな住宅セーフティネット制度は、①住宅確保要配慮者向けの賃貸住宅の登録制度、②登録住宅の改修や入居への経済的支援、③住宅確保要配慮者に対する居住支援の大きく3つの柱から成り立っている（表7-3）。

住宅確保要配慮者向けの賃貸住宅の登録制度

登録住宅の改修や入居への経済的支援

住宅確保要配慮者に対する居住支援

表7-3　新しい住宅セーフティネット法の3つの柱

①住宅確保要配慮者向けの賃貸住宅の登録制度
　賃貸住宅の賃貸人が、住宅確保要配慮者の入居を拒まない住宅として、都道府県（政令市及び中核市の区域ではその市）にその賃貸住宅を登録し、都道府県は、その登録された賃貸住宅の情報を住宅確保要配慮者に提供し、賃貸人に入居を申し込むことができる仕組みを創設する。
②登録住宅の改修や入居への経済的支援
　登録住宅の改修を行う場合に一定の要件を満たすと補助金が交付される。独立行政法人住宅金融支援機構による融資を受けることも可能である。また、低額所得者については、地方公共団体の判断によって、家賃を低減するための補助や入居時の家賃債務保証料を低減するための補助が受けられる仕組みを創設する。
③住宅確保要配慮者に対する居住支援
　住宅確保要配慮者の居住支援や入居に対する賃貸人の負担の払拭を図る仕組みを創設する。都道府県が家賃債務保証等の居住支援活動を行うNPO法人等を住宅確保要配慮者居住支援法人として指定することができる。住宅確保要配慮者居住支援法人や住宅確保要配慮者居住支援協議会が居住支援活動を行う場合には、一定の補助を受けることが可能である。

住宅確保要配慮者居住支援法人
住宅確保要配慮者の民間賃貸住宅への円滑な入居の促進を図るため、住宅確保要配慮者に対し家賃債務保証の提供、賃貸住宅への入居に係る住宅情報の提供・相談、見守りなどの生活支援等を実施する法人として都道府県が指定するものを指す。

住宅確保要配慮者居住支援協議会
地方公共団体、居住支援法人、宅地建物取引業者、賃貸住宅を管理する事業を行う者、住宅確保要配慮者の民間賃貸住宅への円滑な入居の促進に資する活動を行う者などが、住宅確保要配慮者又は民間賃貸住宅の賃貸人に対する情報の提供その他の住宅確保要配慮者の民間賃貸住宅への円滑な入居の促進に関し必要な措置について、協議する組織のことである。

　また、生活保護受給者の住宅扶助等が賃貸人に直接支払われる代理納付推進のための手続きが新たに設けられ、さらに、家賃債務保証の円滑な利用が進むよう適正な家賃債務保険業者の登録制度が創設された。
　わが国のこれまでの住宅政策は、社会保障よりも産業活性化や経済成長と強く結びつけられ、すでに住宅を所有している人や住宅の購入を望む人のための政策が優先され、生活に困難を抱え、住まいを確保できない人に向けた政策は十分ではなかったが、住宅セーフティネット法の成立によって社会保障としての住宅政策が拡充されてきているといっていいだろう。

3. 福祉政策と労働政策

A. ワーク・ライフ・バランス

ワーク・ライフ・バランス

ライフスタイル

フレキシキュリティ
労働市場の柔軟性
生活の保障

　福祉政策と労働政策には、深いつながりがある。最近よくワーク・ライフ・バランスという言葉を耳にする機会が増えてきたが、このワーク・ライフ・バランスは、仕事と生活の調和を保ち、多彩な人材が働きやすい環境作りを目指すことをいう。現代社会では、仕事と子育て、仕事と親の介護との両立の難しさで悩む人びとや長時間労働による心身の疲労で健康を害してしまうといった問題が発生し、仕事と生活の間で問題を抱える人が増加している。また、安定した仕事に就けず、経済的に自立できないといった問題もあり、多くの人がワーク・ライフ・バランスを実現できていない。このような問題を解決し、ワーク・ライフ・バランスを実現していくためには、生活を支援する福祉政策と多様な働き方を可能とする労働政策とを一緒に検討していくとともに人びとのライフスタイルや子育て期、親の介護などを行う中高年期といった人生の各段階におけるニーズに合わせて多様な生き方・働き方を選択できる社会をつくっていくことが求められる。

　また、わが国では、派遣労働者やパートタイム労働者などの非正規雇用が増えたことによる、正規雇用との格差についても社会問題化している。これらの問題を解決するために、近年、フレキシキュリティが注目されている。フレキシキュリティとは、労働市場の柔軟性（flexibility）と生活の保障（security）を合わせた造語で、①柔軟で信頼性の高い労働契約、②包括的な生涯教育戦略、③効果的な積極的労働市場政策、④手厚い社会保障制度の4要素で構成されている政策体系である。所得保障を通じて、労働者の生活の安定を図ったうえで、個々人の能力の開発を支援して柔軟で活力ある雇用につなげるという、雇用政策と教育政策とが組み合わさっている。このフレキシキュリティ政策が成功している国として、オランダとデンマークが挙げられる。北欧諸国では、正規雇用の働き方を多様にし、非正規雇用と正規雇用との間の移動をしやすくすることによって、ワーク・ライフ・バランスの支援をし、労働者は失業しても生活が保障され、また新たな仕事に就くことができるように再教育や再訓練を受けることができる仕組みがつくられているのである。こうしたフレキシキュリティ政策の前提になったのは、女性の就労支援から始まった労働者の生活と仕事

との両立支援制度であり、多様な生活・働き方の個々の労働者の平等を保障しようとする制度である。

B. 就労と福祉政策

　就労と福祉が関連する政策として代表的なものに、ワークフェア、アクティベーション、ベーシック・インカムがある。

　就労と福祉の連携を重視したワークフェアは、「福祉（welfare）」と「就労（work）」を結びつけようとする考え方で、生活保護受給者に対して、一定の就労を義務づけ、給付を労働の対価とすることによって、自立を促すとともに、就労を通じて、経済的自立の基盤となる技術や技能を身につけさせようという就労義務を強調とするところに特徴がある。アクティベーションは、生活保護受給者の就労を促進させるために福祉を提供するという職業訓練や教育など職業能力の向上を目指す支援に重点が置かれていることが特徴である。ワークフェアが生活保護給付を受けるにあたっての就労および職業訓練を行うことが条件であるのに対し、アクティベーションは、まずは生活を安定させる支援を行い、それと並行しながら長期的な視点から就労能力を高め、就労につなげていく援助が成果をあげていくという考え方である。一方、就労と福祉を切り離したベーシック・インカムは、所得や就労の状況にかかわりなく、すべての国民を対象として、一定の所得給付を行うという考え方であり、最低限度の生活に必要な所得を無条件に給付するところを特徴とする。ベーシック・インカムがこれまでの公的扶助制度と大きく異なる点は、生活保護受給に伴う資力調査（ミーンズ・テスト）や所得調査（インカム・テスト）などを廃止し、市民権の有無だけを給付の条件とする、個人を対象とした制度ということである。近年の福祉政策に取って代わる新しいものとして重要視されているが、膨大な財政支出の財源をどうするかが問題となっている。

> ワークフェア
>
> アクティベーション
>
> ベーシック・インカム

C. 職業安定法

　1947（昭和22）年に施行された職業安定法は、日本国憲法に規定された勤労権を保障するために定められた法律である。この法律は、雇用対策法と相まって、公共に奉仕する公共職業安定所その他の職業安定機関が関係行政庁又は関係団体の協力を得て職業紹介事業等を行うこと、職業安定機関以外の者の行う職業紹介事業等が労働力の需要供給の適正かつ円滑な調整に果たすべき役割にかんがみその適正な運営を確保すること等により、

> 職業安定法
>
> 勤労権
>
> 公共職業安定所（ハローワーク）

職業の安定

職業選択の自由

均等待遇

各人にその有する能力に適合する職業に就く機会を与え、および産業に必要な労働力を充足し、もって職業の安定を図るとともに、経済および社会の発展に寄与することを目的としている（1条）。2条では、何人も、公共の福祉に反しない限り、職業を自由に選択することができるとし、職業選択の自由が謳われており、3条においては、何人も、人種、国籍、信条、性別、社会的身分、門地、従前の職業、労働組合の組合員であること等を理由として、職業紹介、職業指導等について、差別的取扱いを受けることがない（ただし、労働組合法の規定によって、雇用主と労働組合との間に締結された労働協約に別段の定めのある場合は、この限りでない）と均等待遇について規定されている。

2017（平成29）年には、職業安定法の一部の改正を含む「雇用保険法等の一部を改正する法律」が成立した。この法改正の背景は、社会経済情勢の変化に伴う職業紹介事業や募集情報等提供事業者等、求職者や求人者が利用する事業の多様化が進む中、求職者等が不利益を被るなどの不適切な事案に対して的確に対応していくことや求職と求人のより適切かつ円滑なマッチングを進めていくことが求められていること等である。

職業紹介事業

募集情報等提供事業

改正の概要は表7-4の通りである。

表7-4　新しい職業安定法の概要

①・ハローワークや職業紹介事業者等の全ての求人を対象[※1]に、一定の労働関係法令違反を繰り返す求人者等の求人を受理しないことを可能とする。 ・職業紹介事業者に紹介実績等の情報提供を義務付ける。 ・ハローワークでも、職業紹介事業者に関する情報を提供する。 ②求人者について、虚偽の求人申込みを罰則の対象とする。また、勧告（従わない場合は公表）など指導監督の規定を整備する。 ③募集情報等提供事業[※2]について、募集情報の適正化等のために講ずべき措置を指針で定めることとするとともに、指導監督の規定を整備する。 ④求人者・募集者について、採用時の条件があらかじめ示した条件と異なる場合等に、その内容を求職者に明示することを義務付ける。

注）※1 現行はハローワークにおける新卒者向け求人のみ
　　※2 求人情報サイト、求人情報誌等

D. 雇用対策法

雇用対策法

1966（昭和41）年に雇用対策法が施行された。この法律の目的は、国が、少子高齢化による人口構造の変化等の経済社会情勢の変化に対応して、雇用に関し、その政策全般にわたり、必要な施策を総合的に講ずることにより、労働市場の機能が適切に発揮され、労働力の需給が質量両面にわたり均衡することを促進して、労働者がその有する能力を有効に発揮す

ることができるようにし、これを通じて、労働者の職業の安定と経済的社会的地位の向上とを図るとともに、経済および社会の発展ならびに完全雇用の達成に資することである（1条1項）。また、この法律の運用に当たっては、労働者の職業選択の自由および事業主の雇用の管理についての自主性を尊重しなければならず、また、職業能力の開発および向上を図り、職業を通じて自立しようとする労働者の意欲を高め、かつ、労働者の職業を安定させるための事業主の努力を助長するように努めなければならないとしている（1条2項）。労働者は、その職業生活の設計が適切に行われ、ならびにその設計に即した能力の開発および向上ならびに転職に当たっての円滑な再就職の促進その他の措置が効果的に実施されることにより、職業生活の全期間を通じて、その職業の安定が図られるように配慮されることが基本的理念となっている（3条）。

E. 高年齢者等の雇用の安定等に関する法律

1971（昭和46）年に制定された高年齢者等の雇用の安定等に関する法律は、定年の引上げ、継続雇用制度の導入等による高年齢者の安定した雇用の確保の促進、高年齢者等の再就職の促進、定年退職者その他の高年齢退職者に対する就業の機会の確保等の措置を総合的に講じ、もって高年齢者等の職業の安定その他福祉の増進を図るとともに、経済および社会の発展に寄与することを目的としている（1条）。わが国における急速な高齢化の進行に対応すべく、2013（平成25）年の法改正によって、65歳未満を定年に定めている場合は、定年以降の継続雇用を希望する者を原則として、少なくとも年金受給開始年齢までは意欲と能力に応じて雇用することを企業に義務づけた。なお、この改正は、定年について65歳への引上げを義務づけるものではない。

高年齢者等の雇用の安定等に関する法律

定年の引上げ

継続雇用制度の導入

高年齢者
厚生労働省令で定める年齢55歳以上の者をいう。

F. 男女雇用機会均等法

1985（昭和60）年、雇用の分野における男女の均等な機会及び待遇の確保等に関する法律（男女雇用機会均等法）が制定された。法の下の平等を保障する日本国憲法の理念にのっとり雇用の分野における男女の均等な機会および待遇の確保を図るとともに、女性労働者の就業に関して妊娠中および出産後の健康の確保を図る等の措置を推進することを目的とする（1条）。働く人が性別により差別されることなく、かつ、女性労働者が母性を尊重されつつ、その能力を十分に発揮できる雇用環境を整備するこ

男女の均等な機会及び待遇の確保等に関する法律（男女雇用機会均等法）

男女の均等な機会および待遇の確保

妊娠中および出産後の健康の確保

とは、わが国が将来にわたって経済社会の活力を維持していく上で、ますます重要な課題である。このため、男女雇用機会均等法では、募集・採用、配置・昇進等の雇用管理の各ステージにおける性別を理由とする差別の禁止や婚姻、妊娠・出産等を理由とする不利益取扱いの禁止等が定められている。また、2014（平成26）年7月にセクシャルハラスメントの防止対策の措置が雇用者に義務づけられ、2017（平成29）年1月からは、上司や同僚からの職場における妊娠・出産等に関するハラスメント防止対策（マタニティハラスメント防止対策）の措置が義務づけられた。

性別を理由とする差別の禁止

婚姻、妊娠・出産等を理由とする不利益取扱いの禁止

セクシャルハラスメントの防止対策

妊娠・出産等に関するハラスメント防止対策（マタニティハラスメント防止対策）

G. 女性の職業生活における活躍の推進に関する法律（女性活躍推進法）

2016（平成28）年、女性の職業生活における活躍の推進に関する法律（女性活躍推進法）が施行された。この法律の目的は、近年、自らの意思によって職業生活を営み、または営もうとする女性がその個性と能力を十分に発揮して職業生活において活躍することが一層重要となっていることにかんがみ、男女共同参画社会基本法の基本理念にのっとり、女性の職業生活における活躍の推進について、その基本原則を定め、ならびに国、地方公共団体および事業主の責務を明らかにするとともに、基本方針および事業主の行動計画の策定、女性の職業生活における活躍を推進するための支援措置等について定めることにより、女性の職業生活における活躍を迅速かつ重点的に推進し、もって男女の人権が尊重され、かつ、急速な少子高齢化の進展、国民の需要の多様化その他の社会経済情勢の変化に対応できる豊かで活力ある社会を実現することである（1条）。従業員301人以上の事業主は女性活躍のための行動計画（一般事業主行動計画）の策定が義務づけられている。

女性の職業生活における活躍の推進に関する法律（女性活躍推進法）

男女の人権が尊重

女性活躍のための行動計画（一般事業主行動計画）

参考文献

- 柘植雅義『特別支援教育―多様なニーズへの挑戦』中央公論新社，2013.
- 小林秀之・米田宏樹・安藤隆男編『特別支援教育―共生社会の実現に向けて』ミネルヴァ書房，2018.
- 鈴木庸裕『スクールソーシャルワーカーの学校理解―子ども福祉の発展を目指して』ミネルヴァ書房，2015.
- 日本スクールソーシャルワーク協会編『子どもにえらばれるためのスクールソーシャルワーク』学苑社，2016.
- 本間義人『内務省住宅政策の教訓―公共住宅論序説』御茶の水書房，1988.
- 大本圭野『「証言」日本の住宅政策』日本評論社，1991.
- 早川和男『居住福祉』岩波書店，1997.
- 塩崎賢明『住宅政策の再生―豊かな居住をめざして』日本経済評論社，2006.
- 小玉徹『居住の貧困と「賃貸世代」―国際比較でみる住宅政策』明石書店，2017.
- 公営住宅法令研究会編『逐条解説　公営住宅法（第二次改訂版）』ぎょうせい，2018.
- 住宅セーフティネット法制研究会編『平成29年改正住宅セーフティネット法の解説Q＆A』ぎょうせい，2017.
- 宮本太郎「社会的包摂への三つのアプローチ―福祉国家と所得保障の再編」『月刊自治研』自治労サービス，2004.
- 宮本太郎『生活保障―排除しない社会へ』岩波書店，2009.
- 神吉知郁子「最低賃金と生活保護と『ベーシック・インカム』」濱口桂一郎編『福祉と労働・雇用』福祉＋α，ミネルヴァ書房，2013.
- 宮本太郎編『生活保障の戦略―教育・雇用・社会保障をつなぐ』岩波書店，2013.
- 石畑良太郎・牧野富夫『よくわかる社会政策―雇用と社会保障（第2版）』ミネルヴァ書房，2014.
- 駒村康平・山田篤裕・四方理人・田中聡一郎・丸山桂『社会政策―福祉と労働の経済学』有斐閣アルマ，2015.

理解を深めるための参考文献

- **鈴木庸裕・新井英靖・佐々木千里編『多文化社会を生きる子どもとスクールソーシャルワーク』かもがわ出版，2018.**
  病気や障害のある子どもの特別支援教育と支援の実際やこれまで十分な支援がなされてこなかったLGBTの子どもや外国籍をもつ子どもたちなどへの心理的・社会的支援について述べられている。多文化社会の中で一人ひとりの子どもを主人公とした教育、支援の実現を考察した書籍である。

- **本間義人『居住の貧困』岩波書店，2009.**
  失業し、住まいを奪われる人や団地で進む高齢化と孤独死、また規制緩和がもたらした住環境の問題等、人権としての居住権が軽視され、住まいの安心・安全が脅かされている日本社会の現状が述べられている。社会政策から経済対策へと変容した戦後の日本の住宅政策の軌跡を検証し、諸外国の実態をもとに打開策を提言している。

- **濱口桂一郎編『福祉と労働・雇用』福祉＋α，ミネルヴァ書房，2013.**
  わが国の正社員を基本とした雇用の下で成り立っていた政策を見直し、福祉・社会保障政策と雇用・労働政策の密接な連携を求めて、福祉と労働のはざまにおける、高齢者雇用、障害者雇用、女性雇用、労働時間、過労死・過労自殺等さまざまな政策問題について、検討がなされている。社会福祉士を目指す人に、ぜひ一度手にとって読んでもらいたい。

ジェネリックポイント

福祉政策に関連する教育政策、住宅政策、労働政策については理解できました。社会福祉士は福祉の専門職ですが、なぜ、福祉政策だけでなく、教育、住宅、労働についても学ぶ必要があるのでしょうか？

社会福祉士は、人びとの生活に焦点を当て、その人が抱えている生活問題・生活課題の解決に向けた支援をします。生活するとは、どういうことかを考えてみてください。人が生活をしていくために必要な要素として、「衣・食・住」という言葉がよく引用されます。つまり、着ること、食べること、住まうことが、人が生きていくための礎になるということです。また、着ること、食べること、住まうことを実現するためには収入を得る必要があり、収入を得るにあたっては、必要な知識を身につけるための教育を受けるとともに労働が必要となります。福祉、教育、住宅、労働と一つひとつの言葉だけをみると、どのようにつながるのかがわかりづらいですが、生活保障という視点で捕らえてみると、福祉と教育、福祉と住宅、福祉と労働、これらがどのように関わるのかが理解できるようになると思います。

　社会政策は、その時代の背景や社会問題に大きく影響されますから、現代社会で起こるさまざまな社会問題を理解し、どのように解決していくべきであるかを考えてみることが大切ですね。まずは新聞やニュースなどで社会問題を観察してみましょう。

LGBTの子どもたちの生きづらさと支援

　LGBT（性的少数者）という言葉を聞いたことがあるだろうか。近年、生まれながらの性別にとらわれない性別のあり方が見直され、世界中で同性間の結婚や結婚と同様の権利を認める動きが活発化している。わが国においても、東京都世田谷区や渋谷区を皮切りに三重県伊賀市、兵庫県宝塚市などで同性パートナーシップ制度の導入が始まり、現在も導入を検討している地方自治体は増えている現状にある。

　このような動きが広まる一方、学校においては、LGBTの理解がなかなか進んでいない。多くのLGBTの子どもたちは、自身のセクシュアリティを隠して生活しており、時には、いじめや偏見、差別にさらされ、不登校となってしまうケースも少なくない。宝塚大学看護学部の日高庸晴教授が行った「LGBT当事者の意識調査調査（2016年）」によると、LGBTの子どもたちの学校生活におけるいじめは、全体の約6割が経験していることがわかった。2017（平成29）年3月、日本政府はいじめ防止基本方針の改訂を行い、LGBTの児童生徒の保護の項目を初めて盛り込んだ。また、教職員向けにLGBT児童生徒への対応を記した手引きも発行しているが、実際はLGBTに対する差別やいじめがまだまだある現状である。社会福祉士は、このような現状を理解し、教育の機会均等ならびに多様性の尊重を意識化し、生きづらさを抱えて生活する子どもたちが自分らしく教育を受けることができるよう支援していかなければならない。また、社会福祉士養成教育においても、LGBTの知識やアプローチ方法をカリキュラム内で扱い、理解を深めていく取組みが早急に求められている。

第8章 相談援助活動と福祉政策の関係

1 相談援助の理念について、
専門家としての臨床的な態度について言及し、
ノーマライゼーションとは何か、
人権とは何かということについて理解を深めていく。

2 「貧困者・低所得者」「児童」「高齢者」「障害者」の
領域について臨床的な視点から考え、
福祉政策と相談援助の関係性について学ぶ。

3 社会福祉士が専門職としての倫理、
専門知識、専門的技術によって
社会福祉援助活動を展開することについて明らかにし、
社会福祉従事者の専門性について探っていく。

4 現代社会と福祉供給のバランスについて明らかにするとともに、
今日の多様化する社会福祉サービスのあり方について言及する。

5 住民主体、協働による福祉の充実に向けて、
コミュニティケアの1つのモデルを紹介し、
住民参加型の福祉とは何かについて考えていく。

1. 相談援助の理念

　相談援助活動とは、個人や家族、また地域社会がかかえる問題の解決をはかり、支援していくための専門的な援助活動をいい、相談援助技術とは、その社会福祉援助活動を展開していくための専門的な展開方法を意味している。相談援助活動には、個人や家族に対し、直接的に対人援助を展開する場合の他、地域社会などを広く間接的に支援する場合などがあり、これらの相談援助活動を、専門職が、社会福祉従事者としての倫理、専門知識、専門的技術によって展開していくことが大切である[1]。すなわち、相談援助とは、援助を必要としている人びとの生活の中で起きているさまざまな諸問題を適切に把握し、その援助に必要なさまざまな社会資源や援助方法を組み合わせ、その人にあった援助計画を立てて、そしてそれを実践するというプロセスを経ることによって展開する、ということができるであろう。

　現在、わが国は少子化社会や高齢化社会、メディア社会、人間関係が希薄化した社会などといわれさまざまな諸問題が生じているのは周知の事実である。わが国は本格的な高齢化社会を迎えており、世帯規模の縮小や女性の社会進出の増加・雇用機会の拡大、扶養意識の変化などのさまざまな要因によって家庭内での介護能力の低下が叫ばれて久しく、高齢者の問題はより一層の複雑さを増している。また、それと対極するかのように児童の問題が著しい。校内暴力、家庭内暴力、学級崩壊、いじめはその典型であり、児童の不可解な自殺、登校拒否、性行為の低年齢化、残虐な少年重大事件、保護者による児童虐待など枚挙にいとまがない。21世紀を迎え、高度な社会システムと豊かな「モノ」に囲まれた現代社会において、児童が健全に健やかに育ち人格形成することは、生活が豊かになればなるほど困難さを一層深めているようである。

　このような社会的な諸問題に介入し、専門的援助活動を展開していくことが相談援助活動であり、それを遂行するのがソーシャルワーカーであるといえよう。ソーシャルワーカーは、社会福祉分野を担う実践家であり、専門知識と援助技術をもった専門家ということができる。そしてその援助活動は決して経験や勘に頼るものであってはならない。竹内愛二は、1959（昭和34）年にあらわした大著『専門社会事業研究』において、ソーシャルワーク（竹内はソーシャルワークを専門社会事業と称した）の専門職

社会資源

竹内愛二
1895〜1980
長崎県生まれ。わが国においてケースワークを初めて科学的社会事業の一方法として紹介した。著書に『ケースウォークの理論と実際』がある。

業的性格について詳しく論究しているが、その2大特質として、①技術的なものであり、次に、②それは倫理的諸基準に準拠して遂行される、の2点を挙げている。そして、技術的ということは、外面的行為の繰り返しや、徒弟的な一方的訓練によって得られた熟技ではなく、科学的知識や原理に即したものであるとしている。もう1つの倫理性については、狭義には、それが専門職業者自身の利益や関心よりも、彼の対象者、同僚、所属集団、あるいは全体社会のそれらを一層尊重するところの奉仕的動機、または理想をもつものであることを意味しているが、広義には、専門職業の職責が、単に科学的・技術的であるというだけではなく、高度の技術的能力の発揮によって遂行されること、および専門職業における奉仕的役務は、専門職業者の個人的感情や感傷によって左右されず、客観的合理性によって遂行されることなどが要請されることをも意味する[(2)]としているのである。

> 技術的能力
> technical competence

さて、わが国は1987（昭和62）年に「社会福祉士及び介護福祉士法」が成立し、これにより社会福祉士はソーシャルワークにおける専門職としての明確な位置づけができたといえる。2条1項において社会福祉士とは「28条の登録を受け、社会福祉士の名称を用いて、専門的知識及び技術をもって、身体上若しくは精神上の障害があること又は環境上の理由により日常生活を営むのに支障がある者の福祉に関する相談に応じ、助言、指導その他の援助を行うことを業とする者をいう」となっている。「名称独占」とはいえ、国家資格を有する「社会福祉士」という専門職の誕生は、社会福祉における援助関係の社会的基盤を構築したといえよう。すなわち、社会福祉士は専門的な知識と技術をもった社会福祉援助活動の専門家であり、実践家であると言える。利用者および入所者の生活全般におけるニーズに対するサービスの担い手であり、そこには高度な専門性が求められなくてはならない。高度な専門性としては、

> 社会福祉士及び介護福祉士法

> 名称独占

> 社会福祉士及び介護福祉士法28条
> 社会福祉士となる資格を有するものが社会福祉士となるためには、社会福祉士登録簿に、氏名、生年月日その他厚生労働省令で定める事項の登録を受けなければならない。

①社会福祉従事者としての倫理性と他業務との協調性があること
②社会福祉制度を正しく理解し、利用者・入所者に対して適切に対応でき、把握・分析ができること
③利用者・入所者を全人格的に理解することができ、人権擁護やプライバシー保護の立場から幅広いケアができる人間性をもっていること
④さまざまな社会資源をコーディネートすることができ、利用者・入所者の自立支援を促すことができるプランの作成と実施が行えること
などが挙げられよう。

相談援助技術は理論と実践を兼ね備えて確立するのはいうまでもない。相談援助活動実践の過程の中でワーカーの日々の努力と研鑽がのぞまれるのである。

2. 福祉政策と相談援助の関係性

A. 対象別社会福祉援助活動

　社会福祉援助技術の実践領域として対象別援助技術の領域がある。その対象として「貧困者・低所得者」「児童」「高齢者」「障害者」の領域に分かれる。この領域についての福祉政策と相談援助の関係性についてみてみたい。

[1] 貧困者・低所得者福祉

　高度な社会システムと豊かな「モノ」に囲まれた現代社会の日常において「もはや貧困はなくなり、過去の遺物である」という錯覚に陥りやすいのであるが、果たしてそうであろうか。社会経済の変動や疾病、老齢、失業、事故、災害などが引き金となり、それまでの安定した生活が不安定となり、家族崩壊にまで発展することは少なくないといえる。核家族化が進行して久しいが、核家族はメンバーの結束が非常に強いかのようにみえるという反面、併せて非常に脆い性質をもっているのである。特に近年、長引く不況の中において誰もがその危険性をはらんでいるということができ、それは決して対岸の火事ではないのである。

　憲法 25 条には「すべての国民は、健康で文化的な最低限度の生活を営む権利を有する」と規定されており、その理念に基づいて（新）生活保護法が 1950（昭和 25）年に制定され、今日に至っている。「健康で文化的な最低限度の生活」が維持できない状況になったとき、生存権という具体的な権利を実現するために「生活保護」があり、われわれの生活が守られることになるのである。すなわち、わが国における公的扶助の根幹をなしているのである。

　生活保護の目的の 1 つとして、生活保護法 1 条に「この法律は、日本国憲法 25 条に規定する理念に基づき、国が生活に困窮するすべての国民に対し、その困窮の程度に応じ、必要な保護を行い、その最低限度の生活を保障するとともに、その自立を助長することを目的とする」とある。そして「保護請求権無差別平等の原理」「健康で文化的な最低生活保障の原理」「補足性の原理」という基本原理が明記されている。そして、それらの基本原理に基づき、生活保護の具体的な運用の原則として 4 原則が定め

生活保護法

生存権

4 原則

られている。すなわちそれは、「申請保護の原則」「基準および程度の原則」「必要即応の原則」「世帯単位の原則」である。保護の種類として、①生活扶助、②教育扶助、③住宅扶助、④医療扶助、そして、介護保険制度導入に伴って⑤介護扶助、が創設され、保護の適用により金銭や現物による給付がなされている。また、この他に特別な必要に応じ、⑥出産扶助、⑦生業扶助、⑧葬祭扶助、が適用されるのである。

しかしながら、生活保護に対するスティグマは今もなお根強いものがあり、また生活保護の内容についても人びとにあまり知られていないという実情がある。福祉事務所において、生活保護の業務に携わる社会福祉主事（ケースワーカー）には、社会福祉援助技術的な視点の形成が必要不可欠であるが、実際には2～3年という短いサイクルで異動し、社会福祉職として専門的に業務に従事しているという例は決して多くはない現状がそこにある。また、現場において「保護の適正」ということに重点が置かれ、被保護者の生活を保障して支援することよりも、要保護性に対する資格審査が厳格化し、申請を受理しないという引き締め策が問題となっていることは否めないであろう。情熱と熱意に燃えたワーカーが厳しい現場状況の中で孤立化し、バーンアウト（燃え尽き）してしまい、現場を去っていくことも決して例外ではない。

基本的人権を尊重し、個々人の生活を保障するための活動を展開していくため、単なる経済的給付だけではなく、困難に直面している人びとの生活に焦点をあてた保健・医療・福祉・住宅・雇用対策など柔軟かつ広範囲な共働関係の構築と対応が求められているといえよう。

[2] 児童福祉

児童福祉法制定から半世紀以上が経過し、児童を取り巻く状況も大きく様変わりをしている。高度経済成長から大都市への移入が進み、また、団地ブームの到来により核家族が顕著となった。また、絶対的貧困から相対的貧困への変容、心の貧しさなどが指摘され、加えて受験戦争の激化などから、かつて予想もできなかった児童における諸問題の拡大・多様化に直面している。

1989（平成元）年は「児童の権利に関する条約」が国連総会で採択され、わが国は5年遅れの1994（平成6）年にようやく批准し、締結国となった。これは児童の養育および発達に対する第1次的責任は親にあることやその親が養育責任を果たすために国への支援を提起し、家庭環境の重視と児童の最善の利益を強調した画期的な条約であるということができる。また1989（平成元）年は生涯において女性が子どもを産む数、すなわち合計特

バーンアウト
燃え尽き症候群
援助者が失敗や挫折を繰り返す中で、無気力、無感動、意気消沈などのスランプ状態を引き起こすこと。

基本的人権

核家族
夫婦または単親と未婚子からなる世帯、および夫婦のみの世帯のこと。アメリカの人類学者マードック，G. P.が提唱した。核家族のもたらすマイナスの効果として、親子関係に緊張が生じやすいことや育児伝承の機会が希薄なために育児ノイローゼに陥りやすいことなどが指摘されている。

絶対的貧困

相対的貧困

児童の権利に関する条約

合計特殊出生率
15歳から45歳まで、いわゆる出産可能年齢である女性の年齢別出生率の合計。人口置き換え水準である2.08を下回ると人口が減っていく。わが国は1974年以降低下傾向にある。2016（平成28）年の出生数は100万5,656人、合計特殊出生率は1.46。

1.57 ショック
1989（平成元）年の合計特殊出生率が 1966（昭和 41）年の「丙午」（ひのえうま）の年の 1.58 を下回ったことからこの言葉が生まれた。

エンゼルプラン

緊急保育対策等 5 か年計画

新エンゼルプラン

児童養護施設

児童自立支援施設

児童家庭支援センター

情緒障害児短期治療施設（現・児童心理治療施設）

児童虐待

児童虐待の防止等に関する法律

育児ノイローゼ

殊出生率が 1.57 となり「1.57 ショック」といわれ、国は支援対策を打ち出していく。このような経緯からエンゼルプラン（「今後の子育て支援のための施策の基本的方向について」）が、1994（平成 6）年に策定され、①子育てと仕事の両立支援、②家庭における子育て支援、③子育てのための住宅および生活環境の整備、④ゆとりのある教育の実現と健全育成の推進、⑤子育てコストの削減、という方向が示されたのである。そして、このエンゼルプランを受けて、「緊急保育対策等 5 か年計画」が策定されて、低年齢児保育におけるニーズの充足や時間延長保育の充実、一時保育の拡大、放課後児童クラブの一層の拡充などが具体的目標として定められた。その後、エンゼルプランは、より一層補強整備されて、1999（平成 11）年に「新エンゼルプラン」（「重点的に推進すべき少子化対策の具体的実施計画について」）となったのである。また 1997（平成 9）年には児童福祉法の一部改正が行われた。各児童施設の名称変更（たとえば、養護施設から児童養護施設へ、教護院から児童自立支援施設へなど）、児童養護施設・児童自立支援施設などに「児童家庭支援センター」を付置し、情緒障害児短期治療施設（現・児童心理治療施設）における年齢制限の撤廃など機能変更が行われ、翌年の 1998（平成 10）年から実施されたのである。

周知のように、近年、児童虐待が深刻な社会問題となっており、21 世紀を担う児童に極めて大きな影を落としている。児童相談所における児童虐待の相談処理件数は急増しており、早急な対策が必要であるとして、2000（平成 12）年 5 月に「児童虐待の防止等に関する法律」が可決・成立し、同年 11 月から施行されている（2004〔平成 16〕年 10 月、2007〔平成 19〕年 4 月に法改正、2016〔平成 28〕年 6 月改正）。この法律の最も特徴的なところは、児童虐待を受けた児童について、保護者の同意を得ずに児童を保護した場合、児童相談所長または児童福祉施設の長が当該保護者と児童の面会または通信の制限ができるとしたことである。

現代社会における状況は、世帯人員の減少と核家族化が家庭の特徴となっており「子どもは少なく生んで大事に育てる」といったハウス栽培的な子育てを生み出しており、過保護状況をそこに内包している。わが国における 2005（平成 17）年に生まれた子どもの数は 106 万 2,530 人となり、合計特殊出生率は、1.26 となり過去最少を記録したのである。また近隣における住民相互のコミュニケーションが少なくなっている現代社会において、育児伝承の機会が少なくなり、それに対極するかのように育児情報が肥大化し母子孤立化や育児ノイローゼなどといった問題が顕在化している。このような状況において、児童虐待に陥ってしまうケースや児童の成長過程に大きな影響を及ぼしてしまう事態が深刻になってきているのである。

児童の権利を保障するということは、大人が児童を対等に「個」として扱おうとするあまり、児童を「放任」することではない。児童の不可解な自殺や登校拒否、いじめの問題、性行為の低年齢化などは児童が早いうちから「個」であることを要求され、仲間意識がもてなくなってしまった表れなのかもしれないし、またそれは児童のSOSのサインなのかもしれない。つまり、真の権利保障は、放任でも過保護でもなく、自立できるように側面支援することでなければならない。

　児童は現代の子であり、そして社会の子である。児童はすでに自我を形成した大人とは違い、この現代社会をストレートに受け止め、自分を形成していくのである。やがて児童は成長し、わが国を支え、そして現代社会を支えていく。この現代社会が抱える社会病理現象の連鎖を断ち切り、児童が健やかに成長することのできることに対する大人や社会の役割は重大であるといわなければならないであろう。

[3] 高齢者福祉

　65歳以上の老齢人口は、2020(平成32)年にはピークに達するといわれている。現在、国民の4人に1人は高齢者となり、事態は深刻である。この高齢化のスピードは世界のどの国も経験したことのない早さで進行しており、急務の対応が迫られ、「ゴールドプラン」「新ゴールドプラン」、そしてその後の「ゴールドプラン21」を策定し、在宅福祉、施設福祉などの事業の実現を図るべく施策を強力に推進しており、1997(平成9)年12月には「介護保険法」が可決成立し、2000(平成12)年4月より介護保険制度が実施されたことは周知の事実である。　　　　　　　　　　　介護保険制度

　介護保険制度が始まり、高齢者福祉は本当の意味で大きな転換期を迎えたということになる。すなわち、措置(行政処分)から契約に代わり、利　　措置
用者は施設を選べるという時代になったのである。しかしながら本当に選　　契約
べるかというと、残念ながら現在においてはいまだ選べない状況である。すなわち、施設数が依然足りず、入居待ちの状態が今もなお続いているのである。「施設福祉から在宅福祉」へといわれるが、それは施設を解体することではない。「施設を地域の拠点としつつ、在宅福祉を推進していく」ことである。高齢者福祉施設は介護保険制度化により、明確に区分された。介護老人福祉施設(特別養護老人ホーム)は生活施設に、介護老人　　介護老人福祉施設
保健施設はリハビリテーション施設に、介護療養型医療施設(療養型病床　　介護老人保健施設
群)はナーシングホームとなり、介護保険制度により財源的に一元化され　　介護療養型医療施設
たのである。これらの施設が利用者本人の自立した生活を支援するために地域に根ざし、開かれた施設になることが求められている。いうまでもな

く施設は利用者・入居者の生活全般のサービスをしているところである。すなわち、そこでは本人の自己決定と人権が尊重され個々人のニーズに応じたプログラムが展開されていなければならない。施設が生活の場である以上、またそこが治療の場であっても、そこを利用している本人が主役であるのは紛れもない事実なのである。しかしながら、施設の都合やそこで働く職員の都合に利用者が合わせて（合わせられて）いる状況も少なくなく、ややもすると施設職員がイニシアチブを握っていて、利用者は職員の顔色を伺う状況があるのも否めないであろう。利用者の権利を擁護する法的な対策として、社会福祉法では、施設ごとの苦情解決のしくみ、第三者評価、契約時の書面による説明義務などの規定がある。

　また、施設の構造上、利用者の権利をうばってしまうかもしれないということを常に意識し、地域に開かれた施設とワーカーによる質の高いサービス提供などが重要であろう。

[4] 障害者福祉

　「たとえ障害をもっていようともいなくとも住み慣れたその地域で、一般社会から隔離されることなく、すべて人間として普通の生活を送るため、共に暮らし、生きていく社会こそ正常（ノーマル）である。」というノーマライゼーションの考え方は、1970年代から徐々にその理念が拡がり、国連における1975（昭和50）年の障害者の権利宣言では「障害者は人間としての尊厳が尊重され、同年齢の市民と同一の基本的権利を有する」と明記された。1981（昭和56）年の国連における「国際障害者年」を皮切りにノーマライゼーションの理念が急速に提唱されるようになり、現在、このノーマライゼーションの理念はすべての社会福祉分野において主流となっているといっても過言ではないであろう。国際障害者年行動計画の中で国連事務総長が「障害を持たないものを中心に考える社会は正常な状態ではなく、障害者を閉め出す社会は弱くもろい社会である」と報告したように、「国際障害者年」のテーマである「完全参加と平等」がわが国のみならず世界各国においてもさまざまな活動として実施されているのである。このような動きの中で、従来の施設福祉中心であった社会福祉政策も次第に、障害のあるなしにかかわらず「地域でともに生きる」というコミュニティケアが展開されるようになってきている。1993（平成5）年12月に「心身障害者対策基本法の一部を改正する法律」が施行され、法律名が「心身障害者対策基本法」から「障害者基本法」になり、「完全参加と平等」を目指すことが明記された。その改正は、法律の対象となる障害を、身体障害、知的障害、精神障害としたこと、また障害者の自立と社会、経

傍注：
障害者の権利宣言

国際障害者年

国際障害者年行動計画

完全参加と平等

コミュニティケア
地域の行政と民間の福祉関係機関や団体、ボランティアなどによる住民参加に基づいた援助活動である。コミュニティケアの理念は、地域に根ざした家族本位のサービスを強調とした1968年のシーボーム報告によって登場した。

障害者基本法

身体障害、知的障害、精神障害

済、文化、その他あらゆる分野の活動への参加の促進を規定したこと、政府は障害者基本計画を策定しなければならないことなどが主な内容となっている。同年3月に策定された「障害者施策に関する新長期計画―全員参加の社会づくりを目指して―」を障害者基本計画とし、またその具現化として1995（平成7）年12月「障害者プラン（ノーマライゼーション7か年戦略）」を策定するに至ったのである。障害者プランは、リハビリテーションとノーマライゼーションの理念を踏まえ、障害者の生活全般にわたり施策が整備されたことや在宅対策が中心に描かれていることなどが特徴として挙げられる。このように「国際障害者年」からノーマライゼーションの理念のもとに障害者施策が展開されており、1999（平成11）年4月においては「精神薄弱」という用語が「知的障害」に改められるまでに至ったのは注目に値するであろう。

WHO（世界保健機関）は、1980年において「国際障害分類試案」を発表し、障害を3つのレベルに分類しており、次のように定義づけている。

①機能障害：心理的、生理的または解剖的な構造または機能のなんらかの喪失または異常。

②能力低下：損傷のためにその部位の能力が低下することを意味し、人間として正常とみなされる方法や範囲で活動していく能力の機能障害に起因する種々の制限や欠如。

③社会的不利：機能障害や能力低下の結果として、個人に生じた不利益であって、その個人によって（年齢、性別、社会的文化的因子からみて）正常な役割を果たすことが制限されたり、妨げられたりすること。

①の機能障害は解剖学的観点からみた身体の損傷であり、その対応として治療や予防などが挙げられる。②の能力低下は、機能障害はもとのままであったとしても、リハビリテーションなどにより、その残存能力を最大限に引き出し、能力低下を少しでも向上させることは可能であるし、福祉用具などの開発による代償的行為により障害の軽減も可能となってくる。その対応として、治療、訓練、教育、整備などが挙げられる。③の社会的不利は機能障害や能力低下の結果として、就職できなかったり、結婚できなかったり、差別や偏見の的になったりするということである。

この「国際障害分類試案」は1993年以降「国際障害分類」となり、さらに1997年からはWHOにおいて「国際障害分類」の第2版が検討され、2001年5月に「国際生活機能分類（ICF）」として決定されたのである。この分類の注目すべき点は、人間と環境との社会的環境要因を重視しており、「身体機能・構造」「活動」「社会参加」という3つの次元が示されたことである。能力低下を「活動制限」、社会的不利を「参加制約」として

従来のマイナスイメージを払拭しており、いかに社会的環境要因が社会的不利を生み出しているかを明確にしている。障害者福祉分野を考える場合、この社会的不利の克服が最大の課題であり、ノーマライゼーションの本質を問う課題といっても過言ではないであろう。特に知的障害者や精神障害者の場合、いまだに誤解や偏見が根強く残っており、それが地域社会において差別となって現れている場合も少なくない。

障害に対する誤った認識と情報を是正していくことにより、初めて「完全参加と平等」やノーマライゼーションの理念が理解できるといえるのである。そして「福祉コミュニティ」の推進により障害を克服するのではなく障害を抱きながらの生活が可能となるのである。

B. 分野別相談援助技術活動について

社会福祉援助技術は、社会福祉機関や組織において行われる実践方法である。社会福祉援助活動における特定の専門領域においてはソーシャルワーカーの高度な専門性が要求され、またその分野独自の特別な知識および技術が必要となるのである。専門分野の分類はこれまでさまざまな取組みが行われており、統一が形成されていないのが現状であるが、一般的に「第1次分野」「第2次分野」に大きく二分される。第1次分野は前節でみてきたように、対象者別援助技術の領域に分けられる。すなわち、その対象者として「貧困者・低所得者福祉」「児童福祉」「高齢者福祉」「障害者福祉」の領域に分けられるのである。第1次分野の社会福祉援助技術の展開される場所としては、援助組織として、たとえば社会福祉協議会、福祉事務所、児童相談所、婦人相談所、各社会福祉施設などがこれにあたる。第1次分野の援助組織は社会福祉援助技術や社会福祉サービスの提供が第一義的な目的で設置されるものである。

第2次分野は、社会福祉援助が主たる目的ではなく他の職種によるサービス提供が第一義的に実施され、社会福祉サービスは副次的に提供されるものである。第2次分野における援助活動として「家族福祉」「医療福祉」「司法福祉・更生保護」「地域福祉」「学校福祉」「産業福祉」に分けられる。第2次分野の社会福祉援助技術の展開される場所としては、援助組織として、たとえば病院や保健所における医療相談室、また学校の相談室、司法福祉分野の保護観察所などがこれにあたる。

社会福祉協議会
地域福祉の推進のために全国、都道府県、市町村ごとに住民や地域の関係機関によって組織化された民間の福祉団体である。住民の福祉実現のため調査、助成、宣伝、人材育成・研修、事業の実施および企画などを行う。

福祉事務所
住民に直結した福祉サービスの行政機関である。業務は福祉六法に定める援護、育成、更生の措置に関する事務を行う。都道府県福祉事務所は生活保護法、児童福祉法、母子及び父子並びに寡婦福祉法、知的障害者福祉法の関する事務をつかさどり、市町村福祉事務所は4法に加えて老人福祉法、身体障害者福祉法のすべての事務を行う。

児童相談所

婦人相談所

3. 現代社会と福祉供給のバランスと解決点

　わが国は、戦後、日本国憲法25条の生存権を基盤として、そして社会福祉六法を中心として、現在までにさまざまな社会福祉サービスが整備されてきたのは周知の事実である。社会福祉サービスとは、すべての国民がいかなる原因によって家庭生活や社会生活に不安または支障をきたそうとも、常に健康で文化的な最低限度の生活を営むことができるよう国および地方自治体が必要な制度・事業を策定し適切・効果的な援護を提供して問題の解決を図ることをいう[3]。具体的には、疾病、失業、老化、心身障害、家族問題などの理由によって個人または家族が福祉的援助を必要としたとき、国および地方自治体が適切な保護・育成・治療・指導・介護・給付などを提供することによって問題の解消、軽減を図り、健全な日常生活が営めるようにすること[4]であるとしている。このようなことから社会福祉の「援助対象者」としてイメージできるのは、生活困窮者、認知症の高齢者や寝たきりの高齢者、身体障害者、知的障害者、精神障害者、被虐待児、ひとり親家庭、社会福祉施設を利用している人びとなどであろう。確かにこのような人びとが「対象者」であることに間違いはなく、わが国の社会福祉はこのような人びとの援助を行うことを目的として発展してきたといっても過言ではない。しかしながら、わが国の社会状況は、周知のように時代とともに変化しており、1970年代には国民の生活水準も高くなり、それに加えて、高齢社会への到来、家族形態の変化、女性の高学歴化および社会進出、そして少子化傾向など国民のかかえる問題は複雑化、多様化するようになり、経済的なニーズだけではなく生活の質の向上を求める傾向が強くなってきたのである。また、社会保障についても、従来の最低限度の生活の保障だけではなく、従前の生活を維持できるような社会保障を求める傾向も強くなってきたのである。このようなことから、今日の社会福祉援助の「対象」は、福祉的援助の対象になりやすい人びとだけを指すのではなく、現代社会における社会福祉は、一般市民の日常生活を支える重要なしくみの一部となっているのであり、これに応じて「対象」の意味も変化する[5]のである。

　すなわち、従来の何かしらの福祉ニーズをもつ人びとを対象者として捉えるのではなく、今日における福祉サービスの多様化の中で、さまざまな福祉サービスの潜在的利用者、実際に福祉サービスを主体的に活用してい

社会福祉六法
生活保護法、児童福祉法、身体障害者福祉法、知的障害者福祉法、老人福祉法、母子及び父子並びに寡婦福祉法。

認知症
痴呆から改められた。

経済的なニーズ

ノーマライゼーション

る利用者をまとめて、福祉サービスの利用者と捉えることが一般的になってきて⁽⁶⁾おり、近年において、ノーマライゼーション思想の普及などとあいまって、対象者・要援護者・クライエントという呼称からユーザーや利用者と呼称する傾向が強くなってきている。

自己決定

　今日の多様化する社会福祉サービスにおいては、利用者の主体性の尊重や自己決定などが重要視されており、社会福祉援助活動にかかわる援助者は、人間尊重という視点を基盤に、個人や家族などの「人間らしく」あるいは「人間として」生きる権利を擁護し、そしてさらに、利用者の意思や願いを代弁する役割をもっているということを忘れてはならない。また、援助者は社会福祉の理念として定着してきたノーマライゼーションや利用者のQOLの向上といった考え方を理解し、すべての人びとが、人間として尊重され、共生できる社会の実現に向けて、その専門性を発揮することが重要である⁽⁷⁾のである。すなわち、利用者の人権を擁護することに他ならないということがいえよう。社会福祉援助活動にかかわる援助者は臨床的な態度で利用者と常に向き合わなければならないのである。

**QOL
生活の質**

4. 福祉政策における相談援助活動の実態と課題

基本的人権

　「人権」とは何であろうか。人権とは、人間が、ただ人間であるというそれだけの理由・根拠に基づいてもっている権利であり、人間であることそれ自体によって認められるもので、人間社会における最も根本的・前提的な権利のことである。日本国憲法97条には、基本的人権の本質として「この憲法が日本国民に保障する基本的人権は、人類の多年にわたる自由獲得の努力の成果であつて、これらの権利は、過去幾多の試練に堪へ、現在及び将来の国民に対し、侵すことのできない永久の権利として信託されたものである」と規定されている。また25条では「すべて国民は、健康で文化的な最低限度の生活を営む権利を有する」とあり、さらに13条では「すべて国民は、個人として尊重される。生命、自由及び幸福追求に対する国民の権利については、公共の福祉に反しない限り、立法その他の国政の上で、最大の尊重を必要とする」とうたわれているのは周知の事実である。25条は生存権あるいは生活権といわれるものであり、13条は幸福追求権といわれるものである。つまり、すべての国民は人間として人間らしく生活して生きる権利があり、また個々人として尊重され、それは誰も

侵すことができないということがいえよう。

　しかしながら、現実を考えてみるとどうであろうか。低所得者の人びと、高齢者や障害者、子どもたちなど「社会的弱者」といわれる人びとに対する人権は守られているかというと残念ながらNoと言わざるを得ない現状があるのは否めない。福祉施設に生活する利用者の人権はどうであろうか。福祉施設の根本的な問題として、集団生活や集団行動を余儀なくされることや街から遠く離れていることなどが挙げられる。そして、福祉施設というものは、その個人の自己決定による生活の保障をすべきところなのであるが、さまざまな援助方法や指導訓練や規則などを用いて、生活を押しつけてしまっている状況も少なくないといえるであろう。いうまでもなく、施設は「収容の場」ではなく、「生活の場」であり、利用者や入居者にとって、そこは「家」であり、「家庭」なのである。したがって福祉施設における福祉従事者は利用者の代弁者・人権擁護者とならなければならないのである。

　すべての人、一人ひとりが幸福になる権利を有しているのである。そのように捉えると、「人権」とは一人ひとりが自分のものとしてもっているもので、お互いに大切にしあうものだということができるのではないであろうか。すなわち、個々の福祉サービス利用者に関して、「その人がどのような人生を歩んできたか、その人生は幸せであったか。」といった自問をすることが、その人の人権を護る際の手がかりになるのかもしれない。

　このように「人間の福祉」を理念とした社会福祉援助活動は、社会生活の中で、個々の人間が、それぞれにその人らしく生きていることを意味している[8]のであり、それは「人間一人ひとりの福祉」を重要視することとして捉えることができるのである。糸賀一雄は「人間一人ひとりの福祉」を次のように述べている。

　「社会福祉ということばは、英語のソーシャル・ウェルフェア（social welfare）のことである。それはあくまでも「社会」という集団の中における一人ひとりの「幸福な人生」（福祉）を指すものである。社会福祉といっても、社会という集団が全体として「福祉的」でありさえすればよいというのではない。つまり社会が豊かであり、富んでさえいれば、その中に生きている個人の一人ひとりは貧しくて苦しんでいるものがいてもかまわないというのではない。社会福祉というのは、社会の福祉の単なる総量をいうのではなくて、その中での個人の福祉が保障される姿を指すのである」[9]。

　「人間一人ひとり」という意味での「人間の福祉」という理念を実現すべく、あるいは、理念の掲げる目標を目指してこそ、現実的な手段や手立

てが機能するのである(10)。そして、社会福祉援助活動を行う上で、援助者としての基本的態度として重要なのは、人間個人を最大限に尊重した臨床的な態度であるといえよう。ここでいう臨床とは単なる「場」としてではなく、他者との関係をどのように生きるかということであり、利用者とともにいるという基本的な態度(11)のことであることはいうまでもない。

5. 住民主体、協働による福祉の充実に向けて

岡村重夫

コミュニティケア

地域組織化

予防的社会福祉

　ノーマライゼーションとは、たとえ障害をもっていようともいなくとも住み慣れた地域で、一般社会から隔離されることなく、すべて人間として普通の生活を送るため、ともに暮らし、生きていく社会こそ正常（ノーマル）であるという考え方である。すなわち分離から統合であり、その考え方を具体化していくために「地域でともに生きる」というコミュニティケアの推進が求められている。つまり障害をもつ人ともたない人がともに手を取り合い、まちづくりを推進していくということである。岡村重夫は地域福祉概念を構成する要素として「コミュニティケア」（最も直接的、具体的活動としてのコミュニティケア）、「地域組織化」（コミュニティケアを可能にするための前提条件づくりとしての一般的な地域組織化活動と地域福祉化活動）、「予防的社会福祉」の3要素と地域福祉活動の対象者を挙げている。地域福祉活動の対象者とは、いわゆる、児童、高齢者、障害者などのコミュニティケアの対象者であるが、これらの対象者の種類に応じて、各種のコミュニティケアの分野が考えられるであろう。「老人のコミュニティケア」とか「身体障害者のコミュニティケア」というように、そこで系統的・合理的なコミュニティケアを計画する場合には、地域福祉の3構成要素と各分野とを組み合わせることにより、地域福祉の全分野にわたる展望を得ることができよう(12)。すなわち、障害者分野においても高齢者分野においても地域福祉の3構成要素である「コミュニティケア」「地域組織化」「予防的社会福祉」をそなえなくてはならないということであり、それにより長期的な社会福祉計画において地域福祉サービスを展開できるということである。

　住民主体、協働による福祉の充実に向けた地域福祉サービスのあり方というのは、個々のニーズに応じたものでなければならない。たとえば、障害者とその家族のニーズを正しく把握し、かつそのニーズに対応したサー

ビスがバラバラに点在した形ではなく、保健、医療、教育、労働、住宅、環境整備など多岐にわたるさまざまな分野の連携と統合が「コミュニティケア」に求められる。これは「地域組織化」の段階においても、地域住民のニードを分析・理解し、その地域の特殊性や価値体系、生活様式を正しく把握し、地域を組織化しなければならない。櫻井芳郎が「地域住民に対して人間生活のあり方と現実社会との間の矛盾の発見を助け、障害児（者）と家族の人権を保障するための共通の目的意識をもって、目的達成に向かう住民運動の盛り上がりと組織化を助長し、ともに生きる仲間意識の育成を援助していくことが必要である。地域ぐるみの福祉活動を活発にしていくことによって、地域住民の価値意識や生活態度の変容を促し、障害児（者）と家族に対する偏見と差別をうみだしている地域社会の価値体系や生活様式の変革をはかることができよう。」[13]と述べている通りである。また早期発見・早期療育やリハビリテーション、各種相談活動等の「予防的社会福祉」においても連携・統合が求められている。これは現に福祉サービスを受けている住民だけではなく、地域住民すべてを対象とするサービスであり、いつでも好きなときに必要なだけ利用できるサービス体系を整えなければならない。「施設福祉サービスか在宅福祉サービスか」ではなく、利用者にとって選択の幅が広がるような包括的なケアとして捉えなければならないのである。

　ここで、愛知県高浜市地域福祉計画策定における住民福祉の取組みについて紹介したい。

　高浜市地域福祉計画は、社会福祉法で2003（平成15）年4月からの施行が規定された「市町村地域福祉計画」のあり方を調査・研究するための全国7市町のモデル地域として、全国社会福祉協議会から委託を受けて策定したモデル計画（平成14年2月策定）の内容を補強・充実し、策定したものである。当初、職員も市民も、地域福祉に対してのイメージがまったくもてない状況からのスタートであったのであるが、地域福祉計画のねらいから、高浜市ではモデル計画を作るにあたって、福祉部を中心とする市の職員と、実際の推進主体となる社会福祉協議会の職員からなるプロジェクトチームを設置し、課題の整理をしたことから始まる。

　プロジェクトチームの役割は、地域福祉計画の中心的課題である住民参加型の推進や計画書の策定などといった広範にわたる作業を進めていくことである。住民参加の手法としては、①住民公募委員を含めた策定委員会による策定、②パブリックコメントによる策定、③ワーキング（ワークショップ）グループによる策定、によるものであり、「形だけの住民参加ではなく」「計画の素案がシンクタンクに丸投げした結果ではなく、真に住

市町村地域福祉計画

民が作り上げたものである」ことに焦点をあて、膨大な作業とエネルギーをかけても上記の①から③までを、すべて取り入れて策定することとしている。

そして策定委員会の設置に先立ち「168人（ひろば）委員会」を立ち上げることになる。この「168人（ひろば）委員会」は、いかに住民が参加しやすく、興味をそそるかを考えてつけられた名前である。広報によりワーキンググループを募集しても、職員と同様に何の計画策定なのか理解しがたく、まずネーミングにこだわり、そして住民に参加を呼びかけていったのである。この委員には、市民・学生・ボランティア・事業者・行政職員・社協職員・民生委員などが立場を超えて一個人として参加している。

委員会ではプロジェクトチームで整理された5つのテーマである、①子どもの権利、②福祉サービス利用者と福祉サービス事業者、③住民活動（ボランティア、NPO）、④行政と社協の役割、⑤居場所作りと支えあいの心について、ワークショップ形式で取り組んだのである。

また、部会のリーダーが策定委員として委員会のメンバーとなり部会の議論を計画案に反映させている。たとえば「子どもの権利」部会からはグループリーダーの中学生が委員となるなど非常に特徴的であり、注目に値するであろう。いわゆる100人委員会ともいわれるこの手法は、市民の意見反映をより広く捉えていく手法としては大きな効果をもたらしているらしく、「168人（ひろば）委員会」のねらいである「住民が自主的会議を運営していくことと住民参加・住民主導としての真の形が作られていくプロセスを醸成していくこと」への成功を導いているといっても過言ではないであろう。

会議推進のルール（職員側）として、①職員が主導しないこと、②職員も一市民として参加すること、③委員会のリーダーは住民の互選で決めること、④資料作りは自分たちで行うことなど行政に依存しない形となっている。グループのルールとしては、①会議時間の厳守（2時間）、②欠席および遅れる場合は必ず連絡する、③あいさつをする、④会場づくりやかたづけはみんなで行う、⑤名前を言ってから発言および質問をする、⑥出席者は1回以上発言する、⑦人の話をよく聞く（私語を慎む）、⑧責任ある発言をする、⑨個人攻撃はしない、⑩商売、宗教の話はしない、⑪前回の話の繰り返しはしない、⑫マナーをわきまえ、楽しい会議にする、となっている。

また、グループ活動（ワークショップ）で配慮した点では、①先生はいない、②お客さんはだめ、③決まった答えはない、④身体も使おう、⑤笑いを取り入れる、となっており、随所に工夫が見られるものである。

すなわち、地域福祉計画を作るにあたっては、なによりも「住民参加」が重要になるのであるが、高浜市では、計画活動推進にあたり、①行政と住民のパートナーシップ、②次世代を担う児童生徒の参加、③行政と住民とがともに学習し情報交換・共有化、という事項を検討するという原則をうち立てたのである。

当初5つのグループからスタートした活動グループは2003（平成15）年度から「行政・社協チーム」として3グループが加わり、現在8つのグループにおいて活動している。委員構成は市内在住・在勤、在学の小学生以上であり、7歳から85歳までの146名が委員として登録している。活動日は原則として毎月第2・4土曜日である。地域福祉は地域において住民の一番身近な生活そのものであり、自分たちの生活に身近な分だけ関心が高いはずなのであるが、自分たちの意見を反映できる場がなかったり、その方法がわからなかったりする場合が多い。しかしながら現在、「168人（ひろば）委員会」が住民の意見を提案できる場となり、活動がつながる場となったのである。高浜市では今後について、このような活動を通して新たな地域福祉のリーダーの発掘や、地域福祉のコア（核）を形成し、地域へ送り出すなど、人材の循環をさらに図っていく必要があるとしている。なお情報発信として、①高浜市の公式ホームページに掲載（http://www.city.takahama.lg.jp/）、②「ひろばにゅーす」の発行、③「発表祭」の開催、において情報を提供している。

このように高浜市は、住民参加型の「福祉でまちづくり」を合言葉にした地域福祉計画策定モデル事業に取り組んだのである。

わが国では、1970年代からノーマライゼーションの理念が徐々に拡がりをみせ、それとともに各市町村において「福祉のまちづくり」が活発化している。しかしながら真に住民のニーズに応えてまちづくりが行われているかというと否と言わざるを得ない状況が少なくない。

周知のように、構造改革特別区域法が施行され、高浜市では「みんなの居場所『ふれあい・だんらん』特区」を2003（平成15）年7月に国へ認定申請し、同年8月に認定された。この「みんなの居場所『ふれあい・だんらん』特区」は、介護保険施設の通所介護事業所（デイサービスセンター）において知的障害者および障害児のデイサービスの受け入れ容認を求めたものであり、障害児・者の在宅福祉サービスの充実を図ろうとするものである。このように全国的にいち早く、身近な場所において縦割り福祉の相互乗り入れが可能となったことは非常に注目に値するといっても過言ではない。

構造改革特別区域法
2003年4月施行、従来法規制などの関係で事業化が不可能な事業を、特別に行うことが可能になる。

この「特区」に代表されるように、高浜市では、使える人材や社会資源は徹底的に活用し、最大限に活用しているのである。そして無駄な投資を省き、人材育成に力を注ぎ、市のスローガンである「みんなで作り、支える納得と安心」が示しているように市民が主人公であり、その方向性を打ち出しているといえるであろう。

注）
(1) 井村圭壯・山北勝寬編『社会福祉分析論（第2版）』福祉分析シリーズ1，学文社，2002，p.164.
(2) 森井利夫編『社会福祉援助技術―ソーシャルケースワーク入門』学文社，1992，pp.22-23.
(3) 重田信一編『社会福祉概論』介護福祉士選書1，建帛社，1990，p.156.
(4) 前掲書 (3)，p.157.
(5) 福祉士養成講座編集委員会編『社会福祉原論』社会福祉士養成講座1，中央法規出版，2000，p.56.
(6) 京極高宣監修／小田兼三ほか編『現代福祉学レキシコン（第2版）』雄山閣出版，1998，p.157.
(7) 前掲書 (1)，p.165.
(8) 足立叡・佐藤俊一・宮本和彦編『新・社会福祉学―共存・共生の臨床福祉学を目指して』中央法規出版，1999，p.73.
(9) 糸賀一雄『福祉の思想』NHKブックス67，日本放送出版協会，1968，p.67.
(10) 前掲書 (8)，p.74.
(11) 足立叡・佐藤俊一・平岡蕃共編『ソーシャル・ケースワーク―対人援助の臨床福祉学』中央法規出版，1996，p.18.
(12) 岡村重夫『地域福祉論』社会福祉選書1，光生館，1974，pp.62-64.
(13) 櫻井芳郎『障害児（者）の生活と福祉（改訂版）』ライブラリー総合福祉7，学文社，1995，p.88.

理解を深めるための参考文献

● 足立叡・佐藤俊一・宮本和彦編『新・社会福祉学―共存・共生の臨床福祉学を目指して』中央法規出版，1999.
　社会福祉学の視点を「共存と共生」という観点から明らかにすることを目指しており、臨床的視点について詳しく解説している。

● 足立叡・佐藤俊一・平岡蕃共編『ソーシャル・ケースワーク―対人援助の臨床福祉学』中央法規出版，1996.
　いかにして利用者主体の援助が可能かということに焦点をあて、詳しく述べられている。

● 井村圭壯・山北勝寬編『社会福祉分析論（第2版）』福祉分析シリーズ1，学文社，2002.
　社会福祉の状況を分析し、現実を学ぶ中から、今後の方向性、課題を探っており、わかりやすく丁寧に書かれている。

● 糸賀一雄『福祉の思想』NHKブックス67，日本放送出版協会，1968.
　糸賀一雄自身の実践を根拠にして書かれた名著である。知的障害の子どもたちを中心に社会福祉の実践について詳しくかつ丁寧に述べられている。

ジェネリックポイント

社会福祉援助を必要とする人たちとのコミュニケーションにおいて、特に利用者の了承を得たいときに、援助者が留意するべきことは何でしょうか。

社会福祉援助を必要とする人の年齢、性別、障害疾病の分類などによってもちろん変わってきますが、共通することとして、「わかりやすく説明をする」ということになるのではないでしょうか。これは「説明と同意（インフォームド・コンセント）」といわれるものです。もちろん、マニュアル通りに説明をして、機械的に同意を得るものではありません。そこにはその説明を相手が理解したということがなくてはならず、そしてリスクの部分も説明することが必要になってきます。同意をすることも、また拒否することも利用者の自由であり、利用者の自己決定ということになります。またコミュニケーションを行ううえで留意すべきことは、「否定的な言葉をなるべく使わず、肯定的な言葉を使う」ことが望ましいといわれています。たとえば「廊下は走らないよ」というところを「廊下は歩きます」といったり、また「うるさくしない」を「静かにします」といったふうでしょうか。具体的にわかりやすく説明をする。言葉だけのコミュニケーションよりも、それに身振り・手振り・表情などのノンバーバル・コミュニケーションを加えたほうがより相手に伝わりやすいことが指摘されています。そして、相手との目線を合わせる、抑揚やリズムに気をつけるなど、このようなことに留意してコミュニケーションを行うことが重要であるといえるでしょう。

コラム 「ふつう」ということ

　乙武洋匡さんの『五体不満足』（講談社、1998年）という本がベストセラーになったことはご存知のことと思います。彼がこの本で伝えたかったことは「障害は不便であるけれども不幸ではない。」ということでした。しかしながら、私たちは社会福祉を必要としている人たちと接すると、すぐに「かわいそう」という感情をもってしまうのではないでしょうか。これはやさしさからくるものなのかもしれません。しかし立ち止まって考えてみると、その感情には「同情」や「施し」というものが内包されており、「自分ではなくてよかった」や「かわいそうだからお金を恵んであげる」とか「何かしてあげる」というように、上から下へと知らず知らずのうちに人を見下してしまっているのかもしれません。私たちは勝手に「不幸」と決めつけてしまっているのかもしれません。福祉を必要としている人たちが求めているのは「同情」ではなく「共感」です。

　ノーマライゼーションの父といわれているデンマークのバンク-ミケルセンはノーマライゼーションについて次のように述べています。
　「ノーマライゼーションとは、特別に新しい哲学でも、またイデオロギーでもありません。むしろノーマライゼーションは実践なのです。なぜなら障害者に接するときに、特別な理論など必要ないからです。障害のない人と同じように接すればよいのです。」

　「ふつう」であること。それが非常に重要になります。ともに感じ、ともに笑い、ともに泣く。そして相手のその「つらさ」を「痛み」としてわかる、いや、わかろうとする。それは「同情」とは違うものです。そして、この「ふつう」の中には「配慮」というものが必要になってきます。「愛の反対は無関心である。」といったのはマザー・テレサですが、私たちの身の回りには、あまりにもこの無関心があるのではないでしょうか。たとえば、障害者用の駐車スペースに車を停める、点字ブロック上の放置自転車、電車内での携帯電話の使用、まじめさをあざ笑う風潮など数え上げればきりがありません。「無関心の罪」という言葉からもわかるように、自分には関係ないということはすでに共犯であるということができるのではないでしょうか。社会福祉援助活動を行ううえで、まず自分の「日常生活の態度」から見直してみるということが必要になってきます。

バンク-ミケルセン
Bank-Mikkelsen, Neils Erik
1919～1990

終章 これからの社会福祉
──倫理と正義を基盤にした社会福祉──

1 社会福祉学には、大きく分けて制度論と呼ばれる理論体系と、援助論と呼ばれる理論体系とがあり、かつて両者は鋭く対立する社会福祉論争を繰り広げた。

2 福祉改革と制度論と援助論の中間的なものとして社会福祉経営論と呼ばれる理論体系があり、2000年頃までのわが国社会福祉を牽引した。

3 21世紀になり、介護保険制度創設と社会福祉基礎構造改革が一段落する頃に、貧困者や生活困窮者対策が福祉課題として浮上してきた。これらに相まって、これまでの社会福祉学のあり方も問われた。

4 社会的公正を踏まえた社会福祉が求められており、「倫理と正義を基盤にした社会福祉」は、現時点での社会福祉の指針となりうる。

1. 社会福祉援助の立脚点としての社会福祉学

社会福祉のあり方にはさまざまな論点がある。そもそも「社会福祉」について、ある程度の部分的な合意はあるものの（たとえば、糸賀一雄による、集団のなかにおける一人ひとりの「幸福な人生」（福祉）を指す、というような考え方についてはおおむね合意されている）、それを理論的に支えるはずの学問「社会福祉学」については、統合（あるいは再統合）の必要性が言われる状況が久しく続いている。社会福祉を学んでいる者、それも学究の徒としてよりも、社会福祉の実践家を志している方にとっては、それこそ「社会福祉学」は「象牙の塔」に思えるかもしれない。日常生活で何らかの困難（ニーズ）を抱えていながら頑張っている人を支援したい、との想いからソーシャルワーカーを目指す者にとって、ケースワークは関心があり具体的な制度や政策を理解する必要性を納得できても、「資本主義」云々、まして「正義」云々の話は、社会福祉士や精神保健福祉士の国家試験に出題されるから仕方なく学ぶ、という側面から以上には関心が持ちにくいかもしれない。

しかし、一定の歴史なり、理論の方向や実践からの推力という理由なりの必然性がある中で、現在の社会福祉（学）を取り巻く状況があるはずである。そこで、社会福祉学の大枠の理解に最低限必要な社会福祉学説史と、そこから導き出される1つのテーゼ「倫理と正義を基盤にした社会福祉」を説明していく。

象牙の塔
もともとは芸術至上主義者の批判として用いられた表現で、「浮世離れ」の皮肉として用いられる。

2. 社会福祉の本質とは何かをめぐる議論

A. 制度論と援助論

社会福祉学は、制度論（あるいは政策論）と呼ばれる理論体系と援助論（あるいは技術論）と呼ばれる臨床・実践の理論体系に大きく二分される。両者の中間的、あるいは統合する可能性のあるものとして経営論（あるいは運営論）が分けられることもある。さらに、これらの分類に加えて、歴

史的な観点から分析を行う歴史論、政策論から発展した運動論と呼ばれるものなどがある。

この社会福祉学における代表的な制度論と援助論の2つの立場は、かつては鋭く対立し「社会福祉本質論争」（または社会事業本質論争）を展開した。もちろん実際の社会福祉論争は、制度と援助のどちらが社会福祉の本質か？ といった単純なものではなく、また戦前から繰り返されているものである。ここでは政策論の代表とされる孝橋正一とその前段となる大河内一男、技術論の代表とされる竹内愛二を中心としてその諸論の要旨をみていく。なお、本章では一般的な大枠を指す場合は制度論、援助論をという呼称を用いるが、各論者への言及には政策論、技術論という呼称を用いる場合がある。理由は、たとえば、竹内愛二について技術論（場合によっては機能論）と呼ぶ場合が多く、援助論と呼ぶ事はほとんどないからである。

社会福祉本質論争
真田是らの著作（『戦後日本社会福祉論争』）に詳しい。

大河内一男
1905～1984

竹内愛二
1895～1980

B. 代表的論者の諸論

[1] 大河内一男の理論

大河内一男は1938（昭和13）年の論文で、生産者を経済秩序内的存在と呼び、生産者としての資格における要救護性について対応するものが社会政策（労働政策を意味する）であり、生産者としての資格を永久的または一時的に喪失し、再生産の機構から脱落した経済秩序外的存在の経済的、保健的、道徳的、教育的等において要救護性に対応するものが社会事業（現在的に読み替えれば社会福祉）であるとした。そして社会政策は、突き詰めれば社会事業的な意味での要救護性の発生を防ぐものであり、社会事業はその要救護性を処理することによって社会政策的要救護性に替えるものであり、経済秩序外的存在を経済秩序内的存在にするものである。しかし、欧米列強に遙かに遅れて世界市場に参入した後進的な資本主義経済という日本経済の特殊構造により、失業保険の欠如をはじめとして社会政策がきわめて不十分であり、社会事業が社会政策の「肩代わり」を恒常的に強いられており、その結果として社会事業の対象を累増させる構造になっていると論じた[1]。

失業保険
雇用保険法の前身である失業保険法の制定は戦後の昭和1947（昭和22）年であり、1938（昭和13）年当時は存在しなかった。

[2] 孝橋正一の理論

孝橋正一は、大河内の社会政策が生産者（つまり労働者）の要救護性に対応し、社会事業が脱落者の要救護性に対応するという点について、生産者と脱落者という対象によって社会事業を規定していると批判し、「社会

孝橋正一
1912～1999

問題」に対応する社会政策と「社会的問題」に対応する社会事業、という対応する課題（あるいは問題性）により社会政策と社会事業の関係について論じた。両者は社会制度の構造的欠陥が人間に現れている点は同様であるが、「社会問題」は労働条件の基本問題を中核とする社会の基礎的で本質的な課題であり、「社会的問題」は社会生活上、関係的に派生するさまざまな課題であるとして、社会事業を「資本主義制度の構造的必然の所産である社会的問題に向けられた合目的、補充的な公・私の社会的方策施設の総称」であって、その本質の現象的表現は、労働者＝国民大衆における社会的必要の欠乏（社会的障害）状態に対応する精神的・物質的な救済、保護および福祉の増進を、一定の社会的手段を通じて組織的に行うところに存する」と規定した[2]。

孝橋の理論は、資本主義を前提とした社会構造から社会事業を規定したものであり抽象的であるという限界はあるものの、社会福祉の代替性に加え補充性をより協調することにより社会福祉（社会事業）の対象を広げることに貢献した。また、一番ヶ瀬康子の、「現代的貧困」に対する生活権追求運動である社会福祉要求運動の効果と限界の把握を指向する社会福祉運動論が社会福祉学の中に位置づけられる必要があるとする理論（運動論と呼ばれる）に継承された[3]。

一番ヶ瀬康子
1927〜2012

[3] 竹内愛二の理論

技術論の代表とされるのが竹内愛二である。竹内は「社会福祉学」の実証科学的成立に疑問を呈した上で、ケースワーク、グループワーク、コミュニティ・オーガニゼーションの三分野からなる「専門社会事業」を提唱し、「専門社会事業とは個人・集団または地域社会が有する社会関係的要求 social relational need を、その他の種々なる要求との関連において、当該個人・集団または地域社会よって自らが発見し、充足するための能力、方法、社会的施設等あらゆる資源を自ら開発せんとするのを、社会福祉施設または団体を代表する専門の個別、集団または組織社会事業者が側面から援助する過程をいう」と定義した。そして、専門社会事業は対象者による自己の欲求やその充足についての自助的な努力を側面から援助する「援助関係」の展開であるので社会学的なものであるとした[4]。

竹内の理論は、欲求（現代的に言い換えればニーズ）の充足について側面から支援するという、今日においても援助の基本的な機能を提示している。また、制度論との分離を志向していたと解釈できる。

[4] 岡村重夫の理論

岡村重夫は、社会生活には、7つの基本的供給、①経済的安定、②職業的安定、③家族的安定、④保健・医療の保障、⑤教育の保障、⑥社会参加ないし社会的協同の機会、⑦文化・娯楽の機会、があるとした。その上で、社会生活は、社会制度との社会関係で成り立っているが、生活問題対策あるいは生活関連施策は専門分化しており、経済的側面、医療側面など、社会関係の一側面である客体的側面のみが関わっている。しかし、社会関係はもう一方の側面である主体的側面と不可分な二重構造になっているので、まず社会関係の主体的側面という社会福祉に固有の視点に立つことが必要である。これにより社会関係の全体的調和という生活問題がみえてくるのであり、いまだ問題とはなっていないが問題に発展する可能性のある葛藤や板挟みに直接介入することができるとともに、専門分化した生活関連施策への改善を働きかけることができるとした。このような岡村の見解は、社会福祉を生活問題の援助体系の側面から捉えることから、技術論（場合によっては機能論）と呼ばれる場合も多い。実際に孝橋とは激しい論争を繰り広げた。しかし、個人も政策も守備範囲にする社会関係の二重構造を基軸とした社会福祉の固有性の主張は、今日の社会福祉の捉え方にも大きな影響があると考えられる[5]。

岡村重夫
1906～2001

C. 仲村・岸論争

仲村・岸論争は、生活保護法の目的である最低生活保障と自立助長の関係性について論じたもので、いわゆる社会福祉本質論争とは異なるが、社会福祉本質論争の制度論と援助論の構図が具体的な制度を題材にして展開されたものと位置づけられている。

仲村・岸論争
岸・仲村論争とも呼ばれる。仲村優一の論文「公的扶助とケースワーク」（1956）に端を発する岸勇との論争である。

[1] 仲村優一の主張

仲村は、ケースワークについての生半可な理解から、問題のケースとして対象者の意志に反してまで深入りするなどの誤った考え方（「通俗的ケースワーク」）、善意のあるワーカーとは反対のタイプのワーカーによる権力を背景にした個人生活への不当な干渉（「似而非ケースワーク」）が行われていると批判した。また、小山進次郎が生活保護法の目的の1つである自立助長についての解説する中で、経済給付だけでは不十分で、ケースワークが必要な場合があり、その場合には経済的給付は全体の一部分となるとした見解について、インテーク段階での経済的給付への過程における援助が欠落しているといった指摘をした上で、経済給付とケースワークを機

仲村優一
1921～2015

小山進次郎
1915～1972

械的に分離せずに生活保護制度に即したケースワークを目指す「公的扶助ケースワーク」を構想した。これは、最低生活保障・経済的給付が行われる過程においても、本人の意志・自己決定を担保する「公的扶助ケースワーク」を行う事を意味する。自己決定に基づいて最低生活保障・経済的給付が行われる事になるので、結果的に自立助長も達成をされる事を志向するものといえる[6]。

[2] 岸勇の主張

岸勇
1919～1995

これに対する岸勇の批判をみてみよう。彼によれば、公的扶助とケースワークが結びつくと必ず対象者の人権を侵害することになるという。公的扶助の対象者にケースワークが必要な場合であっても、公的扶助とは無関係な機関によって、対象者自身の要求または自発的同意を得た上で必要な限りにおいてのみなされるべきであるとして仲村を強く批判した[7]。

[3] 仲村・岸論争の現代的意義

2人の論争そのものは、かみ合っていない面が多く双方の主張の隔たりは大きい。しかし、仲村のいう「似而非ケースワーク」や岸のいう権利侵害というネガティブな側面は決して理論上の問題ではないのである。たとえば、2005（平成17）年から数年の間に北九州市において生活保護の申請をした人が保護を認められず、その後死亡した事例が相次いで問題となり「闇の北九州方式」「水際作戦」などと呼ばれた。ただし、「水際作戦」については、生活保護行政を批判する文脈で、保護の申請前相談一般を指す用いられ方もあるが、保護の対象とはならないが他の制度の対象となる場合などもあり、申請前相談それ自体は必要なことである。また、今日においては貧困者や生活困窮者支援が大きな課題となっており、生活保護制度における法定受託事務と自治事務の関係性、生活保護における自立支援プログラムや生活困窮者支援制度との関係を考える場合に参酌すべき内容も多い。

3. 福祉改革と社会福祉経営論

A. 高度経済成長の終焉と福祉見直し・福祉改革

　老人医療費支給制度や物価スライドの導入などの年金の改善等が行われて、政府が福祉元年と呼んだ1973（昭和48）年の秋にオイルショックが起こったことにより、わが国の高度経済成長は終焉を迎えた。経済不況により税収の伸びは鈍化する一方で経済対策など財政支出が増大し、財政赤字が拡大して国債に依存した財政となっていく。このような状況から、1981（昭和56）年には第2次臨時行政調査会が発足し、同調査会の答申等に基づき、歳出の削減と合理化が進められ、老人医療費支給制度や医療保険制度などの見直しも進められた。また、1980年代頃から、高齢社会に対する取組みが大きな課題となってきた。すなわち、わが国の高齢化の急速な進展や核家族化などにより高齢者の介護問題に対する取組みが最重要課題となってきたのである。このような状況に適合して今日の社会福祉に多大な影響をあたえたのが、三浦文夫らによる経営論と呼ばれる理論体系である。

老人医療費支給制度
いわゆる老人医療費の無料化である。老人福祉法を改正し、老人の医療保険の自己負担を公費で負担した制度。

三浦文夫
1928～2015

B. 社会福祉経営論の展開

　三浦文夫は、技術論は社会福祉の実践過程に焦点を当てるものであるのに対して、政策論は社会福祉が政策化されているという現状認識の上に立っているものとして、両者の対立、すなわち社会福祉の本質は何かという論争は生産的なものとは思えない、つまり社会福祉本質論争は不毛であるとした。その一方で、孝橋、竹内、岡村の諸論はもとより要援護性（要救護性）あるいはニードといった社会福祉の対象を問題性に求めるところに共通点があるとした。その上で社会福祉の実践では要援護性が具体的に体現した人間を対象とするので個別具体的であるが、政策対象ということからは、要援護性を持つ人間を何らかの形で集合的・範疇的に規定した統計的（確率的）なものであるとした。これにより、把握される集団は「可能な限り現実の集団に近づくことが必要」とされるものの、援助対象について個別的・具体的な内容を三浦の議論から切り離した。さらに社会福祉の政策主体を現代資本主義国家と捉えて資本主義国家がどのように社会福祉

要援護性
三浦の場合、要援護性と要救護性は互換的に使われており、またニードとも実質的に同義である。

を取り入れていったかといった議論も必要であるが、現実の政策主体としての国家ないし地方公共団体による政策決定のプロセス、組織機構、運営方法、財源のあり方などについての検討や評価が不十分な現状では不毛であるとして、資本主義を前提とする従来の政策論とも趣を異にした。資本主義と社会福祉を切り離すことよって公的責任は実施責任である必然性はなくなり、極論すれば、ニードの充足が主要な課題となる。また、三浦のニード論は、社会の情勢の変化とその中での社会福祉の対応を前提としており、「貨幣的ニードにかわって非貨幣的ニードが主要な課題となって来つつある」とするに至った。これらの点が財政問題や高齢者の介護問題に対する取組みが求められる時代情勢と合致したのである[8]。

ニード論
三浦文夫のニード論については第4章を参照。

C. 社会福祉経営論の到達点

三浦の議論は、政策論と援助論を明確に区別したという側面と、たとえばニード概念で両者を統合するといった側面がある。いずれにしても社会福祉経営論の到達点は、一応、介護保険制度と基礎構造改革ということができるだろう。

一方で、2000（平成12）年以降は、その社会福祉基礎構造改革の実態ともいえる社会福祉の増進のための社会福祉事業法等の一部を改正する等の法律の成立時に、衆参両院において附帯決議で生活保護制度の見直しに言及された。あるいはホームレス問題をはじめとする貧困者や生活困窮者の問題がクローズアップされてきた。さらにこの貧困問題などへの対応が主要な課題となってきた状況は2008（平成20）年のリーマンショックで加速することとなった。

また、「社会的な援護を要する人々に対する社会福祉のあり方に関する検討会」報告書は、「社会福祉の制度が充実してきたにもかかわらず、社会や社会福祉の手が社会的援護を要する人々に届いていない事例が散見されるようになっている」という認識のもと、ソーシャル・インクルージョンを提唱した。1980年代以降、経営論が社会福祉の本質、言い換えれば原理や哲学に深入りしないことが具体的な政策の進展を促進したが、21世紀にはその精算が求められたということができる。

4. 21世紀の開幕—新たな福祉課題と規範理論の模索

A. 普遍主義の限界と選別的普遍主義の提案

　貧困者や生活困窮者の問題がクローズアップされ始めたということは、社会福祉の普遍主義化の停滞を意味する。星野信也は、次のような論旨で普遍主義化へのパラダイム転換論を痛烈に批判している。

星野信也
1932～

　星野によれば、福祉国家が低所得者層や社会的弱者を優先しているうちは社会的公正という政策目標を持っている。しかし、経済成長に伴い中流所得層が社会の主流になると、民主主義においては多数派ないし主流にとって有利な政治メカニズムが働くようになり中流階層が福祉国家の受益者となる「福祉国家の中流階層化」が進むようになり、社会的公正という政策目標を見失ってしまい単なる「サービス国家」となってしまう。わが国において、社会保険は社会連帯の精神に基づきリスクを分散するものと説明されるが、社会的公正の理念の裏付けがなければ社会的連帯では社会保障制度を維持できない。欧米の場合は、1960年代の貧困の再発見は、中流階層化から取り残された低所得者層などのための選別的政策を普遍主義的制度に取り込もうとしたが、日本の場合は選別主義制度を矮小化し幻想的普遍主義を強めてきたとした。つまり、社会保険は既に多くの公費が含まれており、その意味で扶助でもある。したがって、生活保護のみを選別主義として扱うのは理に適わないという主張である。星野は選別的給付により普遍主義的制度に取り込む政策思考を選別的普遍主義と呼んでいる。なお、介護保険制度においては、生活保護受給者で介護保険の第1号被保険者で保険料を普通徴収で納める者に対する介護保険料加算や低所得者に対する公費による保険料軽減措置は、星野のいう選別的普遍主義であると考えることができるだろう[9]。

B. 社会福祉学のあり方への批判

　星野は、社会福祉学のあり方にも批判を行った。「社会福祉学の失われた半世紀—国際標準化を求めて」という論文で、「かつてのイデオロギッシュな対立や論争を忘却の彼方に追いやって共編著者に名を連ね、もともと確かな対立理論や理念があったのかを疑わせる『社会福祉学』の大家た

ち」という表現から始まる辛辣な内容である。その要旨は、以下のようなものであった。

　社会福祉学の教育について、資源の希少性を前提とする社会科学であるにもかかわらず、社会福祉が普遍化されたと説明してしまうことによって社会福祉学をより解りにくくし、中身の中心は縦割り行政のカテゴリカルな歴史と制度解説の繰り返しになっている。一方で、実践モデルを示されないまま規制に守られた自治体や供給者本位の社会福祉施設に学生が実習生として送り込まれ、自分たちは何を学んだのかわからないままに卒業していっていると指摘する。

　さらに、彼によれば学問分野である社会福祉学を学問領域と誤認、錯覚して来たことで、普遍主義化へのパラダイム転換論に代表されるように、基本的人権、人々の幸せ、福祉の心、国家独占資本主義などの抽象概念を並べるだけになり実証的議論が深められていない。イギリスでもアメリカでも専門性の程度は別として、ソーシャルワーク教育にしても社会政策にしても学際的な応用分野としての実証的研究教育が定着してきた。これに対してわが国の「社会福祉学」部、学科は独立学問領域としての固有性を主張し、イギリスの社会政策とアメリカのソーシャルワークを中途半端に折衷したもので学問分野として2分の1でしかないと論じている。

　また、社会福祉学が独自の学問領域であると主張するので、国際的な共通基盤に立った他の多くの学問領域のように、国際水準で高度に発達した社会科学理論を摂取して取り入れることができておらず国際性が欠落している。福祉教育においても、政治学や経済学が必要な社会保障制度を傍流で制度解説するだけで、他の学問領域からはみ出た異分野を取り込みながら社会福祉学は無理なく社会学の傘下に収まってきた。「社会政策」と「ソーシャルワーク」を一体化した「社会福祉学」は、網羅的に細分化されたカテゴリカルな各論教育になっており、社会的公正や整合性の総合的把握が欠如している。ソーシャルワーク教育においても固有性を主張するゆえに、社会学、心理学、医学から多くを取り入れることなく、アメリカの応用分野の文献をアレンジして教えられるから、日本ではソーシャルワーク実践の実態が育たないまま、大学の学習でも実習でもソーシャルワークの深さと幅を学ぶ機会を提供できてこなかったと批判し、社会福祉学は学問領域ではなく応用分野であるので、社会政策とソーシャルワークに分割し、社会政策は社会的公正や整合性の理念を獲得し、ソーシャルワークは供給者本位の福祉思潮から脱却すべきであると結論づけている[10]。現在では2009（平成21）年度から社会福祉士養成のカリキュラムが変更されており、社会福祉研究とソーシャルワーク教育の分離が進んでいる点が

当時とは事情が異なっていることには注意が必要だが、社会福祉学を社会政策とソーシャルワークに分割するべきとする提案は、社会福祉学のあり方根底にかかわるものであり大きなインパクトがあった。また、社会的公正の不在の指摘は極めてタイムリーなものでもあった。この点に関しては、星野自身はロールズやセンの議論を踏まえた社会的公正の検討をしている[11]。

C. 社会福祉への他の理論領域からの提案

小笠原浩一は、社会福祉政策が視野に納めておくべき他の理論領域からの提案として、以下の3つを挙げている。①資源配分の公共的仕組みの公正さ（分配的正義）をめぐる規範理論の展開。一定の意味における機会への平等を目指すものである。②シティズンシップに関する理論動向。突き詰めると社会的排除の問題に行き着くものである。③憲法学や社会保障法学の領域からの新しい政策理論の提示。菊池馨実による「自由」基底的社会保障法理論などが挙げられる。これらの理論提案は、分配される資源としての機会を、人格的自律への機会と捉える点、不偏性・普遍性という平等原則に基づいて公共的に分配されるという点で共通していると述べている[12]。よりかみ砕いて説明すれば、①は具体的にはロールズやセンらの議論を指している。②のシティズンシップから行き着く社会的排除に対しては、金銭給付よりも何らかの対人サービスが想定される。③の「自由」基底的社会保障法理論とは、社会保障の目的を、憲法25条を軸にした「生存権」「生活保障」にとどまらず、「個人的自由」「自己決定」など憲法13条を軸にした社会保障に基礎づけ直そうするもので、センの議論に親和性があるものと説明されている[13]。

このようにさまざまな領域の検討において、社会福祉においては金銭給付など財の給付に加えて何らかの対人サービス等が必要であるとされている。この対人サービスとは社会福祉援助、つまりソーシャルワークが暗示されている。

小笠原浩一
1952〜

菊池馨実
1962〜

5. これからの社会福祉―倫理と正義に基づく社会福祉

A. 社会福祉の倫理と社会正義

レヴィ
Levy, Charles

　レヴィによれば、倫理とは、「人間関係と人間交互作用に価値が適用されたもの」であり、ソーシャルワーク倫理綱領は、①倫理的なソーシャルワーク実践への指針、②現実の実践に関する倫理を評価していくための基準、③ソーシャルワーク倫理の適用と非倫理的行為に関する苦情の裁定、に貢献するものである[14]。わが国の社会福祉士の倫理綱領は、2000（平成12）年に国際ソーシャルワーカー連盟（IFSW）による「ソーシャルワークの定義」で社会正義（Social Justice）が規定されたことに習い、社会正義について以下のように規定するようになった。

国際ソーシャルワーカー連盟（IFSW）
International Federation of Social Workers

> Ⅱ（社会正義）
> 社会福祉士は、差別、貧困、抑圧、排除、暴力、環境破壊などの無い、自由、平等、共生に基づく社会正義の実現をめざす。
> Ⅲ（貢献）
> 社会福祉士は、人間の尊厳の尊重と社会正義の実現をめざす。

　日本社会福祉士会の発行する倫理綱領実践ガイドブックによれば、倫理綱領に社会正義を規定するにあたって、世界各地で続いている戦争やテロは社会正義の名のもとに正当化されているので不適当であるという意見や、これを受けて「社会公正」を用いるべきとする意見もあったという。結局、社会公正という言葉の持つイメージが共有できない等の理由から社会正義とされた。また、正義とは「正しい道筋。人のおこなうべき正しい道義。社会全体の福祉を保障するような秩序を実現・維持すること」であり公正とは「公平で邪曲のないこと。明白で正しいこと」が一般的意味であると解説されている[15]。

B. ロールズの正議論

ロールズ
Rawls, John
1921～2002

　正義に関して一定の理解を得るために必要なのは、やはりロールズの「公正としての正義」（Justice as fairness）を前提とした正議論であろう。ロールズは、平等の状態で自分がどのような立場になるかを知らない「無

知のヴェール」の状態で、社会の基本構造のための正義の諸原理を検討する仮想的な場である「原初状態」を想定した。その「原初状態」において、自分自身の利益に関心をもつ自由で合理的な人々全員の一致により永続的に合意されるであろうとする「正義の二原理」を想定し、この手続・構想を「公正としての正義」と呼んだ。ロールズが決定されるであろうと想定した原理は、次のようなものであった。

正義の二原理
第一原理
　各人は平等な基本的自由権に十分適切な体系に対して、解除できない請求権を同じに持ち、その体系はすべての人の自由権について同じ体系で両立可能である
第二原理
　社会的・経済的な不平等は2条件を満たすべきである
　①それらは機会の公正な平等の状態で、全員に開かれている職務と地位に伴うこと
　②社会の最も恵まれないメンバーの最大の利益にあること（格差原理）

ロールズは、この原理について、第一原理（基本的自由）、第二原理の前段（機会均等）、第二原理の後段（格差原理）、の順番に合意され、また優先順位も同様であるとした。また、経済的不平等は基本財で判断されるとして、効用（utility）を用いた功利主義を批判した[16]。

C. センの潜在能力アプローチ

センは、ロールズの正議論を無理なく拡張したとする潜在能力アプローチを提唱している。功利主義を批判する観点から、ロールズが効用から財に関心を向けたことを評価する一方で、財それだけでは不十分であると批判する。すなわち貧困や福祉の分析にあたるには、財では不十分であり、機能（functionings）ないし潜在能力（capabilities）で行う必要があるとしている。財を用いて実現できること（財＋能力）の結果が機能であり、機能へのパス（財＋能力）の集合が潜在能力である。たとえば、自転車（財）を所有していても運転できなければ、潜在能力に欠けると説明される。

センは、平等を倫理的観点から分析するには、「なぜ平等でなければならないのか」「何の平等か（何に関する平等か）」という2つの課題があり、前者は後者に包含されるという。すなわち、何の平等について論じられているのか、たとえば、所得の平等が論じられているのか、機会の平等が論じられているのか、成果の平等が論じられているのか、あるいは自由の平

基本財
原語は「Primary Goods」であり、かつては「基本善」と訳されていた。基本財の例示として、権利、自由、機会、所得と富、自尊心、が挙げられている。

セン
Sen, Amartya
1933～

等が論じられているのかといった前提がなければ平等を擁護することも批判することも出来ない。このような観点からすれば、功利主義は効用、ロールズは基本財、センは潜在能力、による平等を検討にしていることになる。

また、センは潜在能力を自由という観点で捉えた福祉的自由（well-being freedom）と行為主体的自由（agency freedom）の区別が重要であると強調している。福祉的自由は、飢饉による飢餓と宗教的理由による断食との違い、すなわち前者は福祉的自由がなく後者は福祉的自由がある、という例で説明されている。また、目の前で犯罪が行われている場合に犯人を取り押さえようとする行為主体的自由は、格闘により怪我を負うという福祉を害する可能性があるという例を用いて、福祉的自由と行為主体的自由は対立する場合を説明している。このことは潜在能力が、福祉（ニード）や貧困を検討する場合に限定して用いられるものであることを示しているとともに、効用の選好のみを前提とする功利主義に対する批判の一環でもある[17]。

D. 社会的コミットメント

センは、「人的資本」についても批判的に検討を行っている。それによれば、人的資本により人間は教育、学習、技能習得などを通じてより生産的になりうるが、それは経済発展のための手段としての捉え方にすぎない。これに対して潜在能力を拡大するという志向は、経済的変化を大きく超える社会的変化をもたらす役割を果たすという。このような観点から、潜在能力のもつ意味を理解するには、①それが人間の福祉と自由にとって持つ直接の意味、②社会的変化への影響を通じた間接的な役割、③経済生産への影響を通じた間接的な役割、の3点を認識する必要がある。センの議論は、ニーズを潜在能力または福祉的自由と捉えてその向上を考えることは、平等と自由の擁護に他ならないもので社会的なコミットメントとなる、というところに落とし込んでおり、倫理と正義に関する現時点での到達点であると考えられる[18]。また、「人的資本」については、ギデンズの「第三の道」の主張で強調されたこともあり、わが国にも広く紹介され一定の影響があった。しかし、イギリスと異なり失業率が低い日本にはそのまま適用するのは不可能でもあった。その意味でもセンの潜在能力アプローチはわが国において適用しやすいといえよう。

ギデンズ
Giddens, Anthony
1938～

E. 倫理と正義を基盤にした社会福祉

　センの潜在能力アプローチは、「倫理と正義を基盤にした社会福祉」についての道筋を示している。しかし、セン本人は潜在能力ないし機能のリストを提示していない。また潜在能力の例や考え方は提示していてもその線引きは提示していない。一方、潜在能力の社会、経済、文化などにおける相対的な側面を認める一方で、ある種の規範性、絶対性を強調している。また、潜在能力が福祉（ニーズ）ないし貧困の分析に適用する概念であることは、いうまでもなく貧困を所得だけでは捉えない事に他ならないが、そうすると結果的に福祉（ニーズ）と貧困は実質的に同じもの、つまり人の可能性として扱われているということでもある。ともすれば下向きに考えがちな社会福祉について、人の可能性について追求していくクリエイティブな側面を提示しているといえるだろう。

注）
(1) 大河内一男「我国に於ける社会事業の現在及び将来—社会事業と社会政策の関係を中心として」岩崎晋也編『リーディングス日本の社会福祉　第1巻　社会福祉とは何か—理論と展開』日本図書センター，2011.
(2) 孝橋正一『全訂　社会事業の基本問題』ミネルヴァ・アーカイブズ，ミネルヴァ書房，2009.
(3) 一番ヶ瀬康子「社会福祉学とは何か——一試論として」岩崎晋也編，前掲書（1）.
(4) 竹内愛二「ケースワークの社会学的本質」日本社会福祉学会編『社会福祉学1巻2号』全国社会福祉協議会，1960.
(5) 岡村重夫『社会福祉原論』全国社会福祉協議会，1997.
　　岡村重夫「社会福祉固有の視点と方法」岩崎晋也編，前掲書（1）.
(6) 仲村優一『仲村優一著作集第4巻　社会福祉の方法—ケースワークをめぐる諸問題』旬報社，2002.
(7) 岸勇『公的扶助の戦後史』明石書店，2001.
(8) 三浦文夫『増補改訂　社会福祉政策研究—福祉政策と福祉改革』全国社会福祉協議会，1997.
(9) 星野信也『「選別的普遍主義」の可能性』海声社，2000.
(10) 星野信也「社会福祉学の失われた半世紀」『社会福祉研究　第83号』公益財団法人鉄道弘済会，2002.
(11) 星野信也，前掲書（9）.
(12) 小笠原浩一・平野方紹『社会福祉政策研究の課題—三浦理論の検証』中央法規出版，2004.
(13) 菊池馨実「21世紀の社会保障のあり方」『クォータリー生活福祉研究　通巻48号』明治安田生活福祉研究所，2004. https://www.myilw.co.jp/publication/myilw/pdf/myilw_no48_feature_1.pdf（2019年1月7日取得）
(14) チャールズ・S．レヴィ著／小松源助訳『ソーシャルワーク倫理の指針』勁草書房，1994.
(15) 社団法人　日本社会福祉士会倫理委員会編『社会福祉士の倫理—倫理綱領実践ガイドブック』中央法規出版，2007.
(16) ジョン・ロールズ著／エリン・ケリー編／田中成明・亀本洋・平井亮輔訳『公正

としての正義　再説』岩波書店，2004．
ジョン・ロールズ著／矢島鈞次監訳『正義論』紀伊國屋書店，1979．
(17) アマルティア・セン著／池本幸生・野上裕生・佐藤仁訳『不平等の再検討―潜在能力と自由』岩波書店，1999．
(18) アマルティア・セン著／石塚雅彦訳『自由と経済開発』日本経済新聞社，2000．

ジェネリックポイント

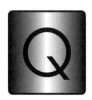
「潜在能力」は、「能力に応じた自立」と似た考え方ですか？

センは、平等について、個人間の成果の平等さを評価する場合に、①達成されたことが同レベルであるかという視点の「到達度の平等」と、②個人が最大限到達可能な最高水準に比べてどのくらい不足しているかという「不足分の平等」のどちらで考えるべきかについて論じています。そして一義的には到達度の平等を目指す必要があるとしています。たとえば、実際に重大な障害を持っている者の場合は到達度の平等の達成が不可能な場合もあります。そのような場合にはじめて不足分の平等で考える方が有効であると述べています。「能力に応じた自立」は不足分の平等の考え方です。到達度の平等には、たとえばノーマライゼーションが該当します。潜在能力はどちらにも対応できますが、センの志向に従えば、一義的には到達度の平等を目指すということになるでしょう。到達度の平等の達成が不可能な場合に不足分の平等を目指す場合は、結果的に「能力に応じた自立」を目指すことになるでしょう。

理解を深めるための参考文献

- 星野信也『「選別的普遍主義」の可能性』海声社，2000．
  わが国の社会福祉について批判的に検討している。多少古いだけではなく幻の名著と評されることもある本なので入手は難しいかもしれないが、大学等の図書館にあればぜひ読んで欲しい。
- 岩崎晋也編『リーディングス日本の社会福祉　第1巻　社会福祉とは何か──理論と展開』日本図書センター，2011．
  社会福祉とは何かという観点から書かれた主要な先行研究が多数収録されており、日本の社会福祉研究を振り返ることができる。

参考文献
- 小山進次郎『増補改訂　生活保護法の解釈と運用（復刻版）』全国社会福祉協議会，1975．
- 真田是編『戦後日本社会福祉論争』法律文化社，1979．

国家試験対策用語集

解説文中の太字は国家試験で出題された箇所です。

ICA（国際協同組合同盟）の声明
〔International Co-operative Alliance〕
ICA は 1895 年にイギリスで設立。その定義として、「協同組合は、共同で所有し、民主的に管理する事業体を通じ、共通の経済的・社会的・文化的ニーズと願いを満たすために自発的に手を結んだ人々の自治的な組織である」としている。**協同組合は、自助・自己責任・民主主義・平等・公正・連帯の価値を基礎とし、コミュニティへの関与や組合員の経済的参加・民主的管理などを含め、7つの原則に従う**とされる。わが国では、生協や農協、漁協、森林組合などが ICA に加盟し、同じ「原則」に基づいて活動している。

朝日訴訟
人間裁判とも称され 1957（昭和 32）年に結核患者であった朝日茂氏によって提起された訴訟。当時の長期入院患者の保護基準が憲法 25 条の「**健康で文化的な**」最低生活を保障するものではないとして厚生大臣を相手に起こした裁判。

医学モデル／生活モデル
〔medical model/life model〕
「医学モデル」とは障害を個人的な問題として捉えている。**疾病・外傷から直接的に生じるもの**としている。一方、「生活モデル」とは**個人の心身状況と環境状況が相互に影響し合って生じるもの**としている。ソーシャルワーカーは、診断や問題発見に重点を置く「医学モデル」を参考にしつつ、「生活モデル」の視点に立って支援する。

石井十次
〔1865-1914〕
宮崎県に生まれる。19 歳のときに洗礼を受ける。熱心なキリスト教信者。22 歳のときに**岡山孤児院**を設立。ピーク時には 1200 名の孤児を救済し、生涯を通して孤児救済に尽力した。また 1909（明治 42）年、当時のスラム街である大阪名護町に愛染橋保育所を開設した。

石井亮一
〔1867-1937〕
佐賀県に生まれる。1891（明治 24）年の**濃尾大地震**の際に**石井十次**の要望で孤児を引き取り、それが契機となって東京都に孤女学院を設立。のちの滝乃川学園となる。わが国最初の知的障害児施設、日本精神薄弱児愛護協会（現・日本知的障害者福祉協会）を結成するなど、知的障害児問題に一生を捧げた。

糸賀一雄
〔1914-1968〕
鳥取県出身で半生を障害者教育に捧げた。京都大学を卒業し、滋賀県経済統制課長などを経て、戦災孤児や知的障害児の教育の場として近江学園を創設。日本の知的障害の父とも呼ばれる。主著に『この子らを世の光に』(1965)、『福祉の思想』(1968)がある。

医療保護法
1941（昭和 16）年成立。医療または助産を受けることのできない生活困難者を対象。市町村や済生会などの医療保護事業者は政府から割り当てられた医療券等を発行。戦後の旧生活保護法成立により廃止。

岩永マキ
〔1848-1920〕
長崎県生まれ。キリスト教信者。ド・ロ神父とともに児童養護施設「浦上養育院」を創設する。浦上養育院は1891（明治21）年に当時の内務省から初めて助成金が支給され、わが国の社会福祉事業の先駆けとなった。

岩橋武夫
〔1898-1954〕
大阪市生まれ。早稲田大学在学中に失明し、その苦悩を乗り越え、関西学院を経てエディンバラ大学を卒業。その後盲人社会福祉事業に尽力し、1935（昭和10）年に世界で13番目の盲人福祉施設ライトハウスを大阪に建設。わが国およびアジアの盲人福祉において数多くの業績を残す。ヘレン・ケラー女史とともにわが国の「身体障害者福祉法」制定（1949年）に貢献する。

インクリメンタリズム（漸増主義、増分主義）
〔incrementalism〕
当面の課題は一挙に解決しない漸進的解決や現状の政策を肯定し、限定的な選択肢の中から最適なものを選ぶという特徴がある。**政府の予算編成において、合理主義的な予算編成の原理が作用している場合と比較した場合、行政分野ごとの予算額の構成比の変化が少なくなる傾向がある。**

ヴァルネラビリティ
〔vulnerability〕
傷つけられやすいこと、脆弱性。攻撃誘発性などと訳される。たとえば社会的弱者といわれる人びとは、偏見→差別→社会的排除→差別という構造に陥りやすい。差異が差別を生むのではなく差別が差異を生み出していく。精神障害者や生活保護世帯、ハンセン病回復者、エイズ患者などはヴァルネラビリティが形成されやすい。

AFDC（要扶養児童家庭扶助）
〔Aid to Families with Dependent Children〕
アメリカで行われていた、扶養を要する18歳以下の子どもを持つ貧困家庭を対象とするプログラムのこと。アメリカ連邦政府が州に補助金を交付し、各州がそれぞれの基準によって運営する。扶助の内容としては、各州の基準に基づく現金給付、就職奨励プログラム、就職斡旋サービス、保育がある。ひとり親家庭、または両親がいても失業者か、どちらかの親が重度の心身障害者であればその対象となる。

エスピン-アンデルセン
〔Esping-Andersen, Gøsta 1947-〕
1947年デンマークに生まれる。スペインのポンペウ・ファブラ大学政治社会学部教授。『福祉資本主義の三つの世界』(2001)で注目を集める。「脱家族化」という概念を提唱し、**福祉レジームを分析し、福祉国家は社会的階層化のパターン形成に重要な役割を演じる、とした。**

エーデル改革
スウェーデンにおいて1992年から行われた改革のこと。ナーシングホームなどの運営が県から市に移り、この結果、医師を除く他の看護職員5万人余りが市の職員になる。社会的入院者の費用を市が県に払う制度ができたため、社会的入院者は激減することとなった。エーデルとは高齢者のこと。**高齢者の保健医療は広域自治体、介護サービスはコミューンが実施責任を負う。**

NGO（非政府組織）
〔non-governmental organization〕
政府から自立した組織として、一般市民が国境と国籍の違いを乗り越え自発的に参加・運営する国際協力団体のことをいう。現在において約500団体以上が、教育、保健医療、農村の開発、環境保全、子どもや女性を対象にした事業を中心に、さまざまな国で協力活動を行っている。

NPO法人（特定非営利活動法人）
〔non-profit organization〕
利潤追求とは異なる公共の福祉向上を使命とする民間組織のこと。その特徴として、①組織化されていること、②民間であること、③利益分配をしないこと、④自己統治・自己決定していること、⑤自発的であること、⑥非宗教的であること、⑦非政治的であること、が挙げられる。1998（平成10）年に**特**

定非営利活動促進法（NPO法）が成立し、ボランティア団体などの任意団体は、法人格を比較的容易に取得できるようになり、社会的な権利が認められるようになった。

エリザベス救貧法

イギリス絶対王制期のエリザベスⅠ世の統治のもとにおいて1601年に成立。貧困者を労働能力の有無を基準に、①有能貧民、②無能力貧民、③児童、の3種類に分類し、就労の強制や浮浪者の整理が行われた。1834年に改正。そのため改正された救貧法に対し旧救貧法といわれている。

エンゼルプラン（今後の子育て支援のための施策の基本的方向について）

文部・厚生・労働・建設4大臣合意によって1994（平成6）年に策定された子育て支援政策。①子育てと仕事の両立支援、②家庭における子育て支援、③子育てのための住宅および生活環境の整備、④ゆとりのある教育の実現と健全育成の推進、⑤子育てコストの削減、という方向が示された。

エンパワメント
〔empowerment〕

ソーシャルワーク実践において、心理的・社会的に不利な状況におかれたクライエントがその問題状況に対して自ら改善するためのパワーを高め、行動していくための援助を行うこと。

応益負担

社会福祉サービスの利用負担をそのサービスの受益に応じて負担すること。資源の配分効果が強いといわれている。

応能負担

社会福祉サービスの利用負担を各人の支払い能力に応じて負担すること。所得再分配の効果が強いといわれている。

大河内一男
〔1905-1984〕

社会政策学者。社会事業を「経済秩序外的存在」である貧困者に対する施策と位置づけ、同時に社会政策の強化・補強策を規定した。『社会政策（各論）』（1950）など多数の著書がある。

岡村重夫
〔1906-2001〕

大阪市に生まれる。地域福祉の3構成要素である「コミュニティケア」「地域組織化」「予防的社会福祉」を提唱し、それにより長期的な社会福祉計画において地域福祉サービスを展開できるとしたことで有名。また福祉国家は選別的処遇ではなく国民すべてを対象とする普遍的処遇に特徴があると述べている。

恩給

公務員の退職、死亡後の生活の支えとなるもので、いわゆる国家補償の性格を有するもの。①公務員が相当年勤務して退職した場合、②公務によるけがや病気で退職した場合、③公務のために死亡した場合において、国が公務員またはその遺族に給付するもの。共済組合制度に移行する前に公務員を退職した人やその遺族、旧軍人やその遺族に支給される。恩給および戦争犠牲者援護は社会保障本来の目的とは異なる国家補償制度であるが、生存権尊重の社会保障的効果を上げているために広義の社会保障制度とされている。

オンブズマン
〔ombudsman〕

「苦情処理人」や「権利擁護者」としての役割を担う。硬直的構造に陥りやすい社会福祉施設や苦情が顕在化しにくい福祉サービスに対して、第三者的な立場から公平な判断をすることが期待されている。オンブズパーソン（ombuds person）ともいう。

介護保険法

1997（平成9）年に制定された介護を必要とする高齢者等に必要な保険給付を行うことを規定した法律であり、2000（平成12）年4月から施行されている。その後、2005（平成17）年の改正において、要介護状態となった高齢者等の「尊厳の保持」が明確に謳われた他、①予防重視型システムへの転換、②利用者負担の見直し、③新たなサービス体系の確立、④サービスの質の確保・向上、⑤制度運営・保

険料の見直し、などが図られた。なお、市町村に対し、市町村介護保険事業計画を策定または変更しようとするときは、あらかじめ都道府県の意見を聴くことを義務づけている。

片山潜
〔1859-1933〕
わが国におけるセツルメント（隣保事業ともいう）のパイオニアである。1897（明治30）年、わが国初の隣保館である「キングスレー館」を東京神田三崎町に設立した。

貨幣的ニーズ
人間がもつさまざまなニーズのうち金銭の給付によって充たすことができるものを指す。したがって、その充足は貧困や低所得に起因する生存のために必要な生活基盤をつくることを目指すものとなる。

ギデンズ
〔Giddens, Anthony 1938-〕
イギリスの社会学者。『社会学』、『親密性の変容』などでジェンダー論を展開。『第三の道』において、旧来の社民主義の「大きな政府」路線でも、サッチャー流の市場原理主義路線でもないもう1つの道（第三の道）を提唱し、ブレア労働政権に影響を与えたことで有名である。

救護法
第一次世界大戦末期には、物価高騰による生活苦を背景に米騒動や労働運動が勃発し、これらの社会不安を受けて政府は社会事業対策を打ち出していく。そして、1874（明治7）年に制定された恤救規則ではますます深刻化する国民の救貧対策に対応できなくなり、それに代わるものとして救護法が1929（昭和4）年に制定されたが、財源難から3年遅れて実施された。対象者は、65歳以上の老人、13歳以下の幼者、妊産婦、病人であり、労働能力のある者はその対象とされなかった。なお、救護施設は、孤児院、養老院、病院その他救護を目的とする施設である。

救貧法に関する王立委員会報告
イギリスにおいて1905年に任命され、救貧法制度のあり方について検討を行った委員会。1909年に多数派・少数派の2つの報告書を提出した。前者は救貧法制度の存続・拡張・強化を目指したのに対し、後者は救貧法制度を解体してより普遍的な方策が必要であると主張した。

業績測定
計画に基づき、政策目標の達成度を示す業績指標を用いて政策評価を行うこと。その達成度を評価すること。2002（平成14）年の「行政機関が行う政策の評価に関する法律」（政策評価法）により、全省庁に政策評価の導入と公表が義務づけられた。

苦情解決
社会福祉制度のしくみが措置から契約へと進む中で、事前に聞いていた内容、または契約した内容と違っていたり、今受けているサービスに疑問や不満を感じていることに対して解決すること。社会福祉法82条では社会福祉事業の経営者は、常に、その提供する福祉サービスについて、利用者などからの苦情の適切な解決に努めなければならないとしている。

ケイパビリティ・アプローチ
〔capability approach〕
潜在能力アプローチのこと。セン（Sen, A.）によれば、個人が実際に実現できる機能は、財の利用パターンを反映する利用関数と財ベクトルの選択に依存する。人間の福祉は、どのような財をもっているかではなくて、何をすることができるかという人間の機能の集合によって決まる。社会環境のあり方が、人びとのケイパビリティを制約することがある。またセンは『財と潜在能力』（1985年）において、人間のニード充足を財の消費からもたらされる効用によって定義する学説を批判して、達成できる機能の集合である潜在能力（capabilities）によって評価すべき、豊かな社会の中で貧しいことは、潜在能力の障害となる、とする理論を提唱した。

公営住宅法
国および地方公共団体が協力して、健康で文化的な生活を営むに足りる住宅を整備し、これを住宅に困窮する低額所得者に対して低廉な家賃で賃貸し、ま

たは転貸することにより、国民生活の安定と社会福祉の増進に寄与することを目的とした法律。1951（昭和26）年6月制定。

孝橋正一
〔1912-1999〕
社会政策が資本主義の基本問題である社会問題を対象とするのに対して、社会事業は「関係的・派生的な社会的問題」を対象とするという前提に立って理論を形成した。著作に『全訂・社会事業の基本問題』、『現代資本主義と社会事業』、など多数ある。

国際緊急援助隊
海外の特に開発途上にある地域で大規模災害が発生した際に、政府が派遣する救助チーム、医療チーム、専門家チーム、自衛隊の部隊の4種類の援助隊をいう。2004（平成16）年12月に発生したインドネシアのスマトラ島沖の地震およびそれに伴う津波による被災国に対して、国際緊急援助隊として過去最大規模の派遣を行った。

国際人権規約（A規約、B規約）
〔International Covenant on Economic, Social and Cultural Rights〕
1966（昭和41）年に国連総会において採択。「経済的、社会的及び文化的権利に関する国際規約（A規約、または社会権的規約）」と「市民的及び政治的権利に関する国際規約（B規約、または自由権的規約）」「市民的及び政治的権利に関する国際規約の選定議定書（選定議定書）」の総称。

国際生活機能分類（ICF）
〔International Classification of Functioning, Disability and Health〕
2001（平成13）年に世界保健機関（WHO）総会において採択された、国際障害分類（ICIDH）を改訂した生活機能分類。ICFの「生活機能と障害」は、心身機能・身体構造、活動、参加の3つの次元に分類され、環境因子・個人因子という観点を加えている。

国際ボランティア貯金
1991（平成3）年より郵便局での通常貯金や通常貯蓄貯金の利子の一定割合を寄付金とする国際ボランティア貯金が開始された。海外の開発途上国で援助活動している非政府組織（NGO）に配分され、開発途上国の福祉向上に役立てられている。

国民保健サービス及びコミュニティケア法
〔National Health Service and Community Care Act〕
イギリスにおいて1991年から1993年にかけて段階的に行われた社会福祉制度改革。地域医療や在宅看護等が促進された。サービスの購入者（財政）と提供者を分離し、民間のサービスを積極的に活用することが盛り込まれた。

個人情報保護法（個人情報の保護に関する法律）
個人情報の適正な取扱に関する基本理念や、国および地方公共団体の責務、取扱事業者の義務等を定めた基本法（平17・4・1施行）。個人情報とは、氏名や生年月日等により特定の個人を識別可能な生存する個人に関する情報をいう。同法における個人の人格尊重の理念と情報公開制度の相克が問題となる。

雇用調整助成金
雇用維持に努力する企業を支援するため、国が休業手当等の一部を助成すること。この制度は、1981（昭和56）年に設けられ、近年では支給要件が緩和されてきており、2008（平成20）年12月からは中小企業を支援するための「中小企業緊急雇用安定助成金」が創設された。また、支給対象となるのは、雇用保険の適用事業主、雇用保険の被保険者である労働者である。

ゴールドプラン（高齢者保健福祉推進十か年戦略）
1989（平成元）年に策定された平成11年度までの整備構想。サービス供給量目標は、訪問介護員10万人、日帰り介護1万カ所、短期入所生活介護5万床、在宅介護支援センター1万カ所、特別養護老人ホーム24万床、老人保健施設28万床、ケアハウス10万人、高齢者生活福祉センター400カ所。消費税導入を社会的背景とする。

ゴールドプラン21（今後5か年間の高齢者保健福祉施策の方向）

新ゴールドプランに続き、1999（平成11）年に策定された2004年度までの整備構想。サービス供給量目標は、訪問介護225百万時間（35万人）、訪問介護／訪問介護ステーション44百万時間（9900カ所）、通所介護／通所リハビリ105百万回（2.6万カ所）、短期入所生活介護／短期入所療養介護4785千週（9.6万人分）、介護老人福祉施設36万人分等。

今後の社会福祉のあり方について

福祉関係三審議会（中央社会福祉審議会、中央児童福祉審議会、身体障害者福祉審議会合同企画分科会）が、「21世紀にふさわしい社会福祉のあり方」について1989（平成元）年にまとめたもの。①ノーマライゼーションの理念の浸透、②福祉サービスの一般化・普遍化、施策の総合化・体系化の促進、③サービス利用の選択幅の拡大等に注意して、新たな社会福祉を展開していくことが重要であるとしたものである。

最低賃金

最低賃金法により労働者に支払うことが義務づけられている賃金の最低額。原則として、雇用形態に関係なく、すべての労働者に適用される。労働能力が著しく低い者、試用期間の者、労働時間が特に短かったり、断続的労働に従事する者などについては、使用者が都道府県労働局長の許可を受けることを条件に最低賃金の適用除外が認められる。

真田是

〔1928-2005〕

静岡県に生まれる。元 立命館大学名誉教授。社会福祉の問題を社会構成体的に理解し、対象と政策主体と運動の三次元的な力動関係において捉え、そこから「福祉労働」を提起した。著作に『現代社会学と社会問題』、『地域福祉と社会福祉協議会』など多数ある。

サービス付き高齢者向け住宅

高齢者の居住の安定を確保することを目的として、バリアフリー構造等を有し、介護・医療と連携し高齢者を支援するサービスを提供するもの。都道府県知事への登録制度を国土交通省・厚生労働省の共管制度として創設されたもので、登録基準、事業者の義務、入居契約に係る措置、指導監督等が定められている。根拠法は「高齢者の居住の安定確保に関する法律」。

産業民主制論

1897年にウェッブ夫妻（Webb, Sidney & Webb, Beatrice）は最低生活以下の低賃金の産業を「寄生的産業」と捉え、産業効率の向上の視点からナショナル・ミニマムを提唱し、その目的は産業上の寄生の弊害に対して社会を保護することにあると展開した。すなわち、「団結の自由」を基礎にする「新組合主義」は新しい産業社会の進歩を促すということ。

ジェンダー

〔gender〕

男女を区別し、性別を意味する言葉。セックスが男女の生物学的・解剖学的な差異を示すのに対して、ジェンダーは社会的・文化的性格をもつ性別を表す概念である。

四箇院

593年、聖徳太子が四天王寺に建立した施設であり、悲田院、敬田院、施薬院、療病院からなる。聖徳太子は仏教的な精神である仏の慈悲愛憐という実践を、国の政事として位置づけ、慈善救済事業を行ったとされている。また光明皇后も四箇院の設置に尽力した。

自殺対策基本法

2006（平成18）年公布、施行。自殺者数が高い水準で推移している状況を踏まえ、国・地方公共団体等の責務を明らかにし、自殺対策を総合的に推進して、自殺の防止と遺族等に対する支援の充実を図り、国民が健康で生きがいを持って暮らすことのできる社会の実現に寄与することを目的とする。自殺が個人的な問題としてのみ捉えられるべきものではなく、その背景にさまざまな社会的な要因があることを踏まえ、社会的な取組みとして実施することを基本理念としている。また、自殺対策を、生きるこ

とへの包括的な支援として捉えている。

慈善組織協会（COS）
〔charity organization society〕
1869年、ロンドンに設立された。無差別による慈善的な救済の乱立の弊害をなくすために設立され、慈善団体の連絡、調整、組織化および救済の適正化を図ることを目的とした。のちにアメリカやわが国に多大な影響を及ぼし、今日のケースワークやコミュニティ・オーガニゼーションの先駆をなした。

自治事務
地方公共団体の事務で、法定受託事務以外のもの。具体的には、都市計画の決定や病院・薬局開設への許可、**就学に関する事務**等で、国は地域の特性に合った事務処理ができるように配慮しなければならない。1999（平成11）年に**団体委任事務**が廃止され、これに再編成された。

市町村地域福祉計画
社会福祉法4条において地域福祉の推進が示され、その具体的な方策として同法107条に**市町村地域福祉計画**が規定されている。107条において、市町村は、地域福祉の推進に関する事項として、①地域における福祉サービスの適切な利用に関する事項、②**地域における社会福祉を目的とする事業の健全な発達に関する事項**、③地域福祉に関する活動への住民の参加の促進に関する事項を一体的に定める計画（市町村地域福祉計画）を策定し、または**変更しようとするときは、あらかじめ、住民、社会福祉を目的とする事業を経営する者その他社会福祉に関する活動を行う者の意見を反映させるために必要な措置を講ずるとともに、その内容を公表するものとされている。**

シティズンシップ
〔citizenship〕
市民としての資格を意味し、その資格に基づいて市民としての諸権利が付与されること。その中でも生存権などの社会的権利が重要であり、今日の福祉国家の理論的基礎ともなっている。マーシャル（Marshall, T. H.）が提唱し、シティズンシップを「市民的権利」「政治的権利」「社会的権利」の3つに分けて論じた。市民的権利とは、自由な職業選択や法的な契約をする権利で、産業資本主義の基礎となる権利のこと。政治的権利とは、選挙権や被選挙権で、代議制民主主義の基礎のこと。社会的権利は、最低限の所得保障を要求したり教育を受ける権利で、福祉国家の要件となる権利のことであり、社会的権利の獲得によりイギリスは福祉国家となった。福祉国家は、市民的権利や政治的権利とならび、社会的権利を重視する国家ということになる。

児童福祉司
児童相談所で中核的な役割を果たす任用資格である。当該区域において、児童の保護その他の児童の福祉に関する事項について、相談に応じ、専門的技術に基づいて必要な指導を行う等児童の福祉増進に努めることを職務とする。なお、医師や**社会福祉士であることなど、いくつかの任用条件**が定められている。

児童福祉法
児童保護だけにとどまらず、児童における「福祉」を助長しなければならないとして、1947（昭和22）年12月に制定・公布され、翌年実施された。それまでの児童保護に関する立法である「児童虐待防止法」や「少年保護法」などを吸収した総合立法である。2008（平成20）年の改正により、子育て支援事業および家庭的保育事業を法律上に位置づけ、里親制度の改正や小規模住居型児童養育事業の創設などが定められた。2016（平成28）年には、「児童権利条約」を基本理念とした大幅な改正が行われた。

シーボーム報告
1968年、イギリスにおいて社会福祉制度の改革を打ち出した報告。関連する各部門にかかわるソーシャルワーカーが、別個ではなく、**統合された1つの部門の所属になり活動することが示され**、パーソナル・ソーシャル・サービスの社会的諸問題全般にわたって責任を負うべきであると主張されている。

社会事業法
日中戦争下の1938（昭和13）年に厚生省が設置され、制定された法律。この法律により、不況で困窮

者が増大したことで**財源が破綻しかかっていた民間の社会事業団体に補助金を与える制度**が発足したが、同時に私設社会事業への届出義務、改善命令、監督・指示などの社会事業分野に対する政府の規制が強化されることにもなった。

社会福祉基礎構造改革

急速な少子高齢化、核家族化の進展、障害者の自立と社会参加の進展などによる社会福祉へのニーズ拡大、多様化に対応した、社会福祉の共通基盤の見直し。福祉サービスの提供が契約制度に変更、民間営利企業の参入、費用負担を応能負担から応益負担へ変更、権利擁護制度を導入するなど、21世紀の社会福祉の制度を利用者本位の視点で整備していくことを目的として、福祉サービス利用者と提供者の対等な関係を確立し、国民の福祉需要に応え、社会福祉法人や社会福祉事業を充実させ活性化させるための改革。

社会福祉士

1987(昭和62)年に社会福祉士及び介護福祉士法が成立し、これにより社会福祉士はソーシャルワークにおける専門職としての明確な位置づけができたといえる。2条1項において社会福祉士とは「第28条の登録を受け、社会福祉士の名称を用いて、専門的知識及び技術をもって、**身体上若しくは精神上の障害があること又は環境上の理由により日常生活を営むのに支障がある者の福祉に関する相談に応じ、助言、指導、福祉サービスを提供する者又は医師その他の保健医療サービスを提供する者その他の関係者**(47条において「福祉サービス関係者等」という。)との連絡及び調整その他の援助を行うこと(7条及び47条の2において「相談援助」という。)を業とする者をいう」となっている。2007(平成19)年12月改正。

社会福祉主事

年齢が20歳以上の地方公共団体の事務吏員または技術吏員であって、人格が高潔で、思慮が円熟し、社会福祉の増進に熱意があり、かつ、次のいずれかに該当するものとされる(社会福祉法19条)資格である。具体的には、①学校教育法に基づく大学、短期大学等において、厚生労働大臣の指定する社会福祉に関する科目を修めて卒業した者、②厚生労働大臣の指定する養成機関または講習会の課程を修了した者、③厚生労働大臣の指定する社会福祉事業従事者試験に合格した者、④社会福祉士、精神保健福祉士等は任用可能である。大学等において資格を有した社会福祉主事を俗に3科目主事という。

社会福祉法

社会福祉基礎構造改革の中で、社会福祉の再編成が強調され、従来の**措置制度から利用(契約)制度に転換する**という社会福祉のパラダイム転換が図られることになった。福祉はサービスであり、市場原理を導入し、利用する側が選択でき、サービスの質の向上を図るという大改革を進めていくというものである。このような状況を踏まえて、1951(昭和26)年に制定された「社会福祉事業法」が、2000(平成12)年6月、半世紀ぶりに大改正され、「社会福祉法」となった。たとえばこの法律では、**社会福祉事業の経営者に対して、自らその提供する福祉サービスの質を評価することなどによって、良質で適切な福祉サービスを提供するよう努めるべきこと**を定めている。また、国及び地方公共団体は、社会福祉を目的とする事業を経営する者と協力して、福祉サービスの供給体制の確保及び適切な利用の推進に関する施策その他の必要な措置を講じなければならない、としている。わが国における社会福祉に関する事項の共通基礎概念を定めた法律である。

社会福祉法人

社会福祉法に定められた、社会福祉事業を行うことを目的とするために設立された法人。社会福祉事業に支障がない限り、**公益事業または収益事業ができる**。必ず、理事、監事を置かなければならず、必要に応じて評議委員会を設置することができる。社会福祉法人は介護サービス事業を実施する上で、特定非営利活動法人に比べ、法人税の取り扱いが優遇されている。

社会保障審議会

厚生労働大臣や各機関大臣の諮問に応じて**社会保障や人口問題などの重要事項を調査審議し、関係行政機関に意見を述べることのできる**他、児童福祉法、身体障害者福祉法、医療法等の規定による厚生労働

大臣からの諮問に対する意見提出を行う審議会である。医療保険福祉審議会、身体障害者福祉審議会、中央社会福祉審議会、中央児童福祉審議会、年金審議会等が2001（平成13）年の省庁再編に伴い統合し、再編成された。

社会保障制度改革国民会議報告書―確かな社会保障を将来世代に伝えるための道筋
社会保障制度改革推進法に基づいて2012（平成24）年11月に内閣に設置された会議において2013（平成25）年8月にまとめられた報告書である。第1部では全体像について、第2部では少子化対策、医療・介護、年金の各分野の改革が描かれている。全世代型の「21世紀（2025年）日本モデル」の制度へ改革することが喫緊の課題であり、**切れ目のない「全世代型の社会保障」を提案した**。

社会連帯
人びとが参加し助け合う概念のこと。社会保障制度審議会勧告（1995〔平成7〕年）では「社会連帯とは頼りもたれあうことではなく、自分や家族の生活に対する責任を果たすと同じように自分以外の人と共に生き、手を差し伸べること」としている。

ジャーメイン
〔Germain, Carel Bailey 1916-1995〕
ギッターマン（Gitterman, A.）とともに『ソーシャルワーク実践における生活モデル』（1980）を刊行し、ソーシャルワークに生態学的視点を導入し、実践モデルを体系化した。ジャーメインらによって提唱された人と環境との関係や利用者の生活実態に合わせたケースワークを「生活モデル」という。

就学援助制度
学校教育法では、「経済的理由によつて、就学困難と認められる学齢児童又は学齢生徒の保護者に対しては、市町村は、必要な援助を与えなければならない。」（同法第19条）とされている。就学援助の対象者は要保護者（生活保護法第6条第2項に規定する要保護者）、準要保護者（市町村教育委員会が生活保護法第6条第2項に規定する要保護者に準ずる程度に困窮していると認める者）である。

住生活基本法
国民の豊かな住生活の実現を図るため、住生活の安定の確保および向上の促進に関する施策について、その基本理念、国等の責務、住生活基本計画の策定その他の基本となる事項について定めた法律。2006（平成18）年6月制定。

住宅セーフティネット法（住宅確保要配慮者に対する賃貸住宅の供給の促進に関する法律）
住生活基本法の基本理念にのっとり、低額所得者、被災者、高齢者、障害者、子どもを育成する家庭その他住宅の確保に特に配慮を要する者に対する賃貸住宅の供給の促進に関して、基本方針の策定、賃貸住宅の供給の促進に関する施策の基本となる事項等を定めることにより、住宅確保要配慮者に対する賃貸住宅の供給の促進を図り、もって国民生活の安定向上と社会福祉の増進に寄与することを目的とする法律。**なお、住宅確保要配慮者には、子育て世帯が含まれる**。2007（平成19）年7月制定。

恤救規則
1874（明治7）年に一般的救貧対策として公布された、わが国最初の国家的救貧事業である。しかしながら「無告の窮民」に限る、「人民相互の情誼」といったことが象徴しているように内容的には非常に貧相なものであった。

障害者基本法
1993（平成5）年12月に「心身障害者対策基本法」が一部改正され「障害者基本法」になり、「完全参加と平等」を目指すことが明らかにされた。わが国における障害者のための施策に関する基本的事項を定めたもの。2004（平成16）年に一部を改正する法律が公布され**差別の禁止等が基本理念として明記された**。2010（平成22）年にも改正され、ノーマライゼーション理念がより強調されている。2011（平成23）年8月の改正では障害者の定義に発達障害が含まれ、「障害及び社会的障壁により継続的に日常生活、社会生活に相当の制限を受ける状態にあるもの」とされた。

障害者差別解消法

2013（平成25）年6月、「障害を理由とする差別の解消の推進に関する法律」（「障害者差別解消法」）が制定され、2016（平成28）年4月1日から施行された。障害者基本法の基本的な理念にのっとり、障害者基本法第4条の「差別の禁止」の規定を具体化するものとして位置づけられている。第7条には、行政機関等および事業者による社会的障壁の除去について謳われており、**障害者から社会的障壁の除去を必要とする旨の意思の表明があった場合、その実施に伴う負担が過重でないときは、配慮が求められる**。

障害者プラン（ノーマライゼーション7か年戦略）

1995（平成7）年、リハビリテーションとノーマライゼーションを基本理念とし、障害者対策推進本部によって策定された計画。1996（平成8）年度から2002（平成14）年度の7か年の計画期間における、数値目標等の具体的な施策目標を明記した。障害のある人びとが社会の構成員として地域の中でともに生活が送れることを目標としている。

女子差別撤廃条約

〔Convention on the Elimination of All Forms of Discrimination against Women 1979〕

1975年の国際婦人年をきっかけに、女子に対する差別が権利の平等の原則および人間の尊重の原則に反し、社会と家族の繁栄の増進を阻害するものであるとの考えから、**女子に対するあらゆる差別を撤廃することを基本理念とした女子差別撤廃条約が1979年に採択され、日本は1985（昭和60）年に批准している**。

自立生活運動（IL運動）

〔independent living movement〕

1960年代、カリフォルニア大学バークレイ校の重度の障害学生が、他の学生と同じような大学生活の保障を求めて展開し、全米にひろがった運動。障害者が全面的な介助を受けていても、自己決定と選択が最大限に尊重されていれば人格的には自立しているとする「**自己決定の自立**」を主張。

資力調査（ミーンズ・テスト）

〔means test〕

公的扶助の受給に際して、供給者である行政が申請者の資産等をはかるために行う調査のこと。生活保護費支給のため生活保護法に定められた調査の1つである。

新エンゼルプラン（重点的に推進すべき少子化対策の具体的実施計画について）

エンゼルプランは、より一層補強整備されて、総合的な実施計画として1999（平成11）年に「新エンゼルプラン」（「重点的に推進すべき少子化対策の具体的実施計画について」）となった。主な内容として、①保育サービス等子育て支援サービスの充実、②仕事と子育ての両立のための雇用環境の整備、③働き方についての固定的な性別役割分業や職場優先の企業風土の是正、④母子保健医療体制の整備、⑤地域で子どもを育てる教育環境の整備、⑥子どもたちがのびのび育つ教育環境の実現、⑦教育に伴う経済的負担の軽減、⑧住まいづくりやまちづくりによる子育ての支援、である。

新救貧法（改正救貧法）

1834年、イギリスで制定。救済基準を全国均一にし、有能貧民の居宅保護を廃止し、救済をワークハウス（労役場）への収容に限定した。また劣等処遇の原則を採用した。「救貧否定の救貧法」とも別称される。

新経済社会7カ年計画

1979（昭和54）年に発表。欧米の福祉先進国の追随ではなく、個人の自助努力、家族・地域社会などの相互扶助を重視した**日本型福祉社会の創造が求められている**ということが示された。

新ゴールドプラン（高齢者保健福祉推進十か年戦略の見直しについて）

1989（平成元）年に策定されたゴールドプランを見直したもの。整備目標値は、訪問介護員17万人、日帰り介護1.7万カ所、短期入所生活介護6万人分、在宅介護支援センター1万カ所、特別養護老人ホーム29万床、老人保健施設28万床等。ケアハウ

ス10万人分、高齢者生活福祉センター400カ所。利用者本位・自立支援が基本理念の1つである。

新自由主義
政府などによる規制の最小化と、自由競争を重んじる考え方のこと。規制や過度な社会保障・福祉・富の再分配は政府の肥大化をまねき、企業や個人の自由な経済活動を妨げるため、政府の過度な民間介入を批判して、個人の自由と責任に基づく競争と市場原理を重視する考え。20世紀の小さな政府論のこと。

新障害者プラン（重点施策実施5か年計画）
2002（平成14）年に策定された障害者基本計画の前期5年間において、重点的に実施する施策やその達成目標、計画の推進方策を定めたプラン。具体的には、活動し参加する力の向上のための施策、地域基盤の整備、精神障害者施策の充実、雇用・就業の確保などの項目に基づき、達成目標を掲げている。

身体障害者福祉法
1949（昭和24）年に制定。身体障害者の自立と社会経済活動への参加を促進するため、身体障害者を援助し、および必要に応じて保護し、もって身体障害者の福祉の増進を図ることを目的としている。また、身体障害者は、自ら進んでその障害を克服し、その有する能力を活用することにより、社会経済活動に参加することができるように努めなければならないことを理念とし、さらに社会を構成する一員として社会、経済、文化その他あらゆる分野の活動に参加する機会を与えられるものとすることが明記されている。成立の背景にはヘレン・ケラー女史や岩橋武夫の功績が大きい。

スティグマ
〔stigma〕
もともとの意味は奴隷や犯罪者の体に刻まれた徴である。多数派集団において正統とされる文化や規範を欠く少数派集団に対しては、その属性から否定的なレッテルが貼られ、その集団に属する者は正常から逸脱した者とみなされ、他人の軽視と不信をかう。それは被差別的な地位のシンボルという意味で汚点（スティグマ）となり社会的な差別を発生させるとされる。

ステークホルダー理論
〔stakeholder theory〕
ステークホルダーとは利害関係者のこと。企業はすべてのステークホルダーの利益を考慮して経営するべきであるという経営学の理論である。ステークホルダーには株主、経営者、従業員、消費者、取引企業、自治体、地域社会、金融機関、研究機関、国際社会までが挙げられる。

生活の質（QOL）
〔quality of life〕
「生命の質」「生活の質」「人生の質」などと訳される。さまざまな生活場面を質的に捉える概念である。わが国では1970年代以降、「心の貧困」が指摘され「心の豊かさ」が強調されるようになり、福祉分野においてQOLを重視する必要性が語られている。

生活保護法
生活保護について規定した法律。太平洋戦争終結後、GHQ（連合国軍総司令部）は日本政府に対し、救済についての①無差別平等の原則、②国家責任の原則、③公私分離の原則、④救済費非制限の原則の4原則を示した。政府はこの4原則に基づき従来の救護法を廃止し、1946（昭和21）年に（旧）生活保護法を制定した。しかし、その後に制定された日本国憲法の下では生存権や国の社会保障義務が不十分な点が指摘され、1951（昭和26）年に全面改正され現行法となる。この法律は①無差別平等、②最低生活、③補足性という3つの原理と、①申請保護、②基準および程度、③必要即応、④世帯単位という4つの原則からなる。

生存権
国民に健康で文化的な最低限度の生活を保障し、国に社会福祉、社会保障、公衆衛生の向上・増進を図る義務を課す社会権の中核となる権利（憲25条）。生存権は、当初はプログラム規定（国の政治的指針）説が有力だったが（食糧管理法違反事件：最大判昭23・9・29）、朝日訴訟以降、具体的権利とまではされなかったものの裁判基準となっている。

聖ヒルダ養老院

1895（明治28）年ソーントン（Thornton, E.）が東京市芝区に設立した。これはソーントンが、生活に困っていた高齢者を個人的に保護したことから始まったといわれている。わが国における養老院の先駆けである。

世界人権宣言

〔universal declaration of human rights〕
人権および自由を尊重し確保するために、「すべての人民とすべての国とが達成すべき共通の基準」を宣言したもの。1948年12月10日の第3回国連総会において採択。1950年の第5回国連総会において、毎年12月10日を「人権デー」として、世界中で記念行事を行うことが決議された。

セツルメント運動

知識と人格を兼備する有産階級の人びとがスラム地域に住み込み、スラム地域の人たちとの知的および人格的接触を通じて、福祉の向上を図ろうとするもの。バーネット夫妻（Barnett, S. & Barnett, H.）を中心とするトインビー・ホール（1884年）の設立によって本格化した。

選別主義

社会福祉サービスの利用において、利用者を一定の階層に限定し供給すること。**サービスに対する応益負担が可能な者を対象とする考え方ではないので注意が必要。普遍主義に比べて、利用者の資産調査を行うことで利用者に対してスティグマを与えやすい。**

相対的貧困率

国や地域における大多数よりも貧しい相対的貧困者の全人口に占める比率のこと。OECDでは、等価可処分所得（世帯の可処分所得を世帯人数の平方根で割って算出）が全人口の中央値の半分未満の世帯員を相対的貧困者としている。相対的貧困率は、国内の所得格差に注目する指標であるため、日本など比較的豊かな先進国でも高い割合が示される。2009（平成21）年における日本の相対的貧困率は、2006（平成18）年の前回調査時と比べ0.3ポイントあがり16.0%となり、過去最悪を記録した。なお、タウンゼント（Townsent, P.）は相対的剥奪指標を用いて、相対的貧困を分析した。

ソーシャル・インクルージョン（社会的包摂）

〔social inclusion〕
すべての人びとを、その属性（性別、年齢、身体的・精神的状況、宗教的・文化的背景、経済状況等）にかかわらず、孤立、孤独、排除、摩擦などから守り、社会の構成員として包み込み、支えあう理念をいう。なお、この理念は、**日本社会福祉士会の倫理綱領（2005年）で、「社会に対する倫理責任」の1つ**として唱えられている。

第一種社会福祉事業

社会福祉事業のうち、公共性の特に高い事業のこと。具体的には入所施設など個人の人格の尊重に重大な関係をもつ事業。社会福祉法62条の2では「**国、都道府県、市町村及び社会福祉法人以外の者は、社会福祉施設を設置して、第一種社会福祉事業を経営しようとするときは、その事業の開始前に、その施設を設置しようとする地の都道府県知事の許可を受けなければならない**」となっている。

第二種社会福祉事業

第一種社会福祉事業以外の福祉の増進に貢献する社会福祉事業である。社会福祉法69条では「**国及び都道府県以外の者は、第二種社会福祉事業を開始したときは、事業開始の日から一月以内に、事業経営地の都道府県知事に第67条第1項各号に掲げる事項を届け出なければならない**」となっている。

竹内愛二

〔1895-1980〕
長崎県生まれ。わが国において初めてケースワークを科学的社会事業の一方法として紹介した。**人間関係を基盤に駆使される専門的な援助技術の体系を、特に「専門社会事業」と呼び、社会事業概念の中軸に位置づけた。**主著に『ケースウォークの理論と実際』、『専門社会事業研究』がある。

脱家族化

女性の経済的独立を最大化すること。すなわち、子

ども、高齢者、身体障害者のためのケアや家庭管理といった伝統的な無給の家事労働を外部化することで女性の自立を促進し、核家族を解体するという考え。福祉国家類型論から**福祉レジーム類型論**へと研究を進化させ、福祉国家からの給付または市場からの供給により、家族の福祉やケアに関する責任が緩和される度合を指標とすることである。

男女共同参画社会基本法

男女共同参画社会の実現を21世紀のわが国の社会を決定する**最重要課題**と位置づけ、社会のあらゆる分野において、男女共同参画社会の形成の促進に関する施策の推進を図る目的で、1999（平成11）年に制定された。男女が、お互いにその人権を尊重しながら責任も分かち合い、性別にかかわりなく、その個性と能力を十分に発揮できる社会の実現が求められている。なお、**第3次男女共同参画基本計画（2010〔平成22〕年）は貧困など生活上の困難に直面する男女への支援、生涯を通じた女性の健康支援、女性に対するあらゆる暴力の根絶など、広範な分野での男女共同参画の推進を掲げている。**

地域包括支援センター

2005（平成17）年の介護保険法改正により創設された、高齢者の生活を総合的に支える拠点としての機関。総合的な相談窓口／**権利擁護**、**介護予防マネジメント**、**包括的・継続的マネジメントの支援（地域の介護支援専門員の資質向上のための、事例検討会や研修の実施、制度や施策等に関する情報提供等）**がその役割。社会福祉士、主任介護支援専門員、保健師等が配置される。

地方分権一括法（地方分権の推進を図るための関係法律の整備等に関する法律）

地方分権の柱として1999（平成11）年に成立し、2000（平成12）年4月から施行された法律。住民にとって身近な行政をできるだけ地方が行うこととしている。また、地方公共団体の自主性と自立性を高め、個性豊かで活力に満ちた地域社会の実現を目的としている。

地方分権改革推進法

地方分権改革を総合的かつ計画的に推進することを目的とした法律。**国が地方分権の推進のために、地方公共団体に対する国の負担金、補助金等の支出金、地方交付税、国と地方公共団体の税源配分等の財政上の措置の在り方について検討を行うものとする（6条）**となっている。2006（平成18）年公布。

中央社会事業協会

1908（明治41）年設立の「中央慈善協会」が前進であり、1921（大正10）年に「社会事業協会」に改称。1924（大正13）年に「（財）中央社会事業協会」となる。現在の「全国社会福祉協議会」と改称されたのは1955（昭和30）年のことである。

TANF（貧困家庭一時扶助）
〔Temporary Assistance for Needy Families〕

アメリカにおいて、1996年8月に福祉改革の新法「個人責任と就労機会調停法（PRWORA）」がクリントン大統領公約の実現として成立し、それにより**AFDC（要扶養児童家庭扶助）は廃止され、代わりに「貧困家庭への一時扶助（TANF）」が創設された。貧困家庭が勤労・職業訓練へ参加しなければ給付を受けることができず、受給期間が5年間とされたことなど、制限的なプログラムである。**

ティトマス
〔Titmuss, Richard Morris 1907-1973〕

ロンドン大学の社会政策の創始者。社会福祉・社会保障の分野で国際的にも広い影響を及ぼした。**普遍主義に基づくサービスを基盤にしながら強いニーズをもつ集団や地域を、スティグマを与えることなく積極的に選別し、権利としてサービスが供給されることが必要であると主張した。**主な著書に『福祉国家の理想と現実』（1958）、『社会福祉と社会保障』（1968）がある。

DV防止法（配偶者からの暴力の防止及び被害者の保護に関する法律）

2001（平成13）年10月施行。配偶者からの不法な暴力の防止のための国や地方公共団体の責務を明記している。また都道府県に配偶者暴力相談支援センターの設置を定めている。2004（平成16）年に改正され、保護命令の対象範囲が拡大された。さらに2007（平成19）年および2013（平成25）年の一部

改正では、保護命令制度の拡充が図られた。

トインビー・ホール
〔Toynbee Hall〕
1884年、ロンドン郊外のイースト・エンドに建てられた世界最初のセツルメントハウスである。運動に身を投じ31歳の若さで亡くなったトインビー（Toynbee, A.）を記念して、その運動を引き継いだバーネット（Barnett, S.）の指導のもとで設立された貧困者・高齢者などの社会的弱者の施設をいう。

独立行政法人福祉医療機構
〔welfare and medical service agency〕
特殊法人等改革により、社会福祉・医療事業団の事業を継承して、2003（平成15）年に福祉の増進を医療の普及向上を目的として設立された。社会福祉事業施設および病院、診療所等の設置等に必要な資金の融通並びにこれらの施設に関する経営指導、社会福祉事業に関する必要な助成、社会福祉施設職員等退職手当共済制度の運営、心身障害者扶養保険事業等を行い、もって福祉の増進並びに医療の普及および向上を図ることを目的としている。

都道府県地域福祉支援計画
広域的な見地から、各市町村の地域福祉計画の達成を支援するために、一定的に定める都道府県地域福祉計画を策定することになっている。社会福祉法108条に規定。なお、策定にあたっては努力義務である。

ナショナル・ミニマム
〔national minimum〕
国家によって国民全員に保障されるべき最低限の公共サービスの水準のこと。イギリスのウェッブ夫妻（Webb, S. J. & Webb, B.）が『産業民主論』（1897）の中で提唱した。1942年のイギリスのベヴァリッジ報告では「最低生活保障の原則」が示された。

ナショナル・ミニマム研究会
政府が保障すべき最低限度の生活水準（ナショナルミニマム・国が憲法25条に基づき全国民に対し保障する「健康で文化的な最低限度の生活」水準のこと）について検討する会議のこと。国民生活を多面的・複合的に捉える中で、ナショナルミニマムを確定していく必要があることから厚生労働省にて発足し、2009（平成21）年12月に第1回『ナショナルミニマム研究会』が開催された。

難民条約
1954年に発効した「難民の地位に関する条約」、およびその適用範囲を広げた1967年発効の「難民の地位に関する議定書」をまとめて「難民条約」と呼んでいる。

ニィリエ
〔Nirje, Bengt 1924-2006〕
ノーマライゼーションの原理を、「社会生活の通常の環境や方法にできる限り近づけるような生活のパターンや日々の暮らしの条件を与えられるようにすること」とし、①1日のノーマルなリズム、②1週間のノーマルなリズム、③1年間のノーマルなリズム、④ライフサイクルにおけるノーマルな発達的生活経験、⑤ノーマルな個人の尊厳と自己決定権、⑥その文化におけるノーマルな性的関係、⑦その社会における経済的水準とそれを得る権利、⑧その地域におけるノーマルな環境の形態とその水準を提示し、その8つの原理を確立し、ノーマライゼーションの理念を発展させた。ニルジェと読むこともある。

21世紀に向けての社会保障
社会保障構造のあり方について考える有識者会議「21世紀に向けての社会保障」（2000年）は、給付と負担のバランスをとるために、①増加する負担を担う支え手を増やすこと、②高齢者も能力に応じ負担を分かち合うこと、③給付の在り方を見直し効率化することにより給付全体の増加をできる限り抑えることが重要であると指摘した。

ニーズの4類型
ブラッドショー（Bradshaw, J.）によるニーズの類型がよく知られている。①規範的ニーズ（normative needs）とは、専門家、行政官、社会科学者が、「望ましい」基準との対比においてニーズがあると判断

した場合。②感得されたニーズ（felt needs）とは、ニーズがあることを本人が自覚している場合。③**表明されたニーズ（expressed needs）**とは、「感得されたニーズ」が、サービス利用の申請といった行動に転化した場合。④比較ニーズ（comparative needs）とは、サービスを利用している人と同じ特性を持ちながらサービスを利用していない人がいる場合。個人レベルの他、地域レベルで比較を行う場合がある。なお、**サービス供給体制の整備に伴い、潜在的な福祉ニードが顕在化することがある。**

2015年の高齢者介護
2003（平成15）年に高齢者介護研究会が発表した報告書。急速な高齢化が進むことを踏まえて、中長期的な視野で高齢者介護のあり方を捉える必要があることから、わが国の高齢化にとって大きな意味をもつ『団塊の世代』が65歳以上になる10年後までに実現すべきことを念頭に置き、求められる高齢者介護の姿を描いたもの。

日常生活自立支援事業
認知症高齢者や知的障害者、精神障害者等、判断能力が十分でない人の地域自立生活を支えるための事業。社会福祉法によって規定された**福祉サービス利用援助事業**の1つで、都道府県・指定都市社会福祉協議会によって運営される。2007（平成19）年4月より、「地域福祉権利擁護事業」の名称を変更し、「日常生活自立支援事業」となった。

日本社会福祉士会
社会福祉士の職能団体。1993（平成5）年に任意団体として設立され、1996（平成8）年に社団法人となる。全国47都道府県に支部があり、3万名を超える社会福祉士が会員となっている。「社会福祉士の倫理綱領」や「行動規範」があり、「社会福祉士の行動規範」は、「社会福祉士の倫理綱領」に基づき、社会福祉士が社会福祉実践において従うべき行動を示したものである。

ニュー・パブリック・マネジメント
〔NPM；New Public Management〕
政府や行政部門に、民間の企業経営手法を応用した運営方法のこと。無駄な支出を抑え、利便性の高い行政サービスを提供するために、コスト削減や顧客サービスの向上を目的とした**行政運営を推進すること**。

野口幽香
〔1866-1950〕
1900（明治33）年、日本で最初の託児所となる「**貧民幼稚園**」（二葉幼稚園）を設立した。また1922（大正11）年、「母の家」を付設し、母子ホームの先駆となった。

ノーマライゼーション
〔normalization〕
高齢や障害があっても差別されず、地域において普通の生活を営むことが当たり前であるという社会をつくる基本理念をいう。1950年代にデンマークにおいて障害児をもつ親の会から草の根運動的に広がり、バンク-ミケルセン（Bank-Mikkelsen, N. E.）を中心に展開された。その後スウェーデンのニィリエ（Nirje, B.）や北米のヴォルフェンスベルガー（Wolfensberger, W.）らによって広められた。わが国では1981年の国際障害者年を皮切りに、ノーマライゼーションが展開されている。

ハイエク
〔Hayek, Friedrich August von 1899-1992〕
経済学者、オーストリア出身。自由主義経済の優位性を提唱し、計画経済、社会主義、共産主義などを集散主義として批判した。主著に『**法と立法と自由**』、『**隷従への道**』などがある。『法と立法と自由』の中で貧困からの救済が「社会的公正」を築き上げる試みの一部として理解されるべきではないと主張した。

バウチャー
〔voucher〕
「証票」を意味する。個人が政府から受け取る補助金のこと。**公共政策手段としては、金券や利用券等の商標の形をとる個人を対象に補助金を交付する方法のことであり、一定の選択権の付与、使途制限、譲渡制限という特徴を持つ。**その支給の長所として、現金給付方式のように支給されたお金が他の目的のために使われてしまうということが起きない点

にある。

バークレイ報告（ほうこく）

イギリスにおいて1982年に発表された「ソーシャルワーカー：役割と任務」と題された報告書。コミュニティを基盤としたソーシャルワークを重視し、コミュニティソーシャルワークを主張した。

長谷川良信（はせがわりょうしん）

〔1890-1966〕

淑徳大学の創始者。1919（大正8）年に創設した**マハヤナ学園**は、仏教布教の目的をもつセツルメント施設であった。託児所や診療所を含む総合的な社会事業へと発展させた。主著に『社会事業とは何ぞや』（1919）がある。

バートレット

〔Bartlett, Harriett M. 1897-1987〕

アメリカの社会福祉研究者。『社会福祉実践の共通基盤』（1970）を刊行し、「価値」「知識」「介入」を社会福祉実践の共通基盤に不可欠な要素として位置づけた。

バリアフリー

一般的には建造物や道路等における高齢者や障害者等の利用に配慮された設計のことを指す。福祉的には物理的なもののみならず、社会的・制度的側面、障害者などに対する無理解や偏見などの心理的側面を含めた、高齢者や障害者等が社会参加したときに障害となるすべてのものの除去を指す。1995（平成7）年の「障害者プラン～ノーマライゼーション7か年戦略～」、2002（平成14）年の「障害者基本計画」でバリアフリー社会の実現を目指す方向が示された。

パールマン

〔Perlman, Helen Harris 1905-2004〕

アメリカの社会福祉研究者。『ケースワーク：問題解決の過程』（1957）を刊行し、ケースワークの核となる要素として4つのP（人、問題、場所、過程）を明らかにした。従来の診断主義的ケースワークのアプローチを踏まえながら、機能主義的方法の長所を積極的に取り入れて問題解決アプローチの体系化に努め、折衷派と呼ばれる。

バンク-ミケルセン

〔Bank-Mikkelsen, Neils Erik 1919-1990〕

1946年よりデンマークの社会省知的障害者福祉課に勤務。その中で大規模収容所で生活する知的障害者が、地域から隔離されている状況を知り、「障害者の生活を可能な限り、通常の生活状態に近づけるようにする」というノーマライゼーションの理念を用い、1959年の同国精神遅滞者ケア法に反映させ、「ノーマライゼーションの父」と呼ばれている。

PFI法（ピーエフアイほう）

〔private finance initiative〕

公共サービスの効率的かつ効果的な供給を目指し、民間の資金、経営能力、技術的能力を活用して、公共施設等の建設や運営を行う方法のこと。1999（平成11）年に、「民間資金等の活用による公共施設等の整備等の促進に関する法律」（PFI法）が制定され、その後、「基本方針」や各種ガイドラインが策定されている。

非貨幣的ニーズ（ひかへいてき）

金銭のみで解決される貨幣的ニーズに対して、対人福祉サービスの給付（現物給付）によって充足が可能となるものを指す。わが国ではその充足のために社会福祉施設が多く活用されてきた経緯がある。

貧困の連鎖（ひんこんのれんさ）

子ども期の貧困は、子ども期だけで収まらず、この貧困は一生その子につきまとう可能性が極めて高く、大人になってからの所得や就労状況にマイナスの影響を及ぼし、その貧困が次の世代から次の世代に受け継がれることをいう。特にひとり親家庭の子どもの貧困率は高い傾向を示している。子どもの年齢別の貧困率では0歳から2歳までの貧困率が高く、子どもの年齢が上がるとともに貧困率は低くなる傾向にある。

「福祉から就労」支援事業（ふくしからしゅうろうしえんじぎょう）

2005（平成17）年度から実施されてきた生活保護受給者等就労支援事業に代えて2011（平成23）年度から実施。福祉事務所と公共職業安定所間の連携

により、就労、自立の意欲が認められる生活保護受給者および児童扶養手当受給者、住宅手当受給者などに対して、そのニーズに応じた就労支援を行う。支援メニューは、就労支援ナビゲーターによるキャリア・コンサルティング、職業相談・職業紹介、トライアル雇用、公共職業訓練等の教育・訓練の受講、フォローアップなどがある。

福祉関係八法改正

1990（平成2）年に「老人福祉法等の一部を改正する法律」が公布され、住民に最も身近な**市町村**において、高齢者等の需要にきめ細かく対応し、在宅、施設を通じた福祉サービスを、一元的かつ計画的に実施できるようにした。なお八法とは、児童福祉法、身体障害者福祉法、精神薄弱者福祉法（現知的障害者福祉法）、老人福祉法、母子及び寡婦福祉法（現母子及び父子並びに寡婦福祉法）、社会福祉事業法（現社会福祉法）、老人保健法（2008〔平成20〕年4月より高齢者医療確保法施行に伴い廃止）、社会福祉・医療事業団法（現独立行政法人福祉医療機構法）のことである。

福祉事務所

住民に直結した福祉サービスの行政機関である。業務は福祉六法に定める援護、育成、更生の措置に関する事務を行う。都道府県福祉事務所は生活保護法、児童福祉法、母子及び寡婦福祉法（現母子及び父子並びに寡婦福祉法）の三法に関する事務をつかさどり、市町村福祉事務所は三法に加えて老人福祉法、身体障害者福祉法、知的障害者福祉法のすべての事務を行う。

福祉人材確保法

1992（平成4）年、社会福祉分野における人材確保を目的とする社会福祉事業法（現社会福祉法）および社会福祉施設職員退職手当共済法の一部改正（福祉人材確保法）が行われた。それにより、「**社会福祉事業従事者**」の確保に関する基本指針を定めなければならないことや**都道府県福祉人材センター、中央福祉人材センター、福利厚生センター**が法律上規定された。

福祉多元主義

福祉のサービスを供給する主体を、①公的部門（Public Sector）、②民間営利部門（Private Sector）、③民間非営利部門（Voluntary Sector）、④非公的・非公式部門（Informal Sector）の4つの部門（セクター）に分類し、この4つの部門（セクター）により多元的に福祉サービスが供給されること。

福祉レジーム
〔welfare regime〕

レジームとは体制のこと。デンマークの社会学者である**エスピン－アンデルセン**が提唱した。福祉国家論に代わる新しい概念として注目を浴びている。「社会民主主義的福祉レジーム」「**自由主義的福祉レジーム**」「保守主義的福祉レジーム」「家族主義的福祉レジーム」があり、社会保障制度を考える上で重要な理論となっている。

ブース
〔Booth, Charles James 1840−1916〕

イギリスの研究者、実業家。17年にわたって実施した**ロンドン調査**はその報告書『**ロンドン民衆の生活と労働**』（全17巻）にまとめられ、**人口の3割が貧困線以下にあり、その原因が低賃金等の雇用上の問題に起因することを明らかにした**。また、「**貧困線**」という概念を示した。

普遍主義

すべての国民を対象とし、貧困者においてもすべての権利を守るという考え方。社会福祉サービスの場合、利用者のすべての階層を対象として供給されるサービスをいう。選別主義に比べて、資力に関係なく福祉サービスが受給できるため利用者が拡大し、財政上の負担が拡大する傾向になりがちである。ティトマス（Titmuss, R.）は選別的サービスが社会権として与えられるためには、その土台に普遍主義的サービスが必要であると主張した。

フレキシキュリティ
〔flexicurity〕

柔軟な労働市場（flexibility）と高い失業保障

(security)を両立させた政策のこと。フレキシビリティとセキュリティを併せたものである。オランダや北欧、特にデンマークでその政策が進められている。「ゴールデン・トライアングル」（**黄金の三角形**）とは、①緩やかな解雇規制、②失業保険制度等、③積極的労働市場政策からなる政策のことである。

ベヴァリッジ報告（ほうこく）

イギリスで、1942年にベヴァリッジ（Beveridge, W. H.）を委員長として提出された「**社会保険及び関連サービス**」のこと。均一給付・均一拠出の原則、最低生活を保障するナショナル・ミニマムの原則、全国民を対象とする一般性の原則を提唱した。

ペストフ

〔Pestoff, Victor Alexis 1941-〕

スウェーデンの政治経済学者。**社会経済システムを「公共・民間部門」「営利・非営利部門」「公式・非公式部門」の3軸で構成し、それによってできた福祉三角形における第三セクターの位置づけを明確化**した。第三セクターであるNPOやNGOは、これらの3つの軸で交わる福祉三角形の中心であり、それぞれの欠点を補うとされている。

ベル

〔Bell, Daniel 1919-〕

アメリカの社会学者。『脱工業社会の到来』（1973）の中で、ポスト工業化の時代には「知識階級」が金融や情報に関する新しい技術を駆使しながら「社会学化様式」に変革していく社会を示した。

ヘレン・ケラー

〔Helen Adams Keller 1880-1968〕

アメリカ合衆国アラバマ州生まれ。生後19カ月のときに熱病にかかり、一命はとりとめたものの光（視力）と音（聴力）を奪われ、話すこともできなくなった。7歳のときに家庭教師であるサリヴァン（Sullivan, A.）と運命的な出会いを経験し、超人的な努力の末、ラドクリフ女子大学（現ハーバード大学）へ入学し、その後アメリカ盲人社会福祉事業に尽力する。サリヴァン女史との出会いは映画「奇跡の人」でも有名。岩橋武夫との親交も深く3回来日している。わが国の「身体障害者福祉法」制定（1949年）にも貢献。主著に『わたしの生涯』（岩橋武夫訳、1966）などがある。

ベンチマーク（方式）（ほうしき）

指標・水準のこと。**達成目標基準をベンチマークとして使用する場合や指標を設定し比較などを行う手法をベンチマーク方式という**。

法定受託事務（ほうていじゅたくじむ）

地方公共団体の事務で、**国（または都道府県）が本来果たすべき役割に係るもので、国（または都道府県）において適正な処理を特に確保する必要があるものとして法律・政令で特に定めるもの**。具体的には国政選挙や国道・河川の管理、**生活保護の決定かつ実施**、パスポートの発給に関する事務などが挙げられるが、地方分権という観点から、その数の減少が求められる。

母子及び父子並びに寡婦福祉法（旧母子及び寡婦福祉法）（ぼしおよびふしならびにかふふくしほう／きゅうぼしおよびかふふくしほう）

1960年代の高度経済成長はその繁栄とはうらはらに、障害児（者）、高齢者、母子に打撃を与え、より一層の法整備が指摘されるようになる。このような状況から、1964（昭和39）年「母子福祉法」が制定され、1981（昭和56）年「**母子及び寡婦福祉法**」に改正された。さらに2014年（平成26）年10月に「母子及び父子並びに寡婦福祉法」と改正され、ひとり親家庭への支援体制の充実や支援施策周知の強化、父子家庭への支援の拡大を図ることを目的として制定された。

母子家庭等就業・自立支援センター事業（ぼしかていとうしゅうぎょう・じりつしえんじぎょう）

就業支援を柱とした母子家庭等に対する総合的な自立支援策の一環として2003（平成15）年から開始された事業。母子家庭の母などに対し、就業相談、就業支援講習会の実施、就業情報の提供などの就業支援サービスを提供するとともに、関係機関との連携を図りながら地域生活の支援や養育費の取り決めなどの専門相談を行う。

母子・父子自立支援員（ぼし・ふしじりつしえんいん）

母子及び父子並びに寡婦福祉法8条により規定。

2002（平成14）年の改正法（2003年施行）により母子相談員から母子自立支援員に名称変更され、さらに2014（平成26）年の改正により母子・父子自立支援員となった。配偶者のない者で現に児童を扶養しているもの及び寡婦に対し、相談に応じ、その自立に必要な情報提供および指導にあたり、職業能力向上と求職活動に関する支援を行うことが規定された原則**非常勤**の職員である。政令で定める相当の知識経験を有する者については、**常勤**とすることができるとされている。

母子保健

国および地方公共団体は、母性ならびに乳児および幼児の健康の保持および増進に努めなければならない（母子保健法5条）。市町村は、母子保健計画の策定の他、保健指導の奨励、新生児訪問指導、一定の条件にある幼児の健康診査、必要に応じた妊産婦、乳児、幼児の健康診査、母子健康手帳の交付等を行うことになっている。

母子保健法

1965（昭和40）年制定。母性、乳児および幼児の健康の保持および増進を図るため、母子保健に関する原理を明らかにするとともに、保健指導、健康診査、医療その他の措置を講じながら、国民保健の向上に寄与することを目的とした法律である。**妊産婦、乳児、幼児、保護者、新生児、未熟児に関する定義が規定**されている。

ポスト産業社会

産業社会がさらに成熟し、資源やエネルギーなどよりも情報に支配される社会のこと。脱産業化社会や脱工業化社会、高度産業社会、ポスト・モダン社会ともいわれる。まさに現代社会を象徴しているものである。

補捉率

福祉制度の捕捉率（テイクアップレート）とは、その制度の利用資格をもつ人びとのうち実際にその制度を利用している人びとの割合である。たとえば生活保護基準以下の世帯で、実際に生活保護を受給している世帯数の割合のこと。生活保護の捕捉率のことをいう。厚生労働省は2010（平成22）年4月に生活保護水準未満の収入や資産で暮らす世帯のうち、保護を受けている割合の調査結果を公表し、その捕捉率は32.1％であることが厚労省の統計に基づく推計で明らかになった。「最後の安全網」である生活保護であるが、実際は救済されていない低所得者が多数いる可能性があることが示された。

ホリス

〔Hollis, Florence 1907-1987〕

アメリカの社会福祉研究者。アメリカにおいて「公民権法」（1964年）が成立した時期に『ケースワーク：心理社会療法』を刊行し、「状況の中にある人間」をケースワークの中心概念に位置づけた。

マーシャル

〔Marshall, Thomas Humphrey 1893-1981〕

イギリスの社会政策研究者。「市民資格と社会的階級」（1963年）の論文の中で、市民資格を公民権、政治権、社会権に分類し、「20世紀に市民資格の地位に社会権を組み入れたことは、社会的不平等の全パターンを修正する試みであった」と述べている。

三浦文夫

〔1928-2015〕

戦後、社会福祉の政策ニードが救貧制度から防貧制度に転換し、さらに貨幣的ニードから非貨幣的ニードへと変容したと論じた。また社会福祉経営論を唱え、新しい視点からの社会福祉理論を構築した。岡本栄一の地域福祉理論の類型化では、「**在宅福祉志向軸**」に分類されており、牧里毎治の分類では、「**機能的アプローチ**」の「**資源論的アプローチ**」に位置づけられている。主な著書として『社会福祉政策研究』（1985）などがある。

山室軍平

〔1872-1940〕

岡山県生まれ。熱心なキリスト教信者であり、日本**救世軍**の創始者。その生涯を廃娼運動や婦人・児童保護、貧困者医療などの社会事業に捧げた。

ヤングハズバンド報告

1959年、イギリスにおいてヤングハズバンド（Younghusband, E.）が行った報告。**これまで独**

自にさまざまな形で発展してきた一連の諸サービスにおけるソーシャルワークの機能を再検討する最初の試みであることが述べられている。

横山源之助
〔1871-1915〕
下層社会研究の先駆者。明治20年代のスラム化した地域の生活を描いた『日本の下層社会』（1899）からはその悲惨さがうかがえ、わが国の下層社会研究史の中でも評価が高い。

ラウントリー
〔Rowntree, Benjamin Seebohm 1871-1954〕
イギリスの研究者、実業家。業績の中でも1899年実施のヨーク調査は『貧困—都市生活の一研究』（1901年刊行）としてまとめられ、貧困の科学的研究として極めて著名である。**最低生活費を基準として貧困を科学的に計測する方法を生み出した**。ブース（Booth, C.）の調査研究の成果とともに「**貧困の発見**」と呼ばれている。

ラショニング
〔rationing〕
配給・割り当てのこと。サービスや給付に対する需要を直接的コントロールによって制限すること。希少な資源を、市場メカニズムを用いずに、これを必要とする人びとに供給するための方法。

リスク社会
〔risk society〕
ドイツの社会学者であるベック（Beck, U.）が『危険社会—新しい近代への道』（1988年）において提唱した。原子力発電、核兵器、食品工学、公害、地球環境問題など、科学の発展ゆえに全世界をも脅かすレベルのリスクを抱えるにいたった現代社会を背景にした概念である。現代社会は産業社会の段階を超えて、危険の分配が重要な課題となった危険社会であるとした。

リッチモンド
〔Richmond, Mary Ellen 1861-1928〕
ケースワークという用語を初めて用い、「ケースワークの母」といわれる。**1917年『社会診断』**を著す。『ソーシャル・ケースワークとは何か』（1922）の中で「ソーシャル・ケースワークは、人間と社会環境の間を、個別的、意識的に調整することを通じて、その人のパーソナリティを発達させる諸過程からなる」と定義した。リッチモンドはヘレン・ケラーの家庭教師サリヴァン（Sullivan, A.）の影響を強く受け、環境条件の改善から援助の展開を図るという立場をとった。

倫理綱領
〔code of ethics〕
専門職としての倫理的責任を明確にし、社会に表明するもの。行動規範であるとともに、社会に表明することによって専門職の独善を防ぐ役割も果たす。福祉分野の倫理綱領として、「**社会福祉士倫理綱領**」「**介護福祉士倫理綱領**」「**介護支援専門員倫理綱領**」などがある。

レイン報告
アメリカで**1939年**に出された報告書で、コミュニティ・オーガニゼーションの機能について、地域におけるニーズと社会資源を調整するものとした。この説は、「ニーズ・資源調整説」として知られている。

劣等処遇の原則
救済を受ける貧民は、最低層の自立労働者以下の水準で処遇すべきであるとの原則。1834年イギリスの「新救貧法」において制定された。

ロス
〔Ross, Murray George 1910-2000〕
コミュニティ・オーガニゼーションの機能を、住民が主体となって地域を組織化し、問題を解決できるように働きかけることであるとした。「地域組織化説」と呼ばれている。著作に『コミュニティ・オーガニゼーション—理論・原則と実際』がある。

ロールズ
〔Rawls, John Bordley 1921-2002〕
1971年刊行の『正義論』（A Theory of Justice）が有名。ハーバード大学教授。アメリカの政治哲学者。「社会的・経済的不平等が許されるのは社会の

中で最も不利な状況にある構成員にとってその不平等の是認が最大の利益になる場合に限られる」「同じ条件下で生じた不平等は、許容される」「最も恵まれない人が有利となるような資源配分は正義にかなう」「社会で最も不遇な人の最大の便益となるように、資源配分の是正が行われるべきである」。

ワグナー報告
1988年、イギリスでされた報告。現業ワーカーとしてのケア職員の格付けをやめ、その職位を一般職員あるいは専門職相当職員として規定し直すべきであることが言及されている。

ワークハウステスト法
1722年、イギリスで成立。教区に労役場を作り、救済を求める者を労役場において収容管理し、労働能力のある者に作業をさせた。

ワークフェア
〔workfare〕
アメリカのニクソン政権による福祉改革で示され、労働を奨励する福祉政策のこと。福祉の目的を就労の拡大におき、同時に福祉の受給条件として就労を求める考え方である。就労を強制する「ハードなワークフェア」と、教育訓練や職業訓練によって雇用可能性を高める「ソフトなワークフェア」がある。

索引

（太字で表示した頁には用語解説があります）

あ〜お

IL 運動（自立生活運動）……… **225**
ICA（国際協同組合同盟）の声明
　………………………………… **216**
ICF（国際生活機能分類）
　……………………………187, **220**
アウトリーチ………………………92
アクティベーション………… 59, 171
朝日訴訟………………… 53, 77, **216**
新しい公共……………………… 138
新しい公共宣言……………………61
アドボカシー………………………93
アドボケイター……………………66
アベノミクス……………………… 6
医学モデル…………………………16
医学モデル／生活モデル……… **216**
育児ノイローゼ………………… 184
石井十次………………………74, **216**
石井亮一………………………74, **216**
意思決定支援………………………18
依存的状態…………………………89
1.57 ショック……………… 80, 184
一番ヶ瀬康子…………………… 202
5 つの巨人（悪）……………… 131
糸賀一雄………………… 191, **216**
医療介護総合確保推進法…………82
医療保護法……………………… **216**
岩永マキ………………………74, **217**
岩橋武夫………………………… **217**

か〜こ

インクリメンタリズム
　（漸増主義、増分主義）……… **217**
インテグレーション………………18
インフォーマルな資源……………96
インフォーマル部門
　（市民セクター）……………… 152
ヴァルネラビリティ……… 112, **217**
植木枝盛……………………………74
ウェッブ夫妻
　Webb, Beatrice & Webb, Sidney
　………………………………51, 70
ウェルビーイング…………………19
ウェルフェア………………………73
ヴォルフェンスベルガー
　Wolfensberger, Wolf …………56
宇都宮病院事件……………………79
AFDC（要扶養児童家庭扶助）
　………………………………… **217**
エクスプレスト・ニード
　（表明されたニード）……………91
エコシステム論……………………16
エスピン-アンデルセン
　Esping-Andersen, Gøsta
　………………………………58, **217**
エッツィオーニ
　Etzioni, Amitai …………………61
AD/HD（注意欠陥／多動性障害）
　………………………………… 122
エーデル改革…………… 132, **217**

NHS 制度 ……………………… 71
NGO（非政府組織）…………… **217**
NPO 法人（特定非営利活動法人）
　………………………………… **217**
エリザベス救貧法………… 68, **218**
LD（学習障害）………………… 122
エンクロージャー…………………67
エンゼルプラン（今後の子育て支援
　のための施策の基本的方向につい
　て）………………… 80, 184, **218**
エンパワメント………… 142, **218**
エンプロイアビリティ………… 141
応益負担…………………… 25, **218**
応能負担…………………… 25, **218**
大きな政府…………………………52
大河内一男…………… 26, 201, **218**
小笠原浩一……………………… 209
岡村重夫………… 14, 192, 203, **218**
小河滋次郎…………………………74
オレンジプラン（認知症施策推進
　5 か年計画）……………………82
恩給……………………………… **218**
オンブズマン…………………… **218**

か〜こ

介護給付………………………… 120
介護支援専門員（ケアマネジャー）
　……………………………………93
介護認定審査会……………………93

介護保険制度……………………185	共同体主義	行旅死亡人取扱規則……………74
介護保険法……………… 80, **218**	（コミュニタリアニズム）………61	高齢化率………………………… 2
介護療養型医療施設……………185	居住地法…………………………68	高齢者虐待対応（専門職）チーム
介護老人福祉施設………………185	ギルバート法……………………68	……………………………117
介護老人保健施設………………185	緊急保育対策等5か年計画……184	高齢者保健福祉推進十か年戦略
改正救貧法（新救貧法）… 69, **225**	金銭給付…………………………90	（ゴールドプラン）
核家族……………………………183	クオリティ・オブ・ライフ……18	…………………… 80, 148, **220**
学習障害（LD）…………………122	苦情解決………………………**219**	高齢者保健福祉推進十か年戦略の見
片山潜…………………………**219**	訓練等給付……………………120	直しについて（新ゴールドプラ
価値財……………………………153	ケアマネジメント………………97	ン）…………………… 80, **225**
学校教育法………………………161	ケアマネジャー（介護支援専門員）	国際緊急援助隊…………………**220**
活動………………………………187	…………………………………93	国際障害者年………………56, 186
ガバナンス………………………146	経済的なニーズ…………………189	国際障害者年行動計画…………186
貨幣的ニーズ…………………**219**	継続雇用制度の導入……………173	国際障害分類……………………187
完全参加と平等…………………186	ケイパビリティ…………………143	国際人権規約（A規約、B規約）
感得されたニード	ケイパビリティ（潜在能力）	………………………… 160, **220**
（フェルト・ニード）…………91	…………………………… 54, 94	国際生活機能分類（ICF）
菊池馨実…………………………209	ケイパビリティ・アプローチ…**219**	………………………… 187, **220**
岸勇………………………………204	契約………………………………185	国際ボランティア貯金…………**220**
擬似市場化（準市場化）………56	ケインズ経済学…………………148	国内総生産………………………158
技術的能力………………………181	ケインズ主義……………………52	国民健康保険法…………………77
ギデンズ	健康格差………………………… 9	国民総生産………………………158
Giddens, Anthony	現物給付…………………………90	国民年金法………………………77
………………… 58, 212, **219**	公営住宅…………………………167	国民保健サービス及び
機能障害…………………………187	公営住宅法………………… 166, **219**	コミュニティケア法…………**220**
規範的ニード	後期高齢者医療制度	国連障害者の十年………………56
（ノーマティブ・ニード）……91	（長寿医療制度）………………117	国連婦人年………………………57
基本的人権………………… 183, 190	高機能汎用性発達障害…………122	乞食・浮浪処罰条例……………68
救護法…………………………**219**	広義の社会福祉…………………22	個人情報保護法（個人情報の保護に
求職者支援制度…………………82	広義のニード……………………89	関する法律）………………**220**
救貧法……………………………68	公共財……………………………153	子ども食堂………………………82
救貧法に関する王立委員会報告	公共職業安定所…………………171	子どもの貧困対策推進に関する法律
………………………………**219**	合計特殊出生率…………4, 80, 183	（子どもの貧困対策推進法）……82
給付つき税額控除制度…………144	公私協働…………………… 146, 152	子ども貧困対策計画……………82
QOL（生活の質）…… 189, 190, **226**	構造改革特別区域法……………195	コミュニタリアニズム
教育基本法………………………161	高年齢者…………………………173	（共同体主義）…………………61
狭義の社会福祉…………………22	高年齢者等の雇用の安定等に	コミュニティケア………… 186, 192
狭義のニード……………………89	関する法律……………………173	米騒動……………………………75
共生社会…………………………161	孝橋正一………………26, 201, **220**	小山進次郎………………… 76, 203
業績測定………………………**219**	公平性……………………………140	雇用対策法………………………172
共同施設…………………………167	効率性……………………………140	雇用調整助成金………………**220**

ゴールドプラン（高齢者保健福祉推進十か年戦略）…… 80, 148, **220**	自己選択…………………… 142	社会福祉士及び介護福祉士法 ………………………… 80, 181
ゴールドプラン21（今後5か年間の高齢者保健福祉施策の方向）………………………… 80, **221**	自殺対策基本法…………… **221**	社会福祉事業法………… 77, 81
	市場化テスト……………… 146	社会福祉主事……………… **223**
	市場部門（企業セクター）…… 151	社会福祉政策………………25
今後5か年間の高齢者保健福祉施策の方向（ゴールドプラン21）………………………… 80, **221**	慈善事業………………… 69, 73	社会福祉八法………………80
	慈善組織協会（COS）…… 69, **222**	社会福祉法………… 62, 81, **223**
	自治事務…………………… **222**	社会福祉法人……………… **223**
今後の子育て支援のための施策の基本的方向について（エンゼルプラン）………………… 80, 184, **218**	市町村地域福祉計画… 142, 193, **222**	社会福祉六法……………… 189
	指定管理者制度…………… 152	社会保険方式……………… 2
	シティズンシップ………… 155, **222**	社会保障審議会………… 149, **223**
今後の社会福祉のあり方について ………………………………… **221**	児童家庭支援センター…… 184	社会保障制度……………… 2
	児童虐待…………………… 184	社会保障制度改革国民会議報告書
コンパラティブ・ニード（比較ニード）………………92	児童虐待の防止等に関する法律（児童虐待防止法）…… 127, 184	―確かな社会保障を将来世代に伝えるための道筋…………… **224**
	児童自立支援施設………… 184	社会保障制度審議会………62
	児童相談所………………… 188	社会保障制度に関する勧告……… 27
さ〜そ	児童手当法…………………78	社会保障体制の再構築に関する勧告 ………………………………62
サービス付き高齢者向け住宅… **221**	児童の権利に関する条約……… 183	社会民主主義的福祉レジーム…… 60
罪障消滅思想………………67	児童福祉司………………… **222**	社会連帯…………… 29, 33, **224**
最大多数の最大幸福………50	児童福祉法………………… **222**	ジャーメイン
最低賃金…………………… **221**	児童扶養手当法……………78	Germain, Carel Bailey……… **224**
サッチャー Thatcher, Margaret ………54	児童養護施設……………… 184	就学援助制度…………… 163, **224**
札幌母親餓死事件………… 110	シーボーム報告………… 72, **222**	自由権………………………13
里親制度…………………… 127	社会関係資本（ソーシャル・キャピタル）………………… 61, 105	自由主義的福祉レジーム……60
真田是……………………… **221**	社会権………………………13	終身雇用・年功賃金………… 6
産業民主制論……………… **221**	社会参加…………………… 187	住生活基本法…………… 167, **224**
サンデル Sandel, Michael …… 61, 104	社会事業………………… 26, 75	住宅確保要配慮者居住支援協議会 ………………………………… 169
ジェンダー…………… 57, 143, **221**	社会事業法………………… **222**	住宅確保要配慮者居住支援法人 ………………………………… 169
ジェンダー・エンパワメント… 143	社会資源………………… 96, 180	
ジェンダー・セグリゲーション 143	社会指標…………………… 158	住宅確保要配慮者に対する賃貸住宅の供給促進に関する法律の一部を改正する法律…………… 168
ジェンダー・トラック…… 143	社会政策………………… 25, 138	
ジェンダー・バイアス…… 143	社会的弱者………………… 191	
ジェンダー・メインストリーミング ………………………………… 143	社会的ニーズ………………88	住宅確保要配慮者に対する賃貸住宅の供給の促進に関する法律（住宅セーフティネット法）…… 168
	社会的排除（ソーシャル・エクスクルージョン）…………… 143	
ジェンダー・ロール……… 143	社会的不利……………… 187	住宅セーフティネット法（住宅確保要配慮者に対する賃貸住宅の供給の促進に関する法律）……… **224**
COS（慈善組織協会）…… 69, **222**	社会的包摂（ソーシャル・インクルージョン）…………… 143, **227**	
四箇院……………………… **221**		
資源…………………………96	社会福祉基礎構造改革…… 146, **223**	
自己決定………………… 190, 191	社会福祉士……………… 181, **223**	

重点施策実施5か年計画（新障害者プラン）…… **226**
重点的に推進すべき少子化対策の具体的実施計画について（新エンゼルプラン）……… 80, 184, **225**
重度精神薄弱児扶養手当法……… 78
受給資格……………………… 155
恤救規則………………… 74, **224**
需要………………………………88
準市場…………………… 24, 141
準市場化（擬似市場化）……… 56
生涯学習………………………165
生涯学習振興のための施策の推進体制等の整備に関する法律（生涯学習振興法）………………… 165
障害者基本計画……………… 187
障害者基本法……… 80, 186, **224**
障害者差別解消法…………… **225**
障害者の権利宣言…………… 186
障害者プラン（ノーマライゼーション7か年戦略）……… 187, **225**
生涯未婚率……………………… 8
少子化…………………………… 2
情緒障害児短期治療施設（現・児童心理治療施設）……… 184
承認………………………………61
情報の非対称性………… 18, 155
職業安定法…………………… 171
女子差別撤廃条約…………… **225**
女性活躍のための行動計画（一般事業主行動計画）…… 174
女性の職業生活における活躍の推進に関する法律（女性活躍推進法）…………………………… 174
自立…………………………… 141
自立支援医療………………… 120
自立支援プログラム………… 111
自立生活運動（IL運動）…… **225**
資力調査（ミーンズ・テスト）………………………… 71, **225**
新エンゼルプラン（重点的に推進すべき少子化対策の具体的実施計画について）…… 80, 184, **225**
新オレンジプラン（認知症施策推進総合戦略）……………………82
新救貧法（改正救貧法）… 69, **225**
新経済社会7カ年計画…… 54, **225**
人口置換水準……………………4
人口論…………………………69
新ゴールドプラン（高齢者保健福祉推進十か年戦略の見直しについて）…………………… 80, **225**
新自由主義………………… 53, **226**
新障害者プラン（重点施策実施5か年計画）……………………… **226**
人生100年時代構想会議…… 166
身体機能・構造……………… 187
身体障害……………………… 186
身体障害者福祉法…………… **226**
人的資本…………………………59
新保守主義（ネオコンサーヴァティズム）……………………53
SCAPIN 775……………………76
スクールソーシャルワーカー… 164
スティグマ………… 33, 68, 154, **226**
ステークホルダー理論……… **226**
スピーナムランド制度…………68
生活困窮者自立支援法…………82
生活の質（QOL）… 189, 190, **226**
生活の場……………………… 191
生活保護基準の引き下げ………82
生活保護法…………… 182, **226**
生活モデル………………………16
正義の二原理……………………54
『正義論』………………………54
制限扶助主義……………………74
政策評価……………………… 150
精神衛生法………………… 77, 79
精神障害……………………… 186
精神薄弱者福祉法………………77
精神保健及び精神障害者福祉に関する法律（精神保健福祉法）……………………… 80, 81
精神保健法……………………79
生存権………………… 13, 182, **226**
制度的資源………………………96
聖ヒルダ養老院……………… **227**
政府部門（公的セクター）… 151
世界人権宣言………… 52, 160, **227**
セクター…………………………23
セクター論…………………… 151
絶対的貧困…………… 10, 183
セツルメント運動…………… **227**
セーフティネット……… 5, 108
セン
　Sen, Amartya … 54, 94, 104, 211
全国生活保護裁判連絡会………83
潜在的ニーズ……………………92
潜在能力（ケイパビリティ）
　…………………………… 54, 94
潜在能力アプローチ……………94
漸増主義、増分主義（インクリメンタリズム）…… 217
選別主義………………… 139, **227**
相互扶助…………………………67
増税なき財政再建………………54
相対的剥奪………………………72
相対的貧困…………… 10, 183
相対的貧困率……… 9, 82, 112, **227**
ソーシャルアドミニストレーション………………………… 11
ソーシャル・インクルージョン（社会的包摂）………… 143, **227**
ソーシャル・エクスクルージョン（社会的排除）……………… 143
ソーシャル・キャピタル（社会関係資本）………… 61, 105
ソーシャルポリシー…………… 11
措置…………………………… 185

た〜と

第一種社会福祉事業………… **227**
第三の道…………………………58

第二種社会福祉事業……………… **227**
タウンゼント
　Townsend, Peter ……………72
竹内愛二………………… 180, 201, **227**
脱家族化……………………………… **227**
脱商品化………………………………60
多様性尊重……………………………19
団塊の世代…………………………… 2
男女共同参画社会基本法… 57, **228**
男女の均等な機会及び待遇の確保等に関する法律（男女雇用機会均等法）………………………… 57, 173
地域共生社会…………………………62
地域ケアシステム………………… 100
地域生涯学習振興基本構想…… 165
地域生活支援事業………………… 120
地域組織化………………………… 192
地域福祉…………………………… 97
地域包括ケアシステム……… 4, 82
地域包括支援センター…… 115, **228**
地域・民族固有の知………………19
小さな政府……………………………54
知的障害…………………………… 186
地方社会福祉審議会……………… 149
地方分権一括法（地方分権の推進を図るための関係法律の整備等に関する法律）………………… **228**
地方分権改革推進法……………… **228**
チャルマーズ
　Chalmers, Thomas ……………69
注意欠陥／多動性障害（AD/HD）
　…………………………………… 122
中央社会事業協会………………… **228**
長寿医療制度
　（後期高齢者医療制度）…… 117
TANF（貧困家庭一時扶助）… **228**
低消費水準世帯………………………78
ディーセント・ワーク………… 144
ティトマス
　Titmuss, Richard Morris
　………………………… 11, 56, **228**

DV防止法（配偶者からの暴力の防止及び被害者の保護に関する法律）……………………………… **228**
ティーム・ティーチング……… 162
テイラー
　Taylor, Charles ………………61
デュルケム
　Durkheim, Emile ……………50
トインビー
　Toynbee, Arnold ……………69
トインビー・ホール……………… **229**
ドゥウォーキン
　Dworkin, Ronald ………… 104
当事者主体……………………………17
特定非営利活動法人（NPO法人）
　…………………………………… **217**
特別支援教育……………………… 162
特別支援教育コーディネーター
　…………………………………… 162
独立行政法人福祉医療機構…… **229**
年越し派遣村…………………………81
都道府県地域福祉支援計画…… **229**
留岡幸助………………………………74
トリクルダウン……………………… 6

な〜の
中江兆民………………………………74
仲村優一…………………………… 203
ナショナル・ミニマム… 51, 70, **229**
ナショナル・ミニマム研究会… **229**
難民条約…………………………… **229**
ニィリエ
　Nirje, Bengt ………… 55, **229**
21世紀に向けての社会保障 … **229**
ニーズ…………………………………88
ニーズの4類型…………………… **229**
ニーズ判定……………………………93
2015年の高齢者介護 ………… **230**
日常生活自立支援事業…………… **230**
ニッポン一億総活躍プラン
　…………………………… 61, 82, 164

日本型福祉社会……………… 79, 141
日本型福祉社会論……………………28
日本国憲法………………………… 152
日本社会福祉士会………………… **230**
ニュー・パブリック・マネジメント
　……………………………… 146, **230**
人間の福祉………………………… 191
妊娠・出産等に関するハラスメント防止対策（マタニティハラスメント防止対策）……………… 174
認知症……………………………… 189
認知症施策推進5か年計画
　（オレンジプラン）………………82
認知症施策推進総合戦略
　（新オレンジプラン）……………82
ネオコンサーヴァティズム
　（新保守主義）……………………53
ネットワーク…………………………97
年金確保支援法………………………80
能力低下…………………………… 187
野口幽香…………………………74, **230**
ノージック
　Nozick, Robert ………………54
ノーマティブ・ニード
　（規範的ニード）…………………91
ノーマライゼーション
　………………………… 18, 55, 190, **230**
ノーマライゼーション7か年戦略
　（障害者プラン）………… 187, 225

は〜ほ
ハイエク
　Hayek, Friedrich August von
　………………………………… 54, **230**
配偶者からの暴力の防止及び被害者の保護に関する法律（DV防止法）……………………………… **228**
売春防止法……………………………77
バウチャー……………………… 146, **230**
博愛事業………………………………69
バークレイ報告…………………… **231**

長谷川良信 231
パターナリズム 94, 142
働き方改革 6
発達障害者支援センター 122
パットナム
　Putnam, Robert David 61
パートナーシップ 17, 142
バートレット
　Bartlett, Harriett M. 231
バリアフリー 231
バルネラビリティ 33
パールマン
　Perlman, Helen Harris 231
バーンアウト 183
ハング・パーラメント 73
バンク−ミケルセン
　Bank-Mikkelsen, Neils Erik
　　　　　　　　56, 198, 231
反貧困ネットワーク 81
PFI法 231
比較ニード
　（コンパラティブ・ニード） 92
非貨幣的ニーズ 12, 90, 231
備荒貯蓄法 74
非政府組織（NGO） 217
必要 88
ヒューマン・キャピタル 105
平等権 13
表明されたニード（エクスプレス
　ト・ニード） 91
貧困 66
貧困家庭一時扶助（TANF） 228
貧困線 70
貧困の再発見 72
貧困の連鎖 231
フェビアン協会 51
フェミニズム 57
フェルト・ニード
　（感得されたニード） 91
フォーマルな資源 96
「福祉から就労」支援事業 231

福祉関係八法改正 232
福祉国家 28
福祉三法 35
福祉事務所 77, 188, 232
福祉人材確保法 232
福祉政策 24
福祉多元主義 72, 142, 232
福祉ニーズ 88
福祉ミックス 155
福祉臨床 14
福祉レジーム 232
福祉六法 23, 36
婦人相談所 188
ブース
　Booth, Charles James
　　　　　　　　51, 69, 232
普遍主義 139, 232
プライベート・ファイナンス・
　イニシアティブ（PFI） 152
ブラッドショー
　Bradshaw, Jonathan 91
フリードマン
　Friedman, Milton 54
ブルジョワ 50
ブレア
　Blair, Tony 59
フレキシキュリティ 59, 170, 232
ベヴァリッジ
　Beveridge, William Henry 71
ベヴァリッジ報告 71, 148, 233
ベーシック・インカム
　　　　　　　　60, 144, 171
ペストフ
　Pestoff, Victor Alexis 233
ベル
　Bell, Daniel 233
ヘレン・ケラー
　Helen Adams Keller 233
ベンサム 50
ベンチマーク（方式） 233
法定受託事務 233

方面委員 75
保護率 108
母子及び父子並びに寡婦福祉法（旧
　母子及び寡婦福祉法） 233
母子家庭等就業・自立支援セン
　ター 129
母子家庭等就業・自立支援センター
　事業 233
星野信也 207
母子福祉法 77
母子・父子自立支援員 233
母子保健 234
母子保健法 234
保守主義的福祉レジーム 60
ポスト産業社会 234
補捉率 234
ホネット
　Honneth, Axel 61
ボランタリズム 103
ボランティア 103
ホリス
　Hollis, Florence 234

ま〜も

マーシャル
　Marshall, Thomas Humphrey
　　　　　　　　　　　234
マタニティハラスメント防止対策
　（妊娠・出産等に関するハラスメ
　ント防止対策） 174
マルクス
　Marx, Karl Heinrich 50
マルサス
　Malthus, Thomas Robert 69
三浦文夫 205, 234
水際作戦 79
ミル
　Mill, John Stuart 50
ミーンズ・テスト（資力調査）
　　　　　　　　　　71, 225
無知のヴェール 54

名称独占……………………181
モニタリング………………14

や〜よ

山室軍平……………… 74, **234**
ヤングハズバンド
　Younghusband, Eileen ………72
ヤングハズバンド報告………… **234**
友愛訪問員制度………………69
要援護性………………………89
要介護認定……………………93
要扶養児童家庭扶助（AFDC）
　……………………………… **217**
横山源之助………………74, **235**
予防的社会福祉………………192

ら〜ろ

ラウントリー
　Rowntree, Benjamin Seebohm
　……………………51, 69, **235**
ラショニング（割当）……153, **235**
ラストセーフティネット………76
ラポール………………………101
リカレント教育………………166
リスク社会………………… **235**
リッチモンド
　Richmond, Mary Ellen …… **235**
リベラリズム……………………61
倫理綱領…………………… **235**
ルグラン
　Le Grand, Julian ……………56
レイン報告………………… **235**
レヴィ
　Levy, Charles ………………210
レーガン
　Reagan, Ronald ……………54
劣等処遇の原則…………… 69, **235**
レーン
　Rehn, G. ……………………166
老人福祉法……………………77
老人保健法……………………79
ロス
　Ross, Murray George ……… **235**
ローズ
　Rose, Richard ………………56
ロールズ
　Rawls, John Bordley
　………………54, 104, 210, **235**

わ

『我が事・丸ごと』地域共生社会
　実現本部……………………82
我が事・丸ごと『地域共生社会』
　づくり………………………153
ワーキングプア………… 5, 66, 116
ワグナー報告……………… **236**
ワークハウステスト法…… 68, **236**
ワークフェア…59, 73, 141, 171, **236**
ワーク・ライフ・バランス…… 170
割当（ラショニング）……153, **235**

福祉臨床シリーズ編集委員会

小林光俊	（こばやし　みつとし）	学校法人 敬心学園 理事長、全国専修学校各種学校総連合会　顧問
坂野憲司	（さかの　けんじ）	日本福祉教育専門学校精神保健福祉研究科　スーパーバイザー
原　葉子	（はら　ようこ）	日本福祉教育専門学校社会福祉士養成科　専任講師
東　康祐	（ひがし　やすひろ）	日本福祉教育専門学校社会福祉士養成学科　専任講師
福田幸夫	（ふくだ　さちお）	静岡福祉大学社会福祉学部　教授
増田康弘	（ますだ　やすひろ）	帝京平成大学現代ライフ学部　専任講師
柳澤孝主	（やなぎさわ　たかしゅ）	東京保健医療専門職大学リハビリテーション学部　教授

責任編集　　　　　　　　　　　　　　　　　　　　　　　　　　　　　執筆分担

福田幸夫	（ふくだ　さちお）	静岡福祉大学社会福祉学部　教授	はじめに、第5章
長岩嘉文	（ながいわ　よしふみ）	日本福祉大学中央福祉専門学校　校長	序章

執筆者（五十音順）　　　　　　　　　　　　　　　　　　　　　　　　執筆分担

大熊信成	（おおくま　のぶなり）	佐野日本大学短期大学総合キャリア教育学科　教授	第8章、国家試験対策用語集
大藪元康	（おおやぶ　もとやす）	中部学院大学人間福祉学部　教授	第1章
柏原正尚	（かしわばら　まさなお）	日本福祉大学健康科学部　准教授	第6章
佐脇幸恵	（さわき　ゆきえ）	鈴鹿医療科学大学保健衛生学部　助教	第7章
白川耕一	（しらかわ　こういち）	日本福祉教育専門学校社会福祉士養成科　専任講師	第2章
東　康祐	（ひがし　やすひろ）	日本福祉教育専門学校社会福祉士養成学科　専任講師	終章
増田康弘	（ますだ　やすひろ）	帝京平成大学現代ライフ学部　専任講師	第4章
丸山龍太	（まるやま　りゅうた）	弘前学院大学社会福祉学部　講師	第3章

現代社会と福祉［第5版］—社会福祉　福祉政策
【社会福祉士シリーズ4】

2009（平成21）年3月30日	初　版1刷発行
2013（平成25）年2月15日	第2版1刷発行
2015（平成27）年2月15日	第3版1刷発行
2017（平成29）年1月30日	第4版1刷発行
2019（平成31）年2月28日	第5版1刷発行
2021（令和3）年4月15日	同　3刷発行

編　者　福田幸夫・長岩嘉文
発行者　鯉渕友南
発行所　株式会社　弘文堂　　101-0062　東京都千代田区神田駿河台1の7
　　　　　　　　　　　　　　TEL 03(3294)4801　振替 00120-6-53909
　　　　　　　　　　　　　　　　https://www.koubundou.co.jp
装　丁　水木喜美男
印　刷　三美印刷
製　本　井上製本所

© 2019 Sachio Fukuda et al. Printed in Japan

[JCOPY]〈（社）出版者著作権管理機構　委託出版物〉
本書の無断複写は著作権法上での例外を除き禁じられています。複写される場合は、そのつど事前に、（社）出版者著作権管理機構（電話 03-5244-5088、FAX 03-5244-5089、e-mail: info@jcopy.or.jp）の許諾を得てください。
また本書を代行業者等の第三者に依頼してスキャンやデジタル化することは、たとえ個人や家庭内の利用であっても一切認められておりません。

ISBN978-4-335-61192-6

社会福祉士シリーズ

平成21年度からスタートした新たな教育カリキュラムに対応。

全22巻好評発売中!

20年ぶりの社会福祉士養成のカリキュラム見直しが、真に時代の要請に応えるものになるよう、編集しています!

福祉臨床シリーズ編集委員会編

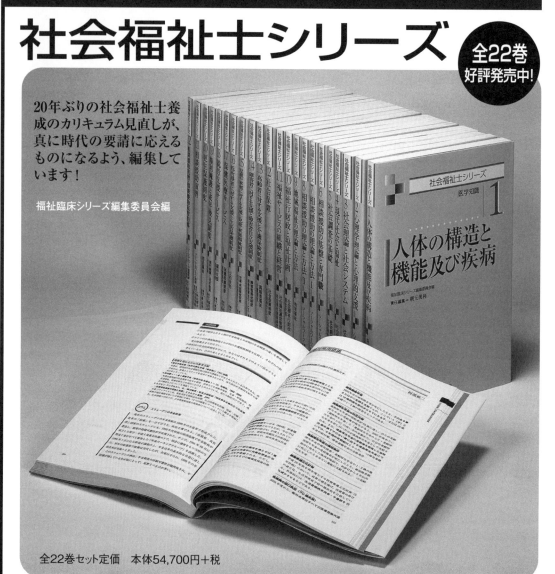

全22巻セット定価　本体54,700円+税

社会福祉士シリーズの特徴

　今日の社会は、大きな変動に見舞われています。人々が生活している社会環境および自然環境は、世界全体の社会経済的な動きと連動しながら激変しつつあります。それらの一端は、少子高齢化の進行、地域社会の崩壊と家庭の変質などの現象として現れています。これらの変動にともなって、人々の生活上の問題は噴出し、社会福祉の担う使命は、拡大しつつあるといえます。

　本シリーズの目標は、第一に、たえず変動し拡大する社会福祉の臨床現場の視点から、対人援助のあり方、地域福祉や社会福祉制度・政策までをトータルに把握し、それらの相互関連を描き出すことです。そのことによって、社会福祉を学ぶ者が、社会福祉問題の全体関連性を理解できるようになることを意図しています。

　第二に、社会福祉士の新カリキュラムに合致した科目編成により、社会福祉問題の拡大に対応できるマンパワーの養成に貢献することを目標としています。20年ぶりの社会福祉士養成のカリキュラム見直しが、真に時代の要請に応えるものになるため、本シリーズは社会福祉の臨床現場の視点に焦点を合わせ続け、教育現場と臨床現場との乖離を埋めることを意図しました。

　本シリーズが、臨床現場の矛盾や葛藤・魅力を伝えることができ、社会福祉士の専門性の向上に寄与できれば幸いです。

編集者一同

国家試験科目全巻に「国家試験対策用語集」を収録。

福祉臨床シリーズ編集委員会編

1. **人体の構造と機能及び疾病**［第4版］… 朝元美利 編　252頁　定価（本体2500円+税）
   ― 医学知識 ―
   ISBN978-4-335-61184-1

2. **心理学理論と心理的支援**［第3版］… 岡田 斉 編　288頁　定価（本体2500円+税）
   ― 心理学 ―
   ISBN978-4-335-61185-8

3. **社会理論と社会システム**［第3版］… 久門道利・杉座秀親 編　296頁　定価（本体2500円+税）
   ― 社会学 ―
   ISBN978-4-335-61190-2

4. **現代社会と福祉**［第5版］… 福田幸夫・長岩嘉文 編　264頁　定価（本体2500円+税）
   ― 社会福祉・福祉政策 ―
   ISBN978-4-335-61192-6

5. **社会調査の基礎**［第4版］… 宮本和彦・梶原隆之・山村 豊 編　244頁　定価（本体2500円+税）
   ― 社会調査・社会福祉調査 ―
   ISBN978-4-335-61193-3

6. **相談援助の基盤と専門職**［第4版］… 柳澤孝主・坂野憲司 編　264頁　定価（本体2500円+税）
   ― ソーシャルワーク ―
   ISBN978-4-335-61199-5

7. **相談援助の理論と方法Ⅰ**［第3版］… 柳澤孝主・坂野憲司 編　208頁　定価（本体2400円+税）
   ― ソーシャルワーク ―
   ISBN978-4-335-61200-8

8. **相談援助の理論と方法Ⅱ**［第3版］… 柳澤孝主・坂野憲司 編　288頁　定価（本体2500円+税）
   ― ソーシャルワーク ―
   ISBN978-4-335-61201-5

9. **地域福祉の理論と方法**［第3版］… 山本美香 編　288頁　定価（本体2500円+税）
   ― 地域福祉 ―
   ISBN978-4-335-61177-3

10. **福祉行財政と福祉計画**［第4版］… 池村正道 編　240頁　定価（本体2500円+税）
    ― 社会福祉行財政・福祉計画 ―
    ISBN978-4-335-61205-3

11. **福祉サービスの組織と経営**［第3版］… 三田寺裕治・西岡 修 編　288頁　定価（本体2500円+税）
    ― 社会福祉運営管理・社会福祉施設経営 ―
    ISBN978-4-335-61194-0

12. **社会保障**［第6版］… 阿部裕二 編　288頁　定価（本体2500円+税）
    ― 社会保障制度・社会保障サービス ―
    ISBN978-4-335-61195-7

13. **高齢者に対する支援と介護保険制度**［第5版］… 東 康祐・原 葉子 編　296頁　定価（本体2500円+税）
    ― 高齢者福祉・介護福祉 ―
    ISBN978-4-335-61196-4

14. **障害者に対する支援と障害者自立支援制度**［第4版］… 峰島 厚・木全和巳・冨永健太郎 編　300頁　定価（本体2500円+税）
    ― 障害者福祉制度・障害者福祉サービス ―
    ISBN978-4-335-61187-2

15. **児童や家庭に対する支援と児童・家庭福祉制度**［第4版］… 八重樫牧子・原 葉子 編　244頁　定価（本体2500円+税）
    ― 児童・家庭福祉制度・児童・家庭福祉サービス ―
    ISBN978-4-335-61202-2

16. **低所得者に対する支援と生活保護制度**［第5版］… 伊藤秀一 編　264頁　定価（本体2500円+税）
    ― 公的扶助 ―
    ISBN978-4-335-61197-1

17. **保健医療サービス**［第4版］… 佐久間淳・幡山久美子 編　272頁　定価（本体2500円+税）
    ― 保健医療制度・医療福祉 ―
    ISBN978-4-335-61198-8

18. **就労支援サービス**［第4版］… 桐原宏行 編　208頁　定価（本体2400円+税）
    ― 雇用支援・雇用政策 ―
    ISBN978-4-335-61203-9

19. **権利擁護と成年後見制度**［第4版］… 福田幸夫・森 長秀 編　296頁　定価（本体2500円+税）
    ― 権利擁護と成年後見・民法総論 ―
    ISBN978-4-335-61188-9

20. **更生保護制度**［第3版］… 森 長秀 編　216頁　定価（本体2400円+税）
    ― 司法福祉 ―
    ISBN978-4-335-61183-4

21. **相談援助演習**［第4版］… 谷川和昭・柳澤孝主 編　280頁　定価（本体2500円+税）
    ― ソーシャルワーク演習 ―
    ISBN978-4-335-61204-6

22. **相談援助実習・相談援助実習指導**［第3版］… 早坂聡久・増田公香 編　258頁　定価（本体2500円+税）
    ― ソーシャルワーク現場実習・ソーシャルワーク実習指導 ―
    ISBN978-4-335-61189-6

平成24年度からスタートした新たな教育カリキュラムに対応。
精神保健福祉士シリーズ
全22巻

福祉臨床シリーズ編集委員会編

共通科目
- 19 権利擁護と成年後見制度
- 17 保健医療サービス
- 16 低所得者に対する支援と生活保護制度
- 14 障害者に対する支援と障害者自立支援制度
- 12 社会保障
- 10 福祉行財政と福祉計画
- 9 地域福祉の理論と方法
- 4 現代社会と福祉
- 3 社会理論と社会システム
- 2 心理学理論と心理的支援
- 1 人体の構造と機能及び疾病

専門科目
- 11 精神保健福祉援助実習
- 10 精神保健福祉援助演習(専門)
- 9 精神保健福祉援助演習(基礎)
- 8 精神障害者の生活支援システム
- 7 精神保健福祉に関する制度とサービス
- 6 精神保健福祉の理論と相談援助の展開II
- 5 精神保健福祉の理論と相談援助の展開I
- 4 精神保健福祉相談援助の基盤(専門)
- 3 精神保健福祉相談援助の基盤(基礎)
- 2 精神保健の課題と支援
- 1 精神疾患とその治療

精神保健福祉士シリーズの特徴

I 新カリキュラムに準拠しながら、ソーシャルワークの観点が貫かれていること

本シリーズは、新しい精神保健福祉士の養成カリキュラムに準拠し、できるだけ精神保健福祉士の養成機関で使いやすい編集を行っています。

また、それだけではなく、精神科ソーシャルワークの視点から、臨床現場の仕事のおもしろさや大変さ、今後の課題などを盛り込み、現場の精神保健福祉士や関連職種の方、当事者や家族の方にも役に立つシリーズになるよう工夫しています。

II 各学問領域の背景を明確化すること

新しい精神保健福祉士の養成カリキュラムは、旧カリキュラムが精神医学や精神保健学など、主に学問体系の分類に基づいて科目が構成されていたのに対して、精神科リハビリテーション学が相談援助の展開に位置づけられるなど、主に知識や技術の体系によって分類されています。

精神科ソーシャルワークの領域は多くの学問分野が相互に乗り入れる領域のため、複数の学問領域から実践技術を取り入れています。

しかし、それぞれの学問分野には、独自の価値や理念が存在しています。

精神科ソーシャルワーカーは、一方でソーシャルワーク独自の技術と他分野から取り入れた技術とを峻別しながら、一方で他分野の技術をソーシャルワークの価値と理念のもとに統合していく必要があります。

したがって、本シリーズでは種々の理論や援助技術の学問背景をできるだけ明確にしながら紹介していきます。

編集者一同

好評発売中！ 国家試験科目全巻に「キーワード集」を収録。

福祉臨床シリーズ編集委員会編

専門科目 全11巻　11巻 揃価（28,500円+税）

1. **精神疾患とその治療**［第2版］… 寺田善弘 編　B5判　256頁　定価（本体2700円+税）
   ― 精神医学 ―
   ISBN978-4-335-61118-6

2. **精神保健の課題と支援**［第2版］… 松久保章・坂野憲司・舟木敏子 編　B5判　264頁　定価（本体2700円+税）
   ― 精神保健学 ―
   ISBN978-4-335-61114-8

3. **精神保健福祉相談援助の基盤（基礎）**… 柳澤孝主 編　B5判　186頁　定価（本体2400円+税）
   ― 精神保健福祉援助技術総論　ソーシャルワークの価値・理念 ―
   ISBN978-4-335-61103-2

4. **精神保健福祉相談援助の基盤（専門）**［第2版］… 柳澤孝主 編　B5判　192頁　定価（本体2400円+税）
   ― 精神保健福祉援助技術総論　ソーシャルワークの理論・実践 ―
   ISBN978-4-335-61119-3

5. **精神保健福祉の理論と相談援助の展開Ⅰ**［第2版］… 古屋龍太 編　B5判　288頁　定価（本体2700円+税）
   ― 精神保健福祉援助技術各論　精神科リハビリテーション ―
   ISBN978-4-335-61115-5

6. **精神保健福祉の理論と相談援助の展開Ⅱ**［第2版］… 坂野憲司 編　B5判　240頁　定価（本体2400円+税）
   ― 精神保健福祉援助技術各論　ソーシャルワークの展開 ―
   ISBN978-4-335-61116-2

7. **精神保健福祉に関する制度とサービス**［第3版］… 古屋龍太 編　B5判　264頁　定価（本体2700円+税）
   ― 精神保健福祉論　サービスシステム論 ―
   ISBN978-4-335-61120-9

8. **精神障害者の生活支援システム**［第3版］… 上野容子・宮﨑まさ江 編　B5判　276頁　定価（本体2700円+税）
   ― 精神保健福祉論　支援システム論 ―
   ISBN978-4-335-61122-3

9. **精神保健福祉援助演習（基礎）**［第2版］… 坂野憲司・福冨　律・森山拓也 編　B5判　184頁　定価（本体2400円+税）
   ― 精神保健福祉援助演習　理論編 ―
   ISBN978-4-335-61121-6

10. **精神保健福祉援助演習（専門）**［第3版］… 坂野憲司・福冨　律 編　B5判　260頁　定価（本体2700円+税）
    ― 精神保健福祉援助演習　事例編 ―
    ISBN978-4-335-61124-7

11. **精神保健福祉援助実習**［第2版］… 河合美子 編　B5判　248頁　定価（本体2700円+税）
    ― 精神保健福祉援助実習指導　精神保健福祉援助実習 ―
    ISBN978-4-335-61123-0

共通科目 全11巻　11巻 揃価（27,500円+税）

社会福祉士シリーズとの共通科目となります。

1. **人体の構造と機能及び疾病**［第4版］… 朝元美利 編　252頁　定価（本体2500円+税）
   ― 医学知識 ―
   ISBN978-4-335-61184-1

2. **心理学理論と心理的支援**［第3版］… 岡田　斉 編　288頁　定価（本体2500円+税）
   ― 心理学 ―
   ISBN978-4-335-61185-8

3. **社会理論と社会システム**［第3版］… 久門道利・杉座秀親 編　296頁　定価（本体2500円+税）
   ― 社会学 ―
   ISBN978-4-335-61190-2

4. **現代社会と福祉**［第5版］… 福田幸夫・長岩嘉文 編　260頁　定価（本体2500円+税）
   ― 社会福祉・福祉政策 ―
   ISBN978-4-335-61192-6

9. **地域福祉の理論と方法**［第3版］… 山本美香 編　272頁　定価（本体2500円+税）
   ― 地域福祉 ―
   ISBN978-4-335-61177-3

10. **福祉行財政と福祉計画**［第4版］… 池村正道 編　244頁　定価（本体2500円+税）
    ― 社会福祉行財政・福祉計画 ―
    ISBN978-4-335-61205-3

12. **社会保障**［第6版］… 阿部裕二編　276頁　定価（本体2500円+税）
    ― 社会保障制度・社会保障サービス ―
    ISBN978-4-335-61195-7

14. **障害者に対する支援と障害者自立支援制度**［第4版］… 峰島　厚・木全和巳・冨永健太郎 編　300頁　定価（本体2500円+税）
    ― 障害者福祉制度・障害者福祉サービス ―
    ISBN978-4-335-61187-2

16. **低所得者に対する支援と生活保護制度**［第5版］… 伊藤秀一 編　264頁　定価（本体2500円+税）
    ― 公的扶助 ―
    ISBN978-4-335-61197-1

17. **保健医療サービス**［第4版］… 佐久間淳・幡山久美子 編　272頁　定価（本体2500円+税）
    ― 保健医療制度・医療福祉 ―
    ISBN978-4-335-61198-8

19. **権利擁護と成年後見制度**［第4版］… 福田幸夫・森　長秀 編　296頁　定価（本体2500円+税）
    ― 権利擁護と成年後見・民法総論 ―
    ISBN978-4-335-61188-9